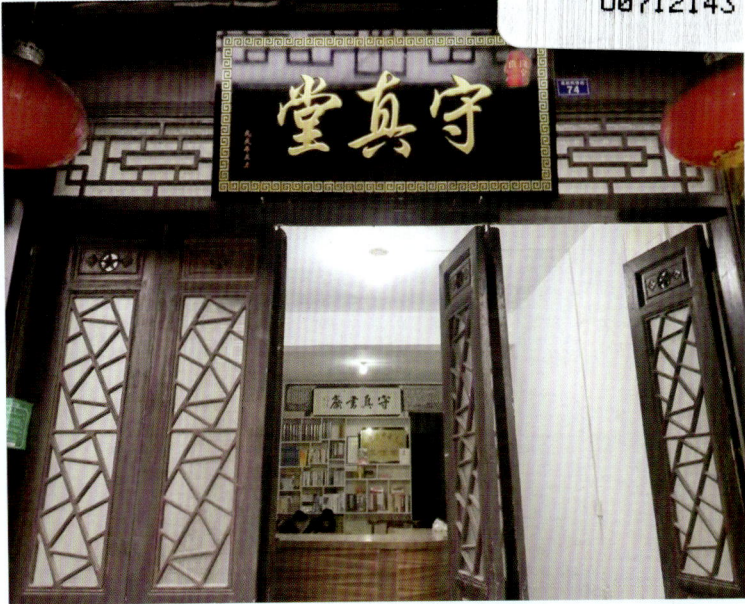

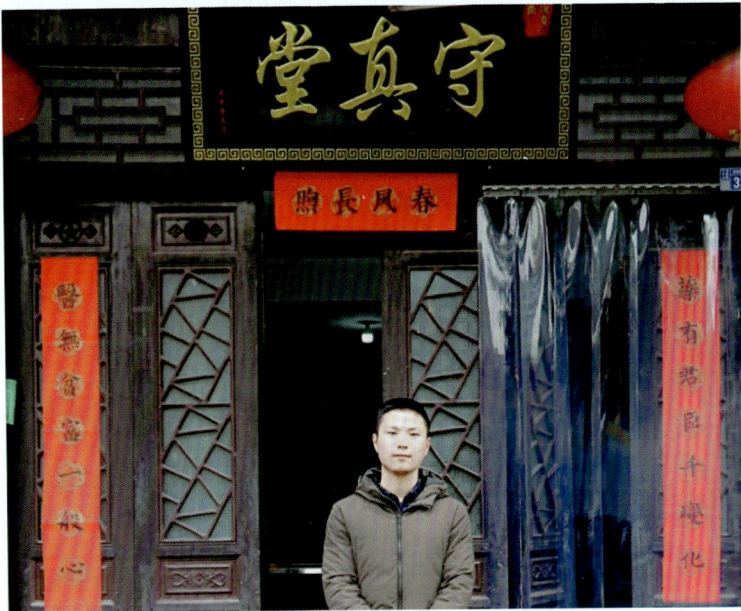

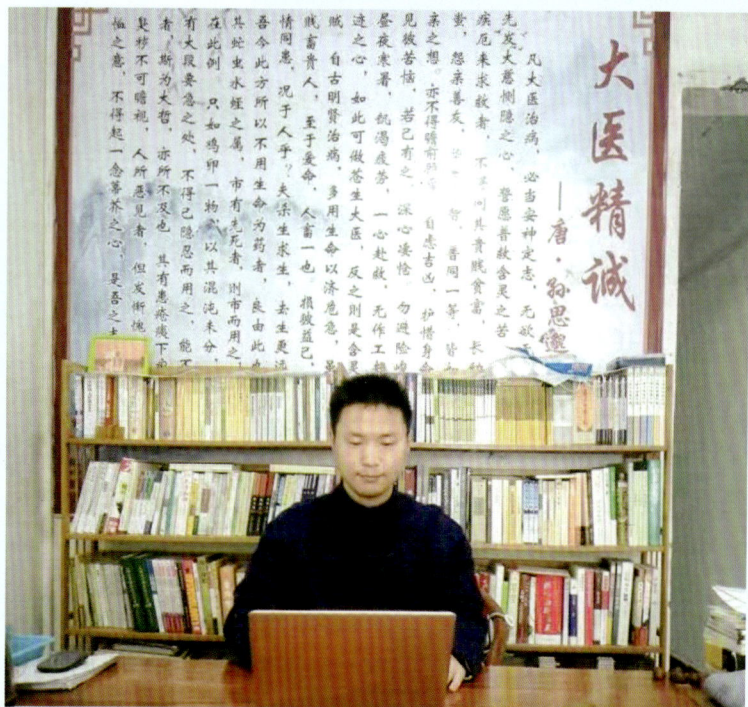

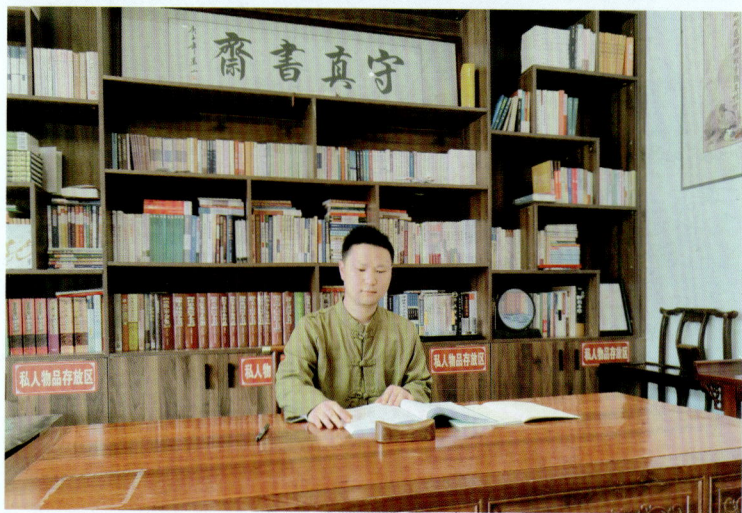

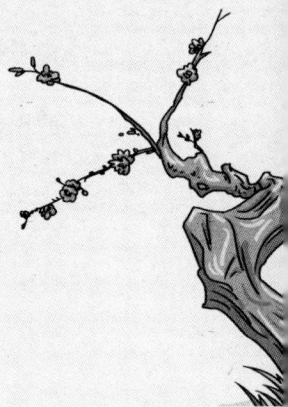

满山芳草杏林路

守真堂行医笔记

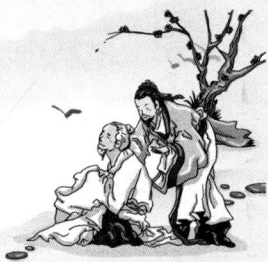

济苍生守志不改
启轩岐真性始终

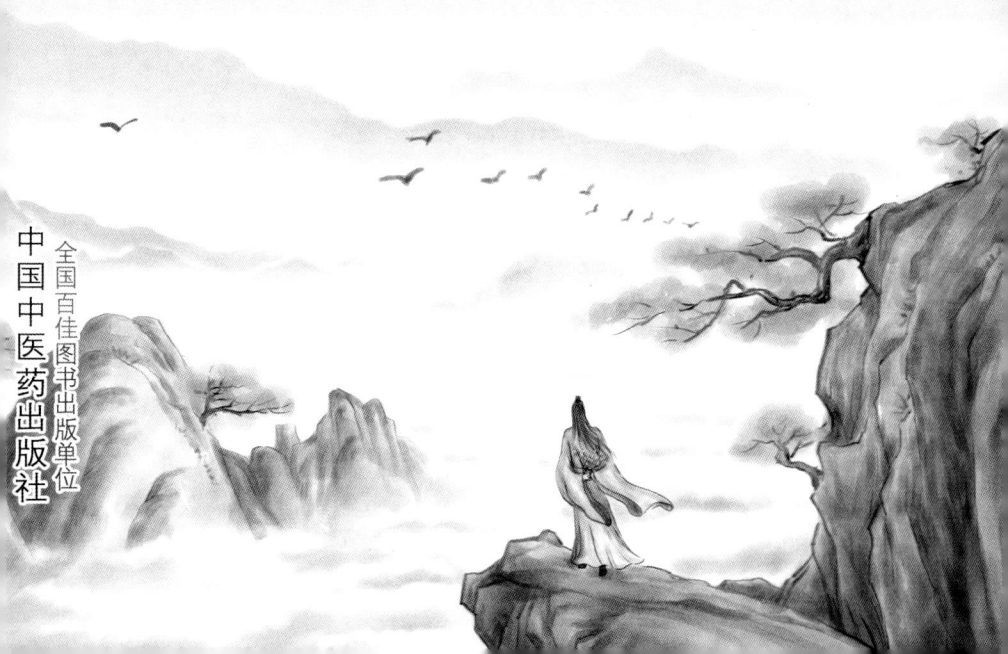

全国百佳图书出版单位

中国中医药出版社

图书在版编目（CIP）数据

满山芳草杏林路：守真堂行医笔记/杨守真著. --
北京：中国中医药出版社，2025.6
ISBN 978-7-5132-8485-1

Ⅰ. ①满… Ⅱ. ①杨… Ⅲ. ①中医学 Ⅳ. ① R2

中国国家版本馆 CIP 数据核字（2023）第 198040 号

中国中医药出版社出版

北京经济技术开发区科创十三街 31 号院二区 8 号楼
邮政编码　100176
传真　010-64405721
鑫艺佳利（天津）印刷有限公司印刷
各地新华书店经销

开本 880×1230　1/32　印张 11　彩插 0.25　字数 262 千字
2025 年 6 月第 1 版　2025 年 6 月第 1 次印刷
书号　ISBN 978 – 7 – 5132 – 8485 – 1

定价　50.00 元
网址　www.cptcm.com

服务热线　010-64405510
购书热线　010-89535836
维权打假　010-64405753

微信服务号　zgzyycbs
微商城网址　https://kdt.im/LIdUGr
官方微博　http://e.weibo.com/cptcm
天猫旗舰店网址　https://zgzyycbs.tmall.com

如有印装质量问题请与本社出版部联系（010-64405510）

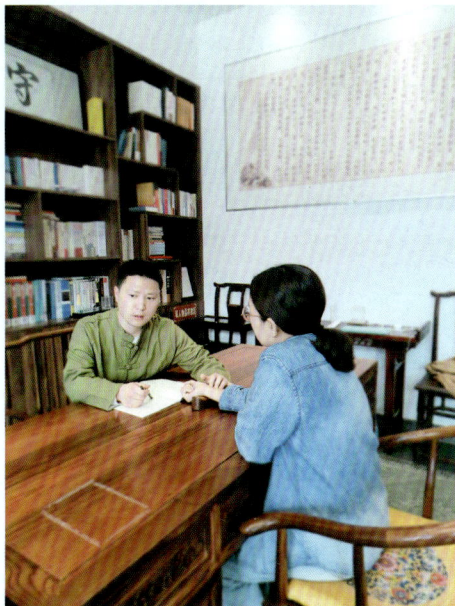

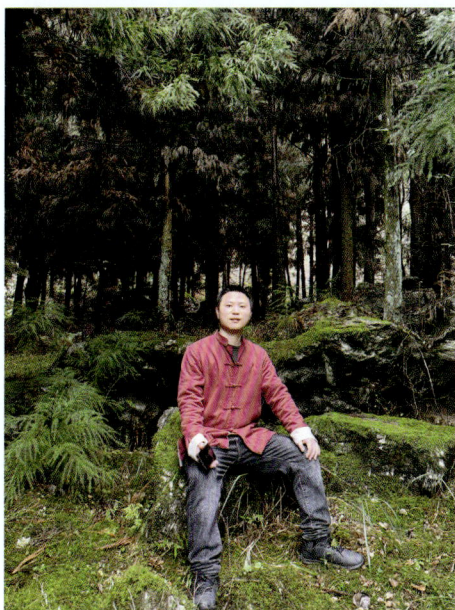

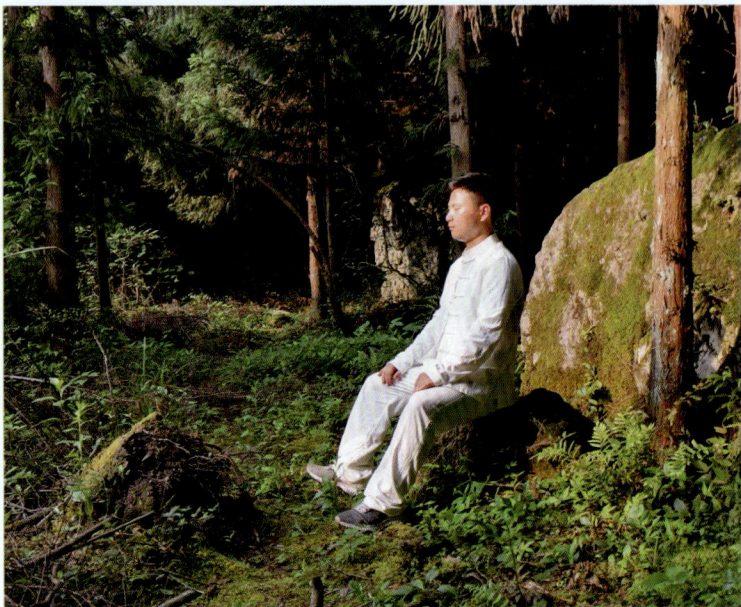
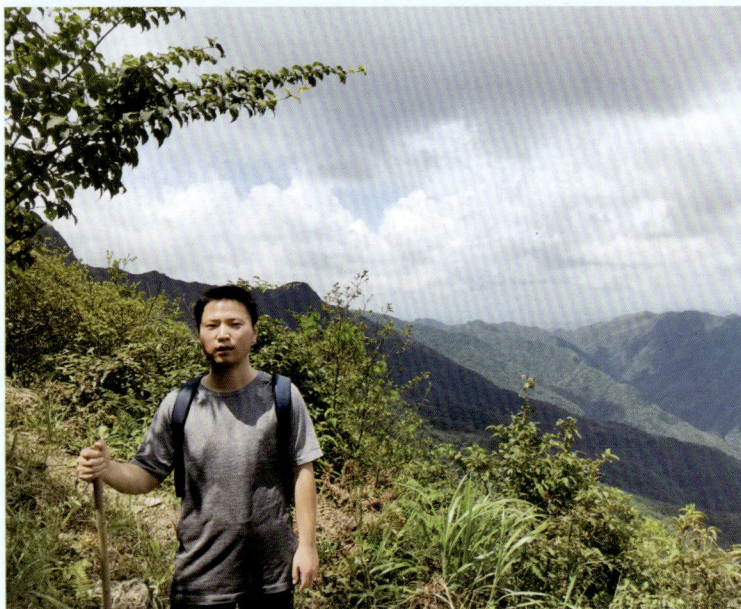

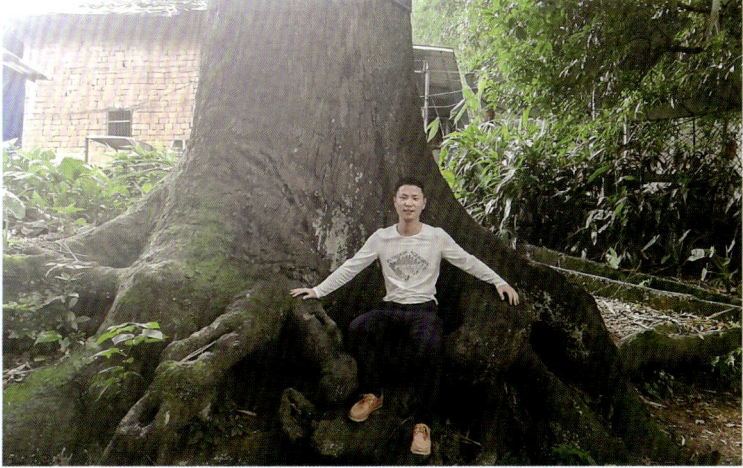
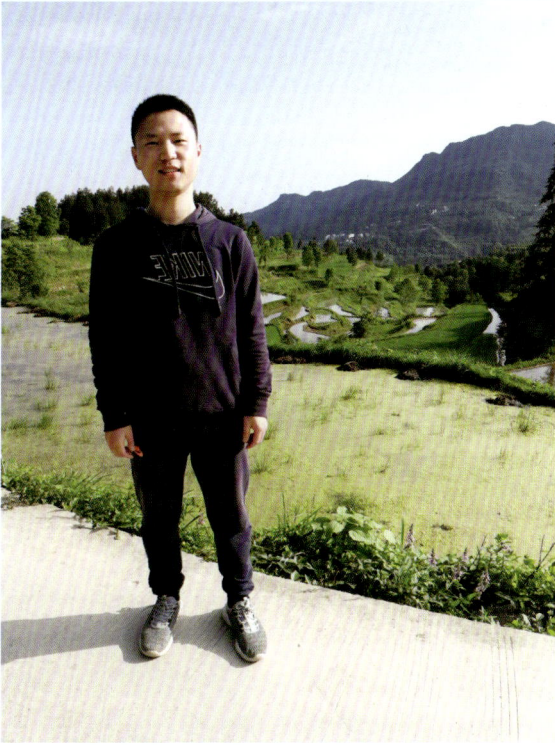

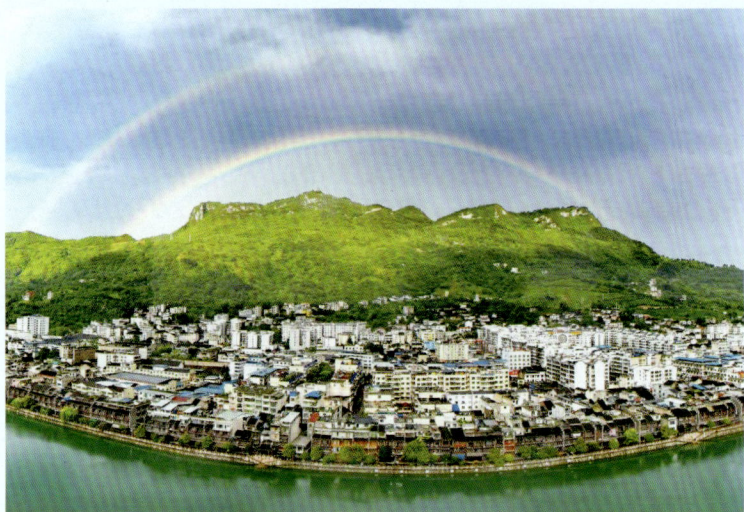
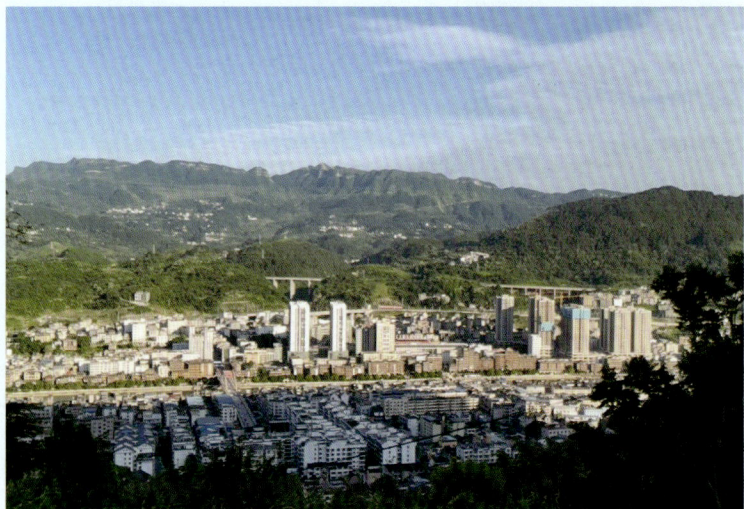

朱 序

　　我与博文结缘于一封邮件，想来已是 2017 年的事情了。彼时我刚入职中国中医药出版社不足 3 年，整日埋头冗务，无暇他顾，闲时管管收稿邮箱，但蘑菇多而灵芝少，常感阅之无聊。突然，有一封邮件引起了我的注意，这是一篇年轻中医学子艰难而毅然的求学纪实文章，以我海量杂文炼出的眼力，一眼看出此文此人之价值，于是联系作者，商洽出版事宜，后来，就有了杨守真著《跋山涉水寻中医》问世。

　　博文字守真，故以守真为名出版。此书极受欢迎，但实在讲，作为游学笔记，书中并未讲述非常精深的杏林医理，也并不能让人阅之即成一代大医，但是，授人以鱼不如授人以渔，而当代杏林学子，苦无渔久矣。

　　鱼者，中医之精髓，散见于经典，传承于大师，可莘莘学子蹉跎半生，未必能窥门径。为何？经典隐于书海，大师隐于人海，若无仙人指路，海底捞针岂可得乎？故而，欲得鱼，先炼渔。渔者，识人识书之眼力，杏林江湖之世故。炼渔之技，莫过历代大医。

　　可以说，每个大医的成长路径都是一本书，一条通向杏林深处长长的车辙，而前车之辙，后车之鉴，智者鉴之，愚者笑之。博文虽未至大医，但已有乳虎啸谷之象，假以时日，未必不能教化一方。世间事，必先有宏愿，然后展宏

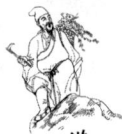

图，先贤大能，概莫如是。

博文因先天原因，被公立中医大学拒之门外，无奈转学金融，但矢志不改，硬是凭借大学之余游学拜师，逆势翻盘，其中经历让我深感喟叹。虽然，其有祖传优势，但在当今环境下，中医学子的成功率比之前辈先贤，其实难上加难，博文从游学开始，至白手创立守真堂，其中艰难辛酸，世人难知。

对于此，很多圈外人或初学者可能难以理解。盛世大同，科技昌明，物产丰富，为何学中医，做中医，却比之缺衣少穿的古人更加困难了呢？

对此，我也不展开说，既有懒散，亦有隐曲，蜻蜓点水，有缘自明。

我出身于成都中医药大学，学的是中西医结合，我的中医药大学经历正是博文最为羡慕的，但他现在的成就却是我极其羡慕的。世间之事，确如围城，城里城外，孰顺孰逆，属实难说得很。

我本科毕业以后，没有继续深造，孤身入京，混迹江湖，于杏林之道多有耽延，甚至一度躺平摆烂，可以说，代表了相当一批公立大学毕业之杏林学子。其实，杏林之路并不好走，坑很多，歧路也不少，走错一步可能就是蹉跎半生。但也正因如此，《跋山涉水寻中医》才有授人以渔的巨大价值。

城内学子，一个模子往外倒，一条路径往出挤，其中酸甜，历者自知，正如先贤所谓，"大顺之处，必藏大逆"。城外学子，天生地养，江湖漂泊，其中苦辣，唯有自知，然"大逆之中，亦藏大顺"。

《跋山涉水寻中医》写至博文回乡创立守真堂为止，为游学之事完美收官。而守真堂既开，则立业始，一段新的人生随之开启，杏林江湖之世故亦由此隐现，而《满山芳草杏林路——守真堂行医笔记》也应运而生。

万事开头难，白手起家更是难上难，博文不是圣人，遇到困难亦有怀疑人生、踌躇退步之时。关于这些，书中都有详述，可资后来学子。其实，行走世间之难，无非缺乏自知之明、知人之智、人情世故、火候分寸，但只要一一走过，即成栋梁。梅花香自苦寒来，几人乐把苦寒尝？或许，多年以后，我辈游子含饴弄孙之时，回顾前尘，纵然白头无悔，亦难免百感交集。

博文早发宏愿济世救民，但在具体行医教学过程中，却一度遭到社会毒打，甚至道心蒙尘，生起了悲观厌世、退步躺平之念。其实这都是正常的，能成事者，必是能明事者，能扛事者。只要洞察了事物发展的基本规律，与成功相距哪怕两万五千里，也只隔坚持二字。

甚幸，博文坚持下来了，虽然不是全凭个人之力。其中，高僧法学师父起到了关键作用。济世救民初心受挫，其实很正常，善行未必能立即得到正面回应，甚至可能会有负面伤害，很多人的善心退步，正因为此。

但深究之，问题的根源在哪里呢？《金刚经》其实早就讲过，布施须无我相，无众生相。唯其如此，才不会因世人的恶行而干扰我的善心，说大白话就是，行善不要图回报，甚至不要图理解，终极而言，根本不要有我在行善这个念头，而要像吃饭睡觉呼吸一样自然而然地行善。善心清净，必有回应，挟恩图报，功德全消。

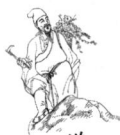

博文得高僧法学师父指点，悟破此关隘，心性得以更上一层，日后事业能达到的天花板也必将相应上升。且看世间多少人，起高楼，宴宾客，楼塌了，树倒猢狲散，身为阶下囚。其实追根溯源，多是一念之差，方寸之间，天壤之别，可不慎乎？

祸兮福所伏，经此一劫，博文重拾心境，终于悟出伤寒六经气化模型，疗效大增，跻身良医之林，这是他成长路上最为关键的一步。

《伤寒论》的价值毋庸多言，能熟记经文方证对应，略加变化，已能混迹江湖。但历代大医之所以能成为大医，无不是有独到的领悟，及最契合自己的分析模型。一般来说，达到这个境界需要50岁以上，在此之前，很大程度上是方证对应加习惯用药，而这也正是中医 AI 模型得以问世的原因，医理可以很深奥，但基础应用其实可以很简单。

不过，欲求上层，还是要百尺竿头更进一步，能否提出高效凝练的分析模型，基本是大医和普通医生的本质区别。这一点，不仅中医，在各行业皆如此，而能于而立之年即触此境，日后前程不可限量。

虽已妙悟伤寒，但博文在经营守真堂的过程中仍可谓一波三折。因非官方出身，民间中医之路有很多困难，在《满山芳草杏林路》中，博文对这些困难以及自己的破局之法皆有详述，可谓夜海明灯。其实中医这个行业，在近代也是一波三折，但从目前以及可以预见的将来而言，随着国运攀升，传统文化与民间中医也将进入一个上升周期，正所谓时势造英雄，有志于此者自当早做准备，而博文的特殊经历对于大家当有裨益。

世间事，不磨不成，综观《跋山涉水寻中医》和《满山芳草杏林路——守真堂行医笔记》两书，正如一幅对联，挂在博文的人生山水图上，无论以后走得多高多远，回望来路，不离两书，但问初心，唯有守真。

翻开两书，似乎看到了初出大学的我，也曾雄心万丈，也曾肆意飞扬，赛华佗，压扁鹊，欲与仲景共论道，但那些少年锐气，却在日复一日的红尘打滚中逐渐消磨，慢慢雕刻出泯然众人的我。无怨，有悔，叹少年愿力之贵。

虽然，花有重开日，人无再少年；但是，念念不忘，必有回响。

岐黄不孤，尚有同行，杏林路深，缘此为径，知交难遇，欣以为序。

小编朱江

乙巳年戊寅月乙丑日

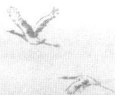

前　言

　　我从小生长于一个中医家庭，时常爷孙为伴，一履一杖一蓑衣，执铃晃器游窜于乡野。

　　那是一段美妙的童年时光。

　　晨晖掩映时，鸡犬之声相闻于耳畔，寻云雾炊烟而上，施药于病家。

　　万里晴空下，清风拂面雀跃于山间，涉溪水漫步沟壑，悠然兮忘我。

　　随侍家翁左右，眼观医家诊病之望闻问切，心醉妙笔遣方之凝神寂静。

　　正是在这种身教与言传中，稚小的我逐渐懂得对天地厚德怀有敬仰，对本草无私常存感激，也对济世救人心向往之。

　　2015 年爷爷仙逝，适逢大学毕业在即，人生的下一站去往何方，究竟选择什么事业才可以让自己一辈子安住而无悔，我迷茫了很久。

　　那阵子，我经常来到爷爷的坟前静坐与沉思，脑子里浮现最多的是清代名医徐灵胎墓碑前的诗句"满山芳草仙人药，一径清风处士坟"。

　　眺望远山，熟悉的背影若隐若现，依稀记得那是曾经和爷爷一起走过的山路。他和徐灵胎一样，或许生前从未显

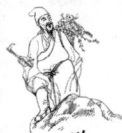

贵，但死后却化作一缕清风，与满山的仙草为伴。本草之间配伍与应用的故事，还要在爷孙俩的对话中继续演绎，而爷爷走过的路，我想接着走下去。

只是怀着这样一种简单的心情，我毅然决定，开一间自己的医馆。

择一处陌巷，面朝绿水青堤苍柳，背离繁华喧嚣浮躁，我把医馆建在只有当人们放慢脚步才会注意到的古镇老街。不做广告，不拉朋友，半日临证，半日读书，患者登门即医生，无人问津且书生。在与病的博弈中，感知生命的活泼与珍重；在与人的互动中，体察世间的百态与冷暖；在与自己的对话中，探索人生的真相与归宿。

一个人的中医馆，事必躬亲，举步维艰，从临证处方到配药煎煮，有时候三两个患者亦可忙得应接不暇。

一个人的中医馆，形单影只，寂寞为伴，日复一日从家里到诊所，有时候满腔热情只换来坐一天的冷板凳。

有志者，事竟成。德不孤，必有邻。

当我主动参与脱贫攻坚去驻村义诊时，有幸认识当地常年上山采药的老药工，我和他们一起又走了一遍儿时走过的山路，除了学会不少地方本草的应用经验，也体会到当年知识青年上山下乡的那股信仰与激情。当我积极应邀去一些中学做公益讲座时，也影响了一些彷徨在人生十字路口的青年，其中有一位日后成为我的徒弟，和我一起在建设医馆的道路上披荆斩棘。当我热衷于每日的临证工作，用心去和每一位患者沟通，为他们排忧解难争取健康的同时，也收获了许多真挚的友谊，包括爱情和婚姻。

老天对执着的人或许总会留有一些眷顾，一晃眼，医馆创立已有五年，尽管其中历尽坎坷，却也意外收获许多。每日临证，不求有所得，但求有所知，知病、知人、知己心，愿把这段经历付诸笔墨，与所有不甘平庸，为了理想而奋斗的人，共勉！

杨守真

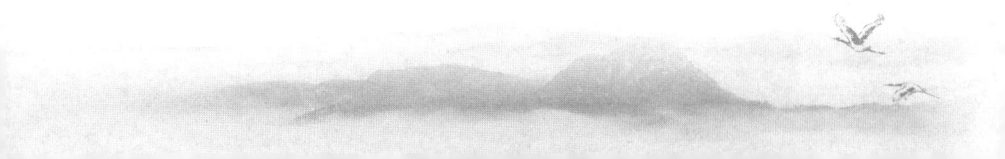

目　录

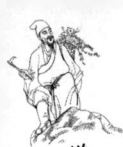

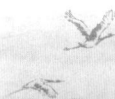

引　言

如果要问我这一辈子有什么心愿，那就是踏踏实实做好一件事——开一间自己的中医馆，像许多世代传承的老字号一样，始于一念信仰的慎思笃行，终于一份品质的坚守不渝。

从上山采药到辨证施治，医馆是实现济世救人理想的地方；从皓首穷经到医道摸象，医馆还是精研医理妙悟岐黄的象牙塔。

名利于我何加焉？有一间医馆，像千古医家一样，在自己灵魂的栖息地不断探索生命之意义与自我实现的丰富内涵，足矣。

但这一切，对于非临床医学专业的我，意味着要走的路会曲折许多。

大学四年，我就读于华东师范大学保险专业，室友们每天谈论的都是与精算学相关的衍生概念，唯独我的书架上放的全是中医书籍。那会儿我还信佛求加持，清晨六点准时起床，先跪诵几遍《心经》，虔诚祈祷菩萨保佑我学医有成，然后再开始之乎者也地朗读《黄帝内经》与针灸歌赋。在室友们眼里，学中医的我和搞宗教迷信没有什么两样，行为怪异的人，往往都是会被大众边缘化的。

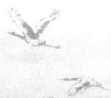

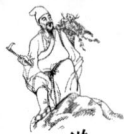

自学中医到大三，我第一次用杨守真的笔名在中国中医药出版社的微信公众号上发表了一篇《医学衷中参西录》的读后感，略谈如何啃读这本医学巨擘的心得感想。随后经常用这个笔名组织读书会，并应邀到一些企业去做健康讲座。

"守真"二字出自《黄帝内经》，"呼吸精气，独立守神""恬淡虚无，真气从之"，金元四大家之首刘完素、现代名医赵守真都以此自称。或许是出于缘分，我对这两字也情有独钟，一则向往其中的境界，一则希望自己坚守祖业，踏踏实实即是真。

那时候我每天在图书馆一个人自学中医，累了就在书架的廊道间小憩一会儿，虽然我不知道什么时候才能有一个自己的中医馆，但无时无刻不在脑海中勾勒与规划未来医馆的细节。我把医馆命名为守真堂，连门联都提早想好——承祖业济苍生不务名利守拙志，启轩岐研医理探赜索隐真性情。

毕业后，我隐居在富阳东山村一座深居竹林的寺庙，每天跟僧人们住在一起，晨钟暮鼓，梵音回荡，生活极其简单，有时候全然忘了自己是谁，只有偶尔收拾房间看到自己的学位证书时，才想起我还是一名牌大学的毕业生，或许凭借这一纸敲门砖，还能在社会上谋个不错的职业。

尽管历史上吴鞠通、黄元御等许多顶级大医都是深入理论大彻大悟之后，一接诊就名震一方，但我毕竟没有这个天资，很快我即意识到，这么纯学理论，胸中很难有所豁达，为了早日实现独立应诊的梦想，我又辗转回到家乡的县人民医院跟诊实践。

身处法制社会，为了解决合法行医的问题，我没少在相关法规政策上四处打听。2016 年 1 月左右，《中华人民共和国中医

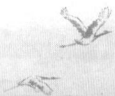

药法（草案）》一稿已在网络传播，得知非科班出身的社会人士也可以报考医师资格证，我赶紧向家乡的卫生局提交申请。不过按照当时的时局，只能依照2007年的相关卫生法规申报，材料准备可谓冗杂而烦琐，且不合情理之处比比皆是，在此不做赘述。路漫漫其修远，有法可依，有路可走，已经是让我们这种非科班人士看到了曙光。

记得当时是在市中医院新院参加考核，三百多名民间医生坐在一间会议室等待考试。环顾四周，大多是一些年过中旬的基层医生，他们有的面容沧桑，神形颓丧，岁月的艰辛在脸上留下斑驳的印记，穿着也相对朴素，让我深刻地感到中医群体的式微与衰败。遥想当年，谢利恒、丁甘仁、陈存仁、恽铁樵，哪个不是社会名流，哪个不是自主行医的个体工商户，可怎么到了现在的中医，就这么一蹶不振呢？

正当我沉思之际，一位年过七旬的老中医在其子女的陪同下主动找到我，道明来历——他说和我是同乡，近10年来一直在江苏江阴的一家私人中医馆替人扎针，虽然没有行医资格，但疗效丝毫不逊色于许多科班出身的同行，只不过老板给他开的工资相对较低。此次应考，也是因为在网上看到了新中医药法草案，希望在人生的晚年，能拿到这个证，为自己一世行医谋个合法的地位，堂堂正正施针，不枉师父传的这身手艺！

我很敬重老人的这份精神，眼看离开考的时间不多了，其子女忽然把我叫到一旁，轻声言语道："杨医生，我父亲年龄大了，看题、写字都不灵便，我们这次护送他回老家来考试，在卫生局报考的时候，了解到你的情况，你是我们县这次参考人员中年龄最小，但学历最高，理论基础最扎实的一位，笔试对

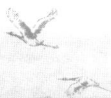

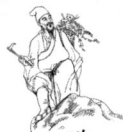

你来说应该很轻松，希望您在考场上多关注下我的父亲，三个小时的考试，对他来说可能有些太累了，他真的年事已高。"

听罢，我的眼眶已经浸润了，紧握住老人子女的手，郑重地点了点头。

开考后，我仅用了40分钟就做完试卷，然后一直默默地坐到三个小时之后才交卷，我甚至有一点儿期待坐在不远处的那位老医生传递点儿什么信号给我。可事实上并没有，因为他年纪太大了，只顾着赶时间一直看题，直到最后一刻也还在誊写答案。

几个月以后，我得知自己顺利通过考核，且老先生的名字也在通过者名单中，备感欣慰。

以上经历我在《跋山涉水寻中医》中都有叙述，大概在医院实践了半年，我开始琢磨着，如何把自己心中的医馆实实在在地孵化出来。

那一年，我23岁，我不清楚开一家中医馆需要多少资金，但筹钱是第一要务。

辞别县医院的带教老师，我背上行囊重回上海。我有一朋友，在张江的一家中医互联网公司上班，他告诉我，公司为了赶在两个月后争取第二轮风投，目前正抓紧研发中医人工智能，想以此作为融资筹码，所以正在急聘一些有临床经验的中医人士参与医案的整理与校对。

这个项目很是吸引我，一来可以赚到钱，二来还能读到大量医案，何乐而不为呢？通过朋友的举荐，我直接来到该公司应聘，老总例行程序地问过几个问题之后，非常谦逊地和我交流了几个经方的应用技巧，闲谈之中，不知不觉就签订好了用人合同，我第二天即开启了上班生涯。

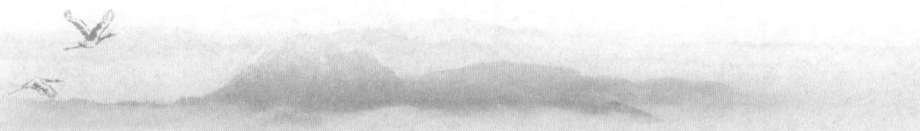

中医人工智能的研发，说起来也不难。一方面，需要有人对古今医案进行校对，将医案中的自然语言提炼成专业的中医术语。另一方面，由IT人员搭建一个人工神经网络，把规范化的药、症、证符号，交给机器人，让其自主学习，不断训练。

理论上讲，只要医案足够多，样本数据量足够大，那么人工智能就能充分学习古今医家看病开药的经验，最后懂得根据症状处方。

可以毫不夸张地说，人工智能绝对是医疗行业未来的一大趋势。虽然机器人不懂什么是阴阳五行，什么是八纲辨证，但现在院校毕业的学生，又有几个是真正透彻理解了《内》《难》《伤寒》的古中医思维呢？绝大部分中等水平的中医，也是根据方证对应的诊疗经验在治病，从这个角度来讲，机器人更有优势，因为它记忆好，知识储备更足。

在这期间，我如饥似渴地啃读着古今医案。其中精读至少三千例，泛览上万余则，极大增长了我的临床眼界。与此同时，公司还允许我在其网诊平台上给人看病，并通过空中药房直接配药寄给患者，正好让我模拟体验了一番自己开馆的感觉，还赚到人生第一桶金。

公司企业文化氛围浓厚，充分尊重人才，且注重团队意识的培养。与我合作的同事均为复旦、北大、清华的高材生，他们年轻而灵活、干劲十足又风趣幽默，着实给我留下了深刻的印象。

但随着项目研发的结束，领导层决议让研发人员转岗至营销部。如果继续留下来，我可以跟一位营销部的前辈学习中药材鉴定，然后去江浙的一些百年老字号洽谈合作，铺设网诊平台的空中药房。这其实是一项很有意思的工作，可以经常出差，

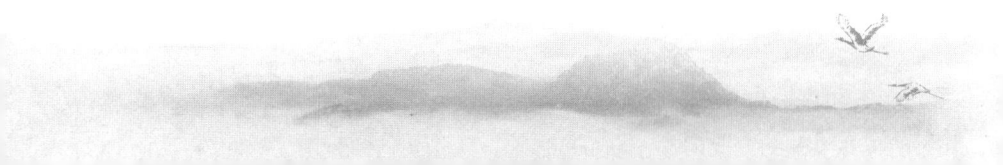

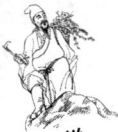

开阔眼界。

但那会儿我已经没有心思再到处去晃悠了，加之继续留在公司，工资不会再像研发项目时那么高，此时我满脑子只有一个目的，就是攒足回家开医馆的钱，所以我便主动辞去了工作。

接下来的日子我寄居在海漂多年的姐姐家中，房子就在世纪公园附近，每天清晨，听到她伴随急促的脚步声走出房门，当我拉开窗帘探望时，她匆匆的身影早已消失在人海涌动的潮流里。魔都快节奏的紧张生活，让我一个无所事事的年轻人感觉格格不入。一方面，心底的声音告诉我，行医才是自己的归属；另一方面，这样的大城市，却不能接受草根民医。失落、无奈之余，我也有些焦虑——前路漫漫，究竟何从何去？

于是我骑上共享单车，去五公里外的上海中医大图书馆看书，然后组织一些同学搞线下读书会，读的内容包括《伤寒来苏集》《伤寒贯珠集》《金匮要略心典》之类的中医古籍。就这样，渐渐地和许多中医大的同学结下了深厚的友谊，我们经常一起在食堂吃过晚饭，无忧无虑地漫步在校园的林荫路间，谈论中医各家学说，畅想人生与未来。

坚持总会吸引来更多的同道者，从唐宋至明清，凡是我读过的好书，我都拿来跟同学们分享，参与读书会的同学日益增多。几个同学出于好意，建议我不妨整一个知识付费的微信群，网络授课，既传播知识又能有所收入，除了方便读书会的同学反复聆听，还能让更多的中医爱好者系统性学习中医知识，这是一件众望所归的事。

虽说如此无可厚非，但起初我是不敢为之的，总觉得医理甚深，不敢妄议，而且自己出身草根，无名无衔，尤恐贻笑大方。可几个长期参与读书会的同学却不这么认为，他们说，现在的网课很多是短频快的噱头，什么33天吃透经方，7天学会脉法，这些都是中医走向衰败的滥觞，真正的中医应该是脚踏实地，书读万卷，路行万里，真正的布道也应该是全面而系统的。

参与读书会的同学都非常热心，他们让我只需认真备课，广告招生宣传与微信运营等通通由其代劳。感于大伙的一片真诚，我也不好再推却。白天他们都在上课，我就一个人在中医大的百草园或是小溪边寻一处安静的地方，对着手机麦克风口录制课程。

网课的名字叫《中医经典古籍带读班》，我拟定了一个教学大纲，把中医学习粗略分成理、法、方、药四个版块，为每个版块挑选数十本有名的古书作为教材，然后逐章节带读，并结合临床经验加以讲解。

考虑到参加课程的学员大部分是学生，所以我们设定的每个月学费是30元，每周更新两个课时，一年一共100个课时。几个同学只是把我拟定的大纲稍作加工，就写成了一篇宣传广告，然后经过他们的转发，短短一个月以内，竟招了200多个学生。

通过网课，我又暂时有了一份稳定的收入，每天过着读书时代的生活，八点钟就来到上海中医大的图书馆看书学习。

也正是在这段时间，我完成了《跋山涉水寻中医》的初稿，沉浸于书写带来的专注，无意成名或炫耀，只想着对过去二十多年求医探索的经历做一个阶段性总结，把它当作一种生活态度，是对生命流逝的珍重与追忆。当习惯用这种方式去梳理内

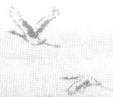

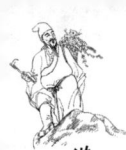

心凌乱的思绪后，我逐渐又找到了始终闪耀于灵魂深处的那颗初心。

满山芳草仙人药，一径清风故人墓。爷爷临终前留给我的那些手抄本医书，时常在脑海中浮现，无数次梦里渴望回到童年与爷爷一起跋山涉水施药治病的岁月，正是集体潜意识在内心的呼唤。我想有一间自己的诊所，用一辈子躬行实践，找回一个民族几千年辗转轮回、沉淀封存于每个人灵魂深处的那些种子。

中医人，一辈子践行在道的中庸法则里，干不了什么"了却君王天下事，赢得身前身后名"的轰动大事，但不能说"人生自古谁无死，留取丹心照汗青"的可歌可泣与他们无缘。从张仲景的《伤寒论》、李东垣的《脾胃论》，到吴又可的《瘟疫论》，哪一部流传千古的经典不是这些医家在天灾人疫面前抱着舍生取义的大无畏精神，奋勇冲在与病魔斗争的第一线，进与病谋忘生死，退与心谋究方药，用生命换来的智慧结晶。

见彼苦恼，若己有之，深心凄怆。勿避险巇、昼夜、寒暑、饥渴、疲劳，一心赴救，无作功夫形迹之心。历代医家济世救人不求利，立说著书不邀功，一辈子堂堂正正做事，只问天地与己心。因此，社会浪潮的变革，激不起他们的意气用事，西学东渐所致之式微，也沉沦不了一名真正中医的意志。

转眼已是年底，我通过网课又赚到一笔钱，加上之前上班的积蓄，共计15万元的样子。区区15万元，也许在上海不足以买个阳台，但回家找个陋巷开馆行医应该够了。此时，姐姐也即将移民美国，临近离别前一周的时间里，我几乎整夜失眠，满脑子悄悄勾画着一幅图，那就是守真堂中医馆的样子，我知道是时候回家了。

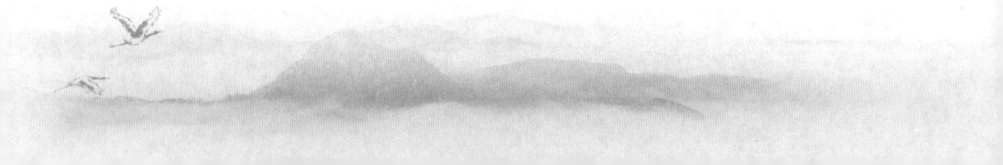

在从上海飞往贵阳的飞机上，看着窗外厚密的云层下横亘着云贵特有的群山与梯田绵延不绝，想象着即将踏上老家这块宁静的土地去实践自己梦寐以求的事业，心潮有如大海般澎湃翻涌，是激动、欣喜、期待、更有一种久违的放手一搏之自由。

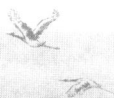

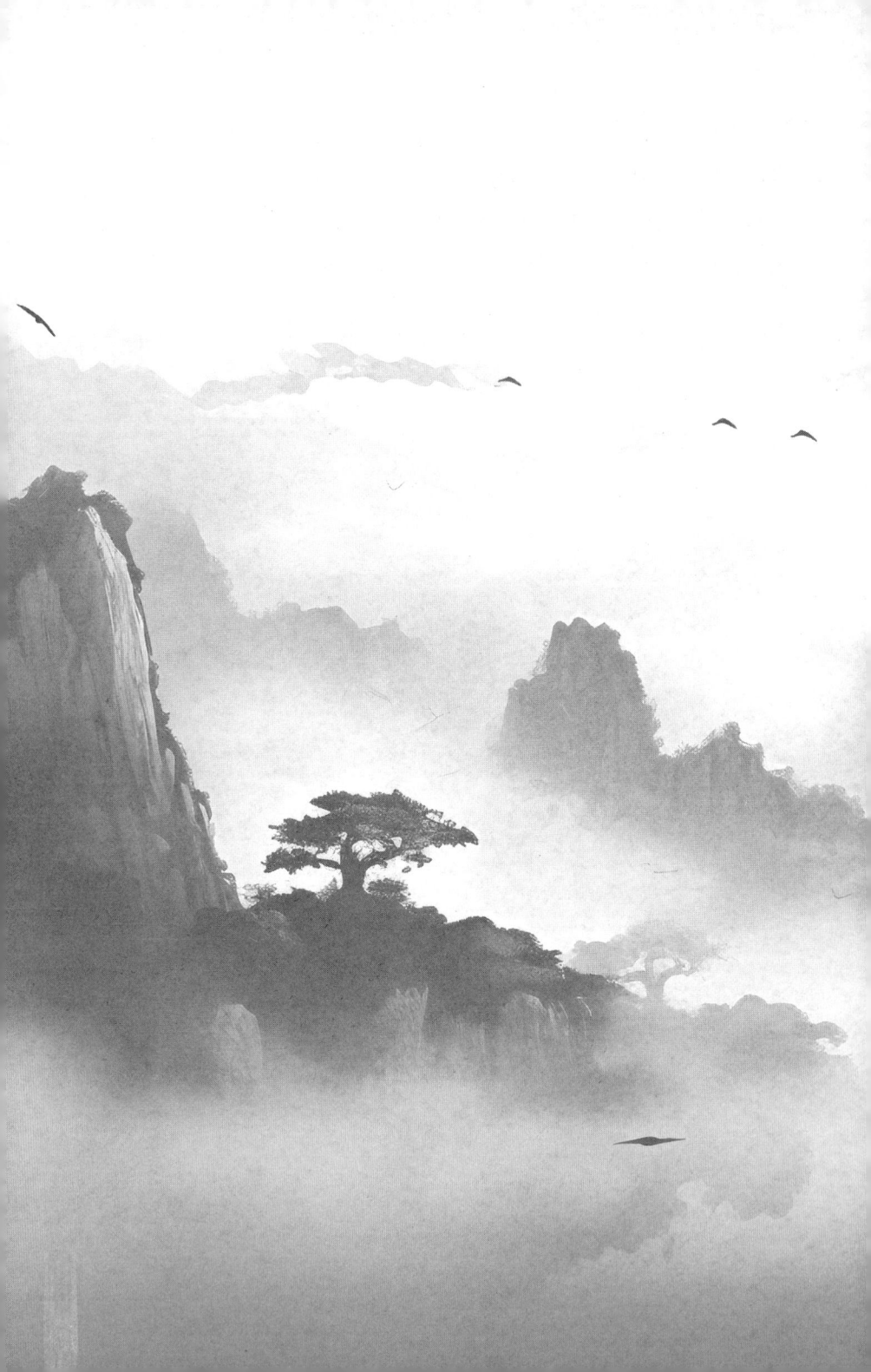

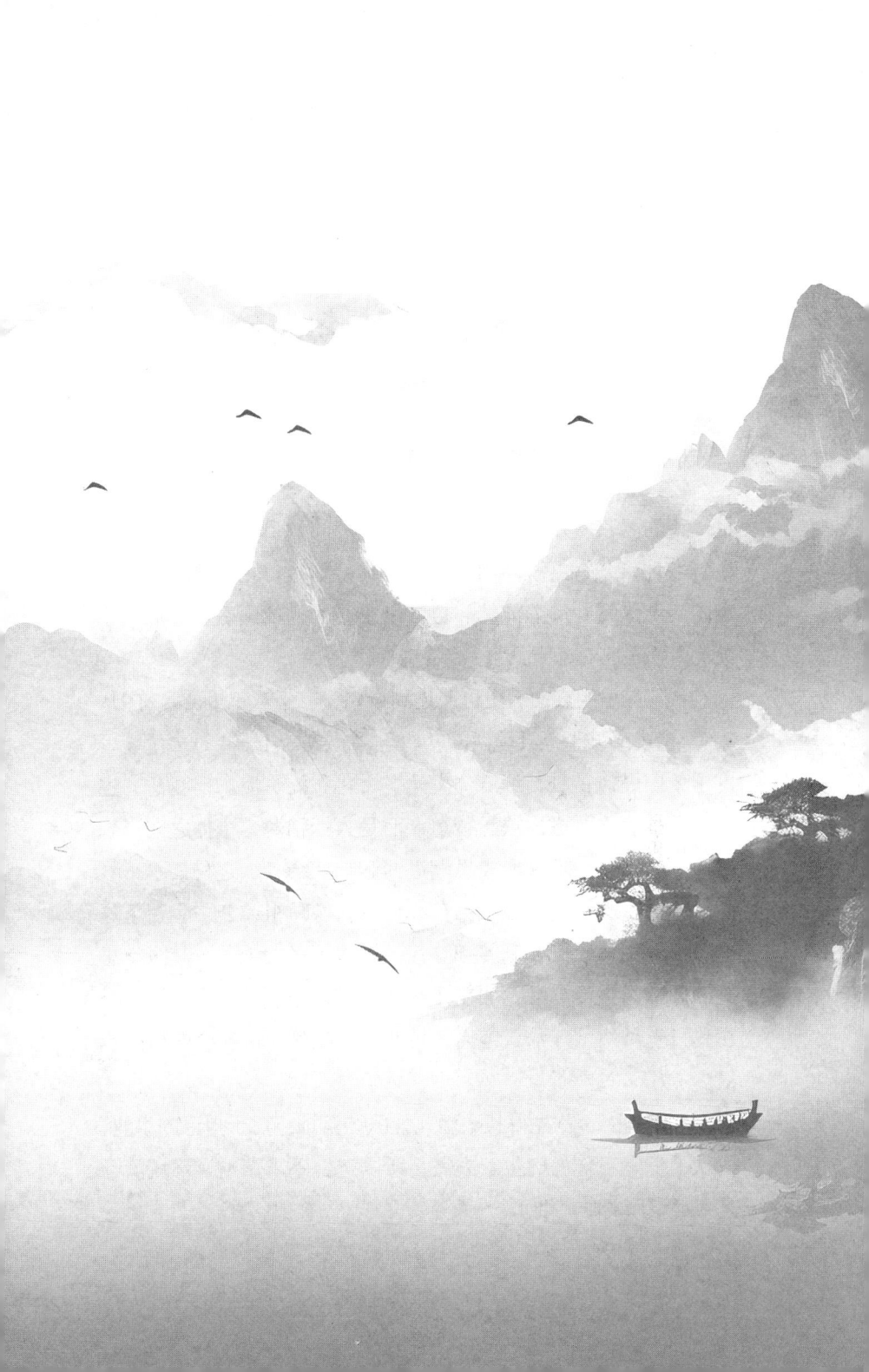

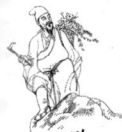

第 一 节
医馆落地 百感交集

　　我的老家贵州石阡县地处湘西丘陵向云贵高原过渡的梯级大斜坡地带,全县境内山峦起伏,沟壑险峻,龙川河顺着山脉走向南北纵贯,静静流淌。自古以来,人们依山傍水而居,逐渐汇聚为一座有着十几万人口的小镇。

　　石阡最早的人文历史可追述到秦始皇二十八年(公元前219年),置夜郎县于今县境西部,属象郡。虽然几千年过去了,可这里依旧民风古朴,经济欠发达,文化积淀贫瘠。但我想,也许并不是这里的古人缺乏智慧,而是人烟稀薄,个体之间思想碰撞的频率小,难以形成思潮进而影响社会,加之科技水平限制,非物质文化遗产很难保存和传承。像师祖谭公一生留下这么多手写医书,仅收受爷爷等几个为数不多的弟子,其医学思想的确极易失传。又比如在我小的时候,爷爷经常用动物齿类在我身上做络刺疗法,善治各种儿科常见病,现在会的游医也很少了。

　　开馆行医,首先得找个地儿让医馆落地。对于自己的事业,我从不把它当作一门生意去做,所以选址不求聚财,环境清幽是我对堪舆的唯一要求。

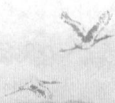

县城的中轴线上，五峰山高耸挺拔，群山维抱，如龙脉崛起，暗含生气，是权力的象征，又好似一把太师椅，古县衙就安坐在山脚正中。龙川河碧波荡漾、蜿蜒流淌，把城区划为东西两岸，又寓意县官的腰带。河的西面是文笔峰，隽秀含蓄，地势平坦，与五峰山遥相呼应，如同县太爷办公的案台，故名文笔。一百年前学堂兴建，县第一学府建在文笔这面，也是拟蟾宫折桂之梯步，望莘莘学子都能及第登科之含义。

考虑到古代的人们，仰观天文、俯察地理，用来指导人事，总是暗合天道，我也把自己的医馆选在这条中轴上河东一岸，背对繁华的闹街，面朝青堤绿水，既位于城中，人流量大，又清幽闲适，能闹中取静。

碰巧这片区域有一家民房的门面要出租，房东系初中同窗，听说老同学要回家创业，而且开的还是中医馆，十分支持，表示一定会在房租上给我最大的优惠。我二话没说，果断用掉一半的积蓄付了三年房租，一则实在等不及想让医馆尽快落地，一则索性买断三年的租期，破釜沉舟，不想为自己再留其他后路。

老城区民房的设施其实是比较简陋的，大门宽仅三米，没有脑海中想象的那么大气，进门有十五米的延伸，依次隔断为正厅、卫生间和库房，可用空间五十平方米不到。这与我在江浙参观的许多百年老字号相去甚远，甚至还不及我们这儿一家普通的早餐店阔气，但我丝毫不会因此而自行惭愧，我坚信，这一定会成为一家有灵魂、有骨气的中医馆。

条件限制不了我对医馆的布局，厅堂的正前方，我用《大医精诚》全文作为壁纸，覆盖了整面墙——

凡大医治病，必当安神定志，无欲无求，先发大慈恻隐之

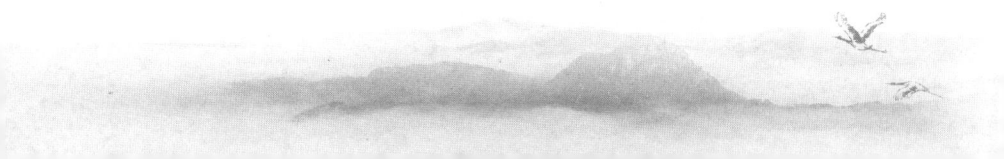

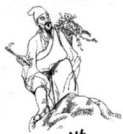

心，誓愿普救含灵之苦……

每当推开诊所的大门，一眼就能看到孙思邈在千百年前写下的这篇行医准则，字字句句浸润心田，许多古代中医的故事跃然眼前，我知道我不是孤身一人，在这个宇宙的时空里，我和一群人走在一条相同的通往心医的道路上，《大医精诚》就是指南。

《大医精诚》两侧，我贴了南师怀瑾常提到的一句对联，"**佛为心道为骨儒为表大度看世界，技在手能在身思在脑从容过生活**"。

朝南一面墙上挂有医圣张仲景的画像，上联"**勤求古训博采众方**"源自《伤寒论》自序，下联"**发皇古义融会新知**"语出近代大医章次公。两句话一旧一新，说的正是杏林中人为延续岐黄火种刻苦钻研与革新发扬的精神，**如果把我放到这条医道传承的历史潮流中，或许连一粒沙的渺小都不及，但身为一名中医，这种精神不能丢！**

画像的下面有一张供台，我买了一套历代医家著作全书供奉于医圣前，每天清晨到诊所的第一件事就是焚香祭拜，以表博极医源精勤不倦之志，且赋诗以自勉：

遵古

华夏医学五千年，秦越汉唐与金元。

明清诸家昌圣学，中西汇通至民国。

弃理存药丢辨证，六经八纲渐不能。

群言淆乱衷于古，内难寒温须信笃。

丁酉年腊月十一于守真书斋

医圣像的对面是我自己梳理的家传医学源流简介：

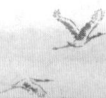

杨博文，字守真。生于中医家庭，自幼随祖父负笈行医，周游四方，积跬步于山野沟壑，谙药性于杏林菊井，耳濡目染，得到良好的中医临证实践技术熏陶。

先祖父杨公正江，生前精勤于中医妇科、儿科及疮疡科。善用经方杂糅验方，内服结合外治，常常药简力专，效如桴鼓。在缺医少药的贫穷年代，挽救了不少命悬一线、生命垂危之童叟，化险为夷转收为义子者不胜枚举，十里八乡，远近闻名。

先祖父曾受业于我县马鞍山村谭熙纯先生，谭先生乃当代少有能同时精通医、命、相、卜、山五术之旷世奇人。治病救人不拘一格，祝由画符、堪舆数术、医药点穴，信手拈来，已达出神入化之境地。且有亲笔手书《草药性赋》《药方精选》《脉诀大旨》《集救单方》四册留传于先祖父。

公元 2012 年，岁在壬辰，先祖父杨公将谭师亲传医学秘笈交付于余，三千年医道精髓绵延不绝，六十载悬壶济世又一甲子。医乃仁术，良相同功，义深旨博，奥妙难达，为传家风，以续医种，余又远赴黔、赣、浙、沪拜师访友，虚心求学，破万卷书，证心中意，始有所得。遂开守真堂，**上承祖业济苍生不务名利守拙志，下启轩岐研医理探赜索隐真性情。**

诚然我本一介草根，没有官方认可的学历与金光闪闪的履历，但我有对中医真挚的热爱，和对爷爷、师祖谭公以及无数老祖宗崇高的敬仰。我还把最后一句话作为门联刻在诊所的门柱上，既是自我勉励，也是歌以咏志。

靠着几幅挂画和对联，算是对诊所做了一个软装，剩下的就是购买硬件和药材。

为了节省开销，我就在淘宝上买了一套仿古红的不锈钢药橱加操作台，一张中式仿古木桌，几个可拼接的小书架，合计

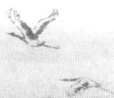

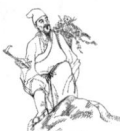

花了两万元不到，再从家里收来普通长凳四张，供患者候诊坐。

至于中药材，我也不敢四百味样样进全，因为很多价格昂贵的中药其实在临床上并不常用，如果一一储备会耗资巨大，且有霉变的风险。我惯用经方，又熟读张锡纯，所以就只买了《医学衷中参西录》药性讲义中的全部药材，再加上《朱良春用药经验集》中赞誉颇高的几味草药，每种只进了一公斤，临近用完及时从贵阳进货即可。

一周时间不到，我就把医馆看病该有的设施一一准备齐全，虽然看起来很寒碜，但我更倾向于从一间小作坊开始，对每一个细节都精心设计，用信念浇筑，一点点形成自己的医馆，恪守初心，在口碑和疗效的慢慢累积中逐渐壮大，而且这样做投入成本小，运营起来没有压力，我就可以把心思都放在对医术的钻研上。

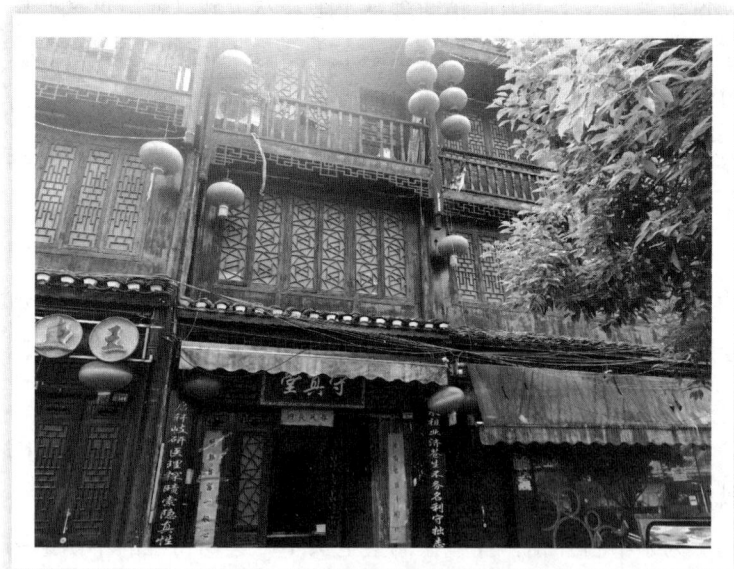

16

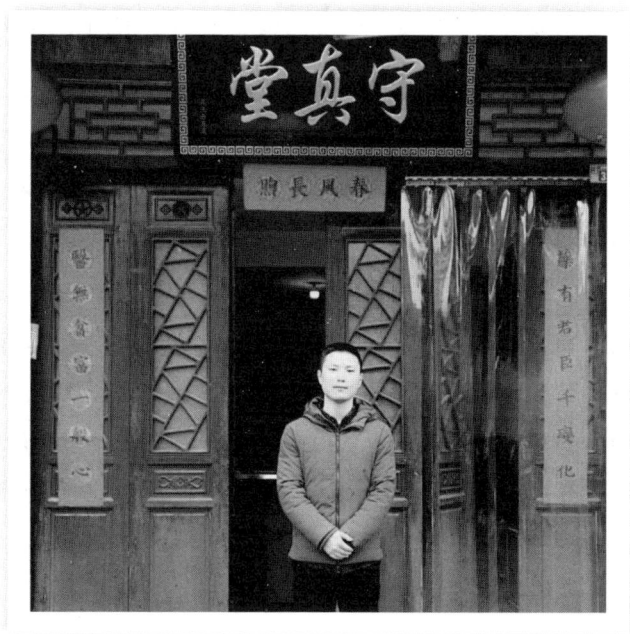

　　每当夜幕降临时，小城气息宁静，龙川河两岸，是一排排明清式仿古民宅，红墙绿瓦，雕梁画栋，花前柳下，朱阁绮户，一排排大红灯笼高挂屋檐，柔光荡漾水面，透过诊所的木窗向外看去，像是回到了古代，隐约能看见钱塘江边，一家杂货铺里住着青年王孟英，也在埋头苦读；又像是来到了太湖边，看见许叔微正在茅屋里，焚膏继晷地续写着《伤寒九十论》。

　　我喜欢看医案，每当读到《李可老中医急危重症疑难病经验专辑》时，看他大刀阔斧，重剂起沉疴，如猛将上阵，真感胆战心惊；又看到赵绍琴老先生治病温文尔雅，用药仅在分厘之间，却能排山倒海，却病于千里，不禁拍手称快，羡慕不已。

　　我又喜欢读传记，《名老中医之路》里的每一位前辈都是我的老师，他们不仅传授我学医的方法，更有治学的态度。

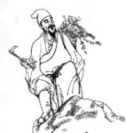

当我看到《百年守望——颜德馨：一个人的中医史》里，有关贺季衡弱冠行医的一段：

这一年，贺钧19岁。

对于一个年方弱冠的小郎中，这更是一个问题。迷信老中医是很普遍的，虽然人们知道他是马培之的学生，但毕竟是经验有限啊。我们现在已经无从察考贺钧是怎样逐步把他的诊务开展起来的，总之，他没有急着做诊金打折广告，也没有把恩师马培之拉到诊所给他做证言，他不急不躁，心安理得。路过诊所的人会发现，没有病人的时候，看到的总是一副沉静阅读的侧影；有病人的时候，那是位庄重的医生，或是在凝神搭脉，或是在轻言细语地和病人说话，就是这种沉静温和，让人们开始愿意走进他的诊所。

开始是些小毛小病，头疼脑热，前去就诊，贺钧给出的药方却往往与众不同，药量轻、药价廉。病家半信半疑地拿去抓药，没想到服下去，药到病除。一传十，十传百，相信他的人渐渐多了起来，慢慢的，一些患了疑难杂症的病家也来找贺钧了，其他医生已经束手无策了，贺钧却总有办法，经过他的诊治，每每有奇效。贺钧名声日益大了起来，求诊者蜂拥而至，不仅本城，甚至邻城外省的患者都慕名而来，每天日诊量多达百余号。

我仿佛看到了自己今后生活的影子，历代医家的论著是一辈子取之不竭的精神食粮，名老中医的传记则是我做人做事的楷模，而我要做的，就是让岁月把自己打磨成一名真正的中医。

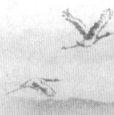

第 二 节

门诊冷清　坦然应对

　　刚成立的守真堂，看起来很寒碜，既没有独立的药房和诊室，也请不起药剂师或者保洁阿姨。好在对于用三个指头行医的人来说，一个人也能应对诊所的大小杂务。

　　对于开业，我没有做什么庆典，心里总觉得这些热闹的场面，尚不属于眼下这个阶段。

　　父母也没有把自己儿子开中医馆的事告知他们的同事，因为这些年我一直在外求学，很少回家，到底治病水平怎么样，他们心里也没底。父母的同事都是些临近退休的老干部，各种慢性病缠身，真介绍来，如果诊治无效，岂不是很尴尬？

　　我更没在门前树立诸如"中医世家、专治腰椎间盘突出、肩颈疼痛、妇科病、月经不调"之类的广告语，因为对一名真正的中医来说，打这样的标语，反而显得档次太低。

　　往来的路人看见守真堂的招牌古色古香，室内有字画古籍罗列，还以为是搞古玩收藏的。

　　这些通通都在我的意料之中，守真堂是 2018 年 1 月落成，开馆之初，应了这个季节的特征，品的就是冷清。然而，亲手孵化出自己医馆的欣喜之情却持久而浓郁。隆冬的清晨，从家

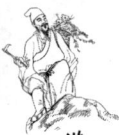

到诊所的河堤上，路人依稀，空气清爽，山城小镇，烟雨朦胧，龙川河水寒碧清澈，五峰山脉巍峨秀丽，我感到每吸进一口气都是凉的，吐出来的暖流却很热。

到诊所之后，点燃一支檀香，放在医圣像前，凝神静坐片刻，洒扫完毕，或看书，或站桩，灵感不期而遇时，也学学文人雅士赋诗一首：

坐忘

空山新雨后，

陋巷独悬壶。

兰台方寸间，

焚香滤尘俗。

丁酉年腊月十一于守真书斋

头一个多月，门诊量始终遵循二进制计数规律，或零或一。

偶尔有一两个路人走进诊所寻伺半天，东问问，西瞅瞅，或许身上确有罹患多年的隐疾，但看见堂前坐的是一位其貌不扬的小伙子，既希望侥幸遇到高人，又本能地谨慎和防备。矛盾的心理催生出一些令人啼笑皆非的问题，"小伙子，你会看什么病"？

我会看啥病？这问题着实不好回答，中医治病讲的是望闻问切，辨证施治，有胃气则生，无胃气则死，至于什么能治什么不能治，关键在于四诊合参之后对病势的预后判断，而不在表面的病名。

所以遇到此类问题，我干脆也不接招，而以太极推手的方式避开，以问替答，"看您得的什么病？"

于是路人甲开始滔滔不绝地说出困扰自己多年的一大堆官

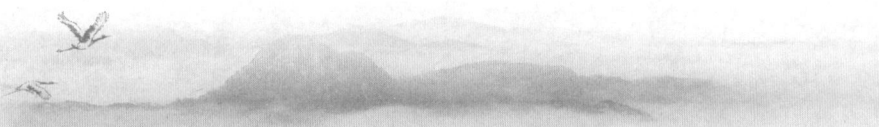

能症，诸如意欲食复不能食、常默默，欲卧不能卧。又或者喜悲伤、数伸欠，如有神灵所作。去过重庆的新桥医院，也到过湖南的湘雅医院，所有体检指标均正常，只得到一个结论就是神经官能症。甚至听人说到哪个乡下的半仙善搭阴阳两界，就去请人把风水祖坟能打理的都打理了，可却丝毫没有好转……

"小伙子，我这病，你会治吗？"听得出，患者的内心是有期许的。

我心里正想，能啊，我太能了，这病不就是《金匮要略》里的百合病和妇人脏躁病吗？天底下哪有什么神灵啊？所有疾病都是气血阴阳的失衡而已。为了赢得对方的信任，我引经据典做科普，心想只要把病因病机解释清楚，患者应该会相信我的医术，进而愿意在我这儿调理吧。

可不管我怎么苦口婆心，路人甲始终有他的顾虑，半天工夫下来，最终都以还有要事为由，推谢道，"不急，我还是改天再来开药吧"。

所谓改天，其实再没有来过。开业初期，这种屡屡不被人信任的遭遇难免会令人心生颓丧，但好在我早有心理准备，换位思考一下也就容易释怀了：患者风疾在身，往往正气不足，神经衰弱，中医所谓胆为中正之官，主决断，凡十一脏皆取决于胆，肝气馁，则优柔寡断，脾气弱则思虑万分，肾气虚又难有定见，加之我的医馆开在偏僻的后街河边，难免被人和那些电线杆广告联系起来，的确易引起患者的猜忌和芥蒂。

但我一直觉得自己是行医而非经商，不愿通过巧言令色博取别人的信任。静待有缘人是我当时唯一的心态。

回乡没多久，能交得上心的朋友实在太少，所以不忙的时

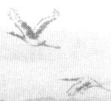

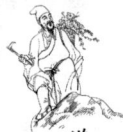

候我就会去医院找熊主任闲聊。

整个县城，估计只有熊主任懂得我对中医的感情和水平。曾经跟他一起坐门诊，他总能放心地把患者交给我诊治，换了科班毕业生，可能跟诊大半年也没有这样的机会。因此我常常把本县熊主任和江西谭老师喻为此生遇到的两个伯乐，如果当初没有谭老师的引导，我不可能坚定地走上习医这条路，如果后来没有熊主任的信任，我不可能执意追求自己的中医梦。这就是知遇之恩，往往在人生的拐点上影响深远。

中医人聊天，喜欢立足一个整体观，天人相应论。评点历史人物，离不开五脏精气之盛衰，回顾王朝更替，总要掐指一算五运六气大司天。因为中医本身就是一门上观天文、下察地理、中知人事的学问。熊主任向来酷爱阅读，从诗词歌赋到政治军事，从生命科学到心灵修养无不涉猎。我们聊天的内容可谓天南海北，大而无外，小而无内。当有患者来就诊的时候，则又回到表里虚实的辨证中来。

有一次，一位中年妇女搀扶着一名老妪趔趄着走了进来，老者每走两步就咳嗽一声，神情萎靡，眉头紧锁。

我们随即打住了聊天，把目光转向老者，熊主任和蔼地问道，"老人家，您哪里不舒服呀？"

"诶，就是咳，咳了三个多月了，看了很多医生都治不好。"老人无奈地答道，有一种心灰意冷的感觉。

此时，她身旁的中年妇女赶紧从包里掏出一张报告单和胸片，还没等她说话，我和熊主任就已经看到了，肺部阴影面积极大，几乎占据了整个肺部和胸腔的百分之六十还多。报告单上写着，"疑似肺癌，建议进一步鉴定"。

"大夫，这是我妈妈去遵义医学院做的检查，那边只说让去更大一点的医院再看看，又不给治，我看她老人家实在咳得难受，不忍心，就先带回来了，您给帮忙看看吧。"中年妇女也是满脸沮丧的样子。

"大夫，我是不是得了什么癌症呀，她们就是不告诉我……"老人似乎早已觉察出什么异样，一边咳嗽一边艰难地吐出每个字。

"呃……"熊主任略微沉吟了片刻，"诶，老人家，您别担心，您看您运气多好，今天我这里来了一位朋友，他是刚从上海进修回来的高材生，我让他给您看看，应该没啥大问题。"

原本我以为熊主任会亲自把关，小心捏拿，以杜其疏忽，免出意外。可万万没想到他却力荐我来治。顷刻间恍悟，一方面有意抬高我，正是想给患者以希望，令其重树信心积极治疗；另一方面，当师父的知道徒弟刚刚开业，需要有这样的重症疗愈实例去打开局面。

可难道他不清楚这是在医院吗？所有处方都必须冠以他的签名，这就意味着，我开出去的药，一旦出什么意外，后果得由他承担啊！

这种无声的帮助，可谓用心良苦，非他熊主任莫能为，又非我不能参得透。

此时，患者和她的闺女一齐把目光盯住了我，是期待，也有祈求。我看了一眼熊主任，接过他眼神里所传递的鼓励，会意地点点头，然后对患者说道："好，那就让我给您看看吧！"

我正襟危坐，微闭双目，感受着气息一点点从鼻孔通过，如涓涓细流般滴落而下，穿重楼，至胃脘，逐渐下沉小腹，再气荡周身，如此两三个来回，呼吸已匀畅，并能感觉到指腹间，有一种轻微的坠胀感，我知道，那是气与意合、血灌四梢的

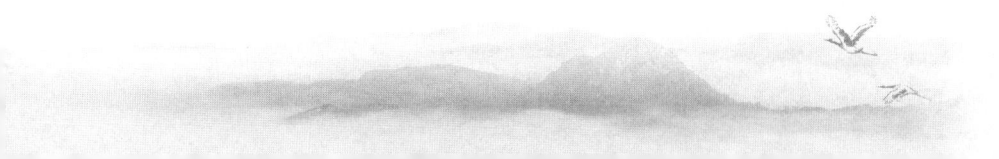

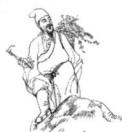

效果。

接着把手轻轻搭在老人的桡骨后侧寸关尺三部，通过三菽之重，六菽之重，九菽之重，来回举按与揣度，我的脑海里逐渐浮现出一种气化蒸腾的景象。当我轻按时，其脉弦而紧，我仿佛能借此看到老人全身的膏油网膜，像四通八达的运河与水系，但早已凝滞不行，组织液在腔系之间运行迟缓。

再重按至筋骨之间，脉迟细无力，我的眼前忽然一黑，像脚下踩了个空，掉进寒潭深处，不禁打了个冷战。细心感受，勉强能寻觅到一丝微弱的热能从其腰间命门处艰难地往外涌。

寂静之中，我听到老人沉重的喘声，好似肺壁的开阖受到重重阻力，每张合一次，心脏都吃力地往腰间汲取微弱的火源，却被弥漫于三焦内的寒水所隔绝。

我一边体会着脑海里浮现出来的脉象，慢慢吸了一口气，又徐徐吐出，如卷垂帘般一点点抬起眼皮，轻轻收回三根手指。再看其舌苔白厚，面色暗沉，我直观一喜，此人有救！

何以见得？因久咳且脉象沉弦，说明乃肺家受伏饮所干，开阖升降失调所致，脉小弱主少阴运化无力，但并不失和缓之相，说明胃气尤存，不至绝微；又观其面色鳌黑，虽为肾虚水泛之败色，可仍旧是金水相生之色，母子同病，不至于死，如果是肺病而面色红赤，火来刑金，就危在旦夕了。

但我没有想这么多，只是在脉象浮现于大脑时，处方已随意境浑然而成，那是柴胡桂枝干姜汤和真武汤的合方：

柴胡 30 克、桂枝 30 克、干姜 20 克、炙甘草 15 克、牡蛎 20 克、白芍 30 克、制附子 30 克、生姜 50 克、茯苓 20 克、白术 30 克。

两剂，煎服。

"小大夫，我娘这病都咳嗽了三个月了，吃了很多西药都不管用，你只开两帖，难道就能好吗？"患者的女儿见我只开了两帖药，划价下来20块钱不到，内心颇为不解，还以为我对这病也没谱，只是随意开两帖药应付一下。

我笑着答道，"大姐，您别担心，因为您母亲的情况特殊，所以先开两帖看看，如果吃了有啥反应，不管是好转还是恶化，您都跟我联系，我一定会一直跟踪到底"，说完我就在处方签后面留下自己的手机号。

老人听到这儿似乎有点信任，大概是看了这么久的医生，没有谁主动留手机号给她，还说要对她的病情跟踪到底，这才颤颤巍巍地站起身，道谢之后，和女儿慢慢走出诊室。

"博文，你开这个方子是啥用意呢？"待患者一走，我和熊主任又开始探讨其病情。

"嗯，师父，您先说说您的思路吧。"我故意卖了个关子。

熊主任说道：

"患者咳嗽而脉弦，属痰饮病，要论治疗，《金匮要略·痰饮咳嗽病脉证并治》篇有极其详细的法则，如水饮在肠间，称为痰饮，会引起腹泻，主以木防己汤、己椒苈黄丸、甘遂半夏散；水饮在胁下称为悬饮，则会导致咳嗽胁痛，主以十枣汤；或在心下，称为支饮，则胸满且喘卧不得，主以泽泻散、苓桂术甘汤；或在四肢，称为溢饮，则身重疼痛且汗不出，主以大小青龙汤。

"以上诸证患者都有，以上诸方也都应中病情，不过我看你用的却是真武汤合柴胡桂枝干姜汤，似乎不是痰饮咳嗽病的正治之法，不知是何用意？"

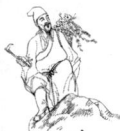

"师父所言极是"，我先肯定了熊主任对于这个病的常规治疗思路，接着答道：

"这两张方子分别出自《伤寒论》少阳病篇和少阴病篇，所治之证我不赘述，我的用意，主要在气化层面——真武汤温阳利水世所公认，它的气化作用在少阴与太阳，即通过鼓动生命的元阳，推动脏器内的气血运行，加速体内水液代谢；同时柴胡桂枝干姜汤，治疗太阴少阳同病，一方面能疏通少阳枢轴，另一方面能助力太阴升散津液。

"如此一来，两方合用，就能在气化上打通患者少阴—太阴—少阳整个路线的气机升降，我要做的，正是恢复患者体内较深一层的气化活动，从而推动伏饮排出。"

"喔，有道理，可是为什么只开两帖药给患者呢？"

"这个嘛"，我按照自己的理解，如实回答："因为调气机和治形质不同，虽两帖之内，病灶不能根除，但只要药证相投如矢中的，就一定会有好转的趋势，例如小便多，面色清爽，气喘胸闷减少，咳嗽频率下降等。等患者气机调畅之后，再结合《金匮》痰饮篇诸方，慢慢从形质上调理不迟。"

"原来如此！《内经》言出入废则神机化灭，升降息则气立孤危，已故伤寒名家刘渡舟老先生也曾说过，气化学说乃《伤寒论》的最高境界！"熊主任听到这，高兴地拍着我肩膀，"没想到啊博文，大半年不见，你对经方的运用已经走到了气化的层面上，后生可畏，后生可畏！"

我赶紧不好意思地摇摇头，连忙解释，"哪里，哪里，我对经方的气化研究也尚在探索阶段"。

守真堂开业初期，上门看诊的患者极少，我几乎每天都去熊主任的办公室和他一同诊病，一边交流习医心得。仿佛每个患者就是一扇窗口，引领我们从不同的视角窥视古中医学内部的玄幻与美妙，沉浸在经典理论的和谐世界里，我们抒发各自的领悟，如同分享旅途中看到的风景。

这一条对生命与自然的探索之途，令人忘却了时间、空间和世俗的烦恼，平静而喜悦。

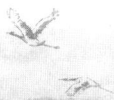

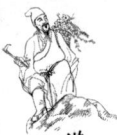

第 三 节

世纪口碑 砥砺前行

平静而冷清的门诊生涯日复一日延续着。头一个月，医馆营业额不到五千元，其中有三千多都是以前网诊积累的异地患友所贡献。

我有一个五十岁的姑妈，初中文凭，平日里去工地给人做饭，一个月也有四千多元的收入，姑妈的儿子和我是表兄弟，平日里送送美团外卖，一个月也能拿到六七千元的提成。

茶余饭后，我能从父母的脸色中时常看到些许担忧。诊所没生意，说起来也在情理之中，一个门店开在商业街背后的民房区，每天过往的人流量屈指可数，而且全家人都碍于脸面不做任何广告，知道的人当然很少。

母亲后来才告诉我，其实那阵子有些同事和家族中的亲戚不约而同都在私下冷嘲热讽，说我大学可能是犯了什么错误，没有拿到毕业证，找不到工作，所以才回家开个门店浑浑噩噩靠啃老过日子。

谁家的父母不望子成龙呢？听见同事们都炫耀自己的孩子毕业后考了公务员，进了银行，光鲜而靓丽，自己的孩子从小学习成绩优异，这会儿却在守店门，无名无衔，没有任何社会地位可言，可谓心有千千结，有苦也难言。

我还是那个观点，一个社会的集体潜意识，能影响个人的价值观，进而影响一个家庭的和谐。就像当年中医式微，爷爷的职业被社会边缘化，父母也同样选择不再相信他的医术。起初，我对众人的流言是嗤之以鼻的，一心以为燕雀焉知鸿鹄之志，以世人之俗见，又有几个能懂我对中医的情感！但是，社会世俗观的偏见对于父母的影响太大，以至于这小小的谣言在空气中无时不弥漫着紧张压抑的气息，给我日后的生活造成不小的影响，这些我在后文会详说。

突然有一天清晨，我刚起床就听到一串急促的来电，接通电话，手机的另一头传来似曾相识的声音——正是几天前我在县医院看过的那位久咳不愈的段姓患者。

老人说，她服药之后，咳出许多浓痰，两胁疼痛感明显缓解，咳嗽频率也大有降低。现在药吃完了，想找我进一步治疗。我闻之内心很是高兴，连忙告诉她医馆的位置，然后一口气跑到诊所早早地等候她。

一路上，我的脑海中又浮现出和熊主任聊及的气化理论。

古代的医疗条件有限，医生不可能对人的生理指标做定量分析，智慧的先贤们则总结出了藏象理论、经络学说、营卫气血学说，并进一步发展为脏腑经络辨证、八纲辨证、气血津液辨证等诸多临床诊断方法。所以中医看病好似黑匣子理论，察色按脉，审外度内，都是依据一定的理论对人体内部病理病机做揣度。

而我在对那位姓段的患者做诊断的时候，用的是气化的思想作为辨证依据。

气化学说始出《素问·六微旨大论》，是一种天人相应的学

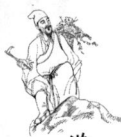

术观点，但却一直没有成为临床诊断的主流，原因很简单，六经为何物？千古莫衷一是，而标本中气理论更是玄之又玄，如此缥缈难解的学说，自然不会被从事临床的工作者采用。

我却在理论学习与临床实践中发现，人体六经的气化活动和现代生理学讲的八大生理系统在本质上没有区别，六经反映的是人体气机的动态升降。通过六经辨证去指导临床治疗，更容易把握疾病的转归。比如一个子宫肌瘤的患者，从病理部位考虑是在太阳之腑，从病因的角度考虑，是少阴阳虚所导致的痰瘀互结，所以我在治疗这个病的时候，往往会用太阳篇下瘀血的桃核承气汤合上少阴篇去湿邪的猪苓汤或真武汤。当患者子宫肌瘤逐步缩小，慢慢的就会呈现出太阳表证，也意味着疾病的转归趋于好转。如果单纯用脏腑辨证或者八纲辨证则无法看到疾病的动态走向。

事实上，我经常在打坐站桩散步的过程中去思考如何将六经与现代生理学汇通，每当思考陷入了死胡同，就不断翻阅《内经》和现代病理生理学的资料，汲取和储备理论素材，只要一有时间就梳理六经在生理学上的含义。

患者如约而至，几番寒暄之后，我为其诊脉查看。只觉其脉搏弦紧之象大减，三焦和畅，气机正逐渐趋于条达，所以我决定效不更方，只略加葶苈子、大枣、细辛几味药。

柴胡剂止咳加细辛是仲景先师的惯用手法，细辛温化少阴水饮，柴胡疏通三焦水道。少阴少阳同为人体气血开阖的枢轴，始终保证枢轴的畅通，温阳化饮才有出路，葶苈子的作用就是用来促进排出胸腔痰液的。

此外我又给老人讲了许多外治辅助疗法，如药渣可以再煮水用来泡脚，既能充分利用资源，又可借助足浴疏通全身经络，

还告诉老人家怎么用艾条熏灸肺俞穴，以加速胸肺部的积液往外排。

最后我看交代得也差不多了，就把调整好的处方交给老人，嘱其自行到县医院开药，续服五帖，再做观察。

老人双目一瞪，好奇地问道，"你这里不是诊所吗？怎么还让我去别处抓药呢？"

"老人家，您这个病需要长期吃药，您到县医院去抓，通过新农合医保报销，能节约不少钱。"我答道。

"这怎么好呢？小伙子，你帮我把病治好就已经是帮了大忙了，我怎么好让你白开方子，还要到别的地方去抓药呢？没关系的，就在你这儿买药。"老人态度很坚决，也有一种病好三分中气足的精神。

不过我深知，无论如何，这次不能卖药给她，三天前熊主任力荐我为其主治，是给机会让我证明医术，并非旨在照顾我生意。现在患者病情好转登门复诊，我即已交了一份合格的试卷给老师，如果借机卖药，就是画蛇添足，反而辜负了师父的苦心栽培。所以勉为其难，我不得不撒了个谎，"呃，是这样的，老人家，您看我这儿也刚刚开业，很多药品尚未准备齐全，这次您就去县医院开药吧。"

"那怎么好，真是麻烦你了，小伙子。"

农村的老人都很单纯，虽然口里只会重复叨念相同的几句方言，但从她真挚的眼神中，我看到了那种发自肺腑的由衷之情，是感谢和信任，仿佛是对我这个人站立在世间的一份肯定，让我瞬间回忆起儿时和爷爷一起去走乡串户给人诊病时，病家热情款待的那份温暖。

望着老人离去的背影，想着她一会儿去医院开药，熊主任

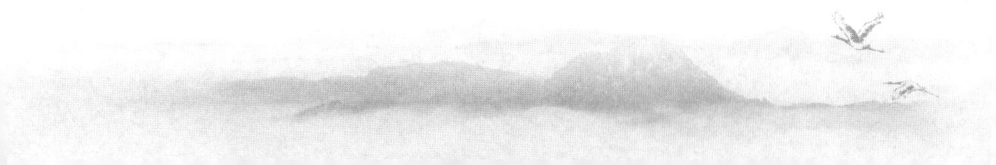

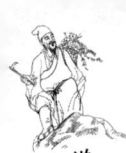

看见我开的处方后应该也会感到欣慰吧。

老人走后，医馆依旧冷清，我每天仍是一大早就来到诊所，洒扫陈除完毕开始站桩、行禅。

我这一生，有好几个师父教我站桩，高中毕业那会儿在湘潭认识过一个道人，教的是太极浑圆桩，而后在学校跟一些武术爱好者交流过形意拳三体式，大学毕业去富阳的延寿禅寺闭关期间又得到过一位师父指点大成拳。我虽然打小也有过一个武术梦，梦想能够力拔山兮气盖世，金戈铁马出王朝，可怎奈自记事以来似乎身体就不怎么好，古人讲呼吸精气，独立守神，恬淡虚无，善养正气之道，站桩是内养的最佳法门。我没有玩手机的习惯，当年跋山涉水独自寻师访学，多少个日日夜夜寄宿他乡，一个人的时候就这样站着，如今徒手起家挂牌行医，没有助手也请不起帮工，还是一个人，还是这样站着。

寒风呼啸着从门缝间肆意地窜进来，引得身子骨一阵哆嗦，就听见门外桂花树枝摇曳着沙沙作响。偶尔有一两个过往的行人，他们一手提着沐浴的用具，一手插在兜里，缩紧了躯干匆匆走过。因为我诊所外边的这条路可以通往古城温泉。

早晨六七点钟的石阡温泉，就像老舍先生笔下的茶馆，水汽氤氲，人声鼎沸，好不热闹。许多退休的老干部一边沐浴，一边议论着前一天发生的新闻，或对时局高谈阔论，或对未来指点文字。洗完澡再悠哉然寻一处早餐店，喝一杯豆浆，细细品尝那用泉水煮出来的本地特色绿豆粉，一天的生活就这样正式开始。

待到一小时之后，这些行人又从守真堂的门前走过，此时他们已是精神抖擞，分外怡然。步履矫健，语气高亢，口中谈论着今天的温泉水质如何，谁家什么时候又有婚丧嫁娶之酒。

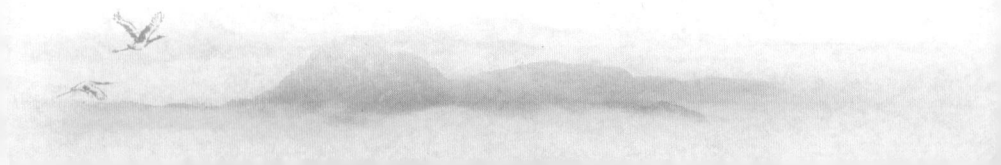

因为生活毕竟要面对的只是柴米油盐，之前在澡堂子里谈论的那些当朝国事早已抛之脑后。

当然，也很少会有过客在守真堂的门前驻足与回眸，因为我这里既没有美容美发店的 DJ 振聋发聩，也没有服装首饰店的商品夺人眼球，更没有自我营销的各种噱头哗众取宠。

冷板凳又坐了一个多星期。一天上午，我在医馆伏案写作，隐约听见门外不远处传来几个老人问路的声音。

"请问，这里是有一个中药房吗？"其中一位老人大概是向医馆旁边的一位居民询问。

"这附近没有呀，好像河下游有一家。"邻居信誓旦旦地告诉老人此地没有什么药房，因为他们的确还不清楚守真堂是经营什么行当的。

"但是俺三婶说，她就是在这儿泉都大桥下一个药房看的病，她说医生是个年轻小伙子，医术可厉害了。"因为河边很安静，我坐在屋内能清楚听见另一个老者执意认为要找的药房就在附近，所以起身准备出去看看，也好奇怎么会有这么大年纪的患者打听上门。

走出门槛，只见有三位老人正在隔壁邻居家驻足询问，两男一女，平均年纪都在七十以上，其中有一位老妪佝偻的背快和地面平行，手里握着一根光亮的土木棍做拐杖，衣衫褴褛，发缕凌乱，看起来实在是令人心酸。

他们中一位老人看见我走出来，再一看医馆的门头上挂了招牌，忙呼道："是这儿，是这儿，兴许咱婶就是在这儿看的病。"

"老人家，您哪里人，您婶是谁呀？"我也好奇地问道。

几个老人忙齐声应道，他们是坪地场乡某某村人，口里称

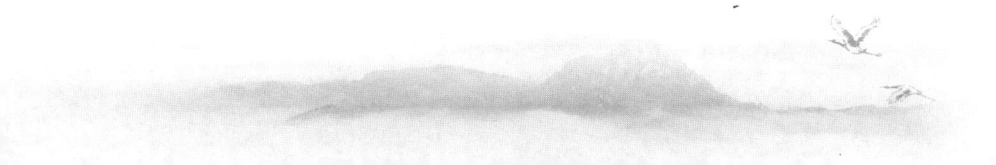

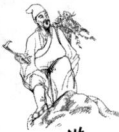

呼的那个婶是同村的高辈，姓段，之前咳嗽了好几个月，全村都以为她快不行了，就是在我这儿看好的。

这么一说，我就全明白了，赶紧把他们一一领进屋内，每人倒杯热水，慢慢了解其病情。其中两位老者是夫妻，所患之病一个是腰痛一个是老慢支，属于农村基层的常见病，治疗难度不大。除了对症下药，我有意识地加了一些本草上品，益气养阴，固护胃气，因为实在不愿意看见他们一把年纪再杵着拐杖来县城，今天他们能问寻到这个小巷还好没迷路，真可谓费尽周折。

最后一个老人病情则相对复杂，她自述低烧一个多月，口苦咽干、小便涩痛、心中懊憹、心悸难眠。诊其脉，双尺弦细而数，舌苔厚腻根部尤剧。我的初步诊断是尿路细菌感染引起的下焦湿热病，甘露消毒丹或三物黄芩汤对证。

我一边处方，一边嘱咐老人用药渣熏洗下阴，并解释道这是尿路感染引起，无须担忧。

老人一听，若有所思，然后慨然长叹，"诶，这个病，说起来五十年前我也得过。"

我一边低头继续写处方，一边听她回忆往事。

"我那会儿还是刚出嫁的大姑娘，生完小孩没多久，就发烧不止，险些丧掉性命，找了若干医生治疗都不见起色，真算得上是鬼门关里走了一回。"老人家凝视眼前，仿佛一切就在昨天。

"婆家的人原本把我用草席盖着，准备用木板抬到河边埋掉，得亏了我哥哥及时找来个医生，善治妇科，他给我看过后开了三帖药，吃完就好！"

"那人是哪里的，现在还在吗？"我向来喜欢打听这些接地气的民间医生。

"那人姓杨，是万金庄人，至于还在不在我就不知道了。"

"我也是万金庄人啊，他姓啥？"我更好奇了。

老人接着说："那个医生叫杨正江，你既然也是万金庄人，应该认识吧。"

我一愣，"怎么可能不认识，他就是我的亲爷爷啊！"

老人家也喜出望外，她仔细端详着我，不停地说："难怪，难怪，你也姓杨是万金庄的，他也是姓杨，我怎么就没想到呢？"

五十年前，那位老阿姨方才二十出头，而现在也已儿孙满堂。半个世纪过去了，爷爷或许不曾想过，他治过的患者如今又来找自己的孙子治病，而且还不忘传诵他的恩情。

屋子里的氛围一下子热闹起来，另外两位老人也不住地叨念着，"啊，原来是老杨医生的孙子，医术一定好，医术一定好"。

看完病，我们又聊了会儿天，得知我爷爷三年前已经去世，几位老人都感到很遗憾。临走时，他们反复说着："回头我们到村里，一定让那些老伙计都来找你看病！"

爷爷的口碑跨越了整整半个世纪，它让我领悟到这个宇宙的时空中还有一些东西，无形无相，却胜过名与利的价值，可以延续在时间、空间乃至人们的思想中，被人敬仰。我无法确定此生能治好多少患者，但踏踏实实在这条自主行医的路上砥砺前行，不问前程，自有风景。

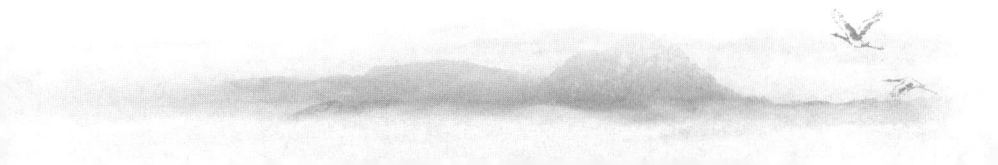

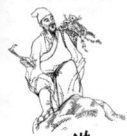

第四节

直面顽疾 打开局面

自打给坪地场乡的几位老人治好病之后，时常就会有一些他们同村的人来诊所看病。

门诊情况日渐改善，有时一天的患者数能达到三个，突破了二进制的计数法则，令我高兴不已。我认真观察，总结了我们这种边陲小镇上人们就诊的特征，大致分两类。

一般来讲，城区居民经济条件好，健康意识强，身体一有小恙，基本都自驾前往铜仁、贵阳、重庆等地的大医院，对于县级医院总觉得不放心，更别说我这种小诊所。若非万般无奈，是不会轻易把生命交给一个年纪轻轻的小伙子来诊治的。

乡里人则不一样，他们经济并不宽裕，更倾向于在本地找中医看病，但对一般伤风感冒全靠扛，等到哪一天小疾拖成重症了，才会想到进城来看一看，而且总希望吃较少的药、花较少的钱，把病给治愈。

年少行医在同行竞争中很不占优势，因为在老百姓眼里，中医都是白发苍苍的老叟，年轻等同于缺乏经验，容易误诊。

守真堂起初就是在这种举步维艰的环境中寻夹缝而生存，往往找我的都是一些疑难病，可能已经被好几个医生诊治无效，只是抱着试一试的态度孤注一掷。机会对于我，通常只有一次，如果一两帖中药无效，患者根本就不会再来。局面打开后，逐渐被人知晓，全靠一个顽疾一步脚印地开辟。

我有一个表姐夫是城管大队的中队长，他在家排行老六，人称六哥，为人耿直，据说在单位和社会上人缘口碑都还不错。

我医馆所在的河堤是六哥的执勤区间，他每天都会到河堤上逛一逛，排查路灯的照明状况，看见哪里有损坏，就及时通知队里过来检修。医馆开业后，还来喝过几次茶。

六哥起初很不解，说我一个985高校毕业的人才，不进企业或考编制，偏偏要在这陋巷开门店，在常人眼里是没出息的。但聊过几次后，六哥坚信，我对医学确有真信仰，医术绝不是沽名钓誉。

有一天早晨六哥拉着一位中年男子，来到医馆门口，迟迟没进门。碰巧我父亲散步经过，就跟他们在外闲聊。只见那中年男子西装革履，体态匀称，面容深沉，想必也是在职场历练多年，城府自然不必说。

我听见他在门外跟我爸爸讲："老六叫我来，我还以为是您给我看。"

"不不，是我儿子在看，我不会。"我父亲解释道。

"罗局长，来都来了，就试一下嘛。"六哥忙劝说。

"可这……太年轻，还是有点不放心啊！"原来，中年人是六哥的上司，似乎很不愿意接受六哥的建议，接着说道："我已经预约了西南医院的号，还有三天，要不我还是去西南医院看吧。"

"别啊，罗局，您看，反正您也要等三天，正好可以试试我这表弟的水平，要是没效，您还去重庆，可万一给您治好了，

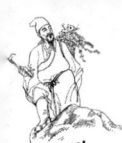

那不就省去了来回奔波的麻烦吗？"六哥仍旧极力推荐我。

此时我父亲也在一旁劝道："老六说这话实在，您不妨开点中药试试，我儿虽然年轻，也在上海杭州治过不少患者，不会胡来。"

或许是出于给大家一个台阶，那位罗局长最终还是极不自在地走进诊所。他其实没有瞧不起我，也不带着傲慢与偏见，他只是不放心，怕我把他给治坏了。

为医者给不信任自己的人看病，心情也挺拧巴，但没办法，对方还算客气，我只能按部就班地询问病情。

罗局长自述，他从入秋得过一次感冒后就一直咽痒咳嗽、痰多堵得慌，说严重也不严重，却一直不好，在我们当地医院什么也查不出，吃过无数消炎药，找过几个中医大夫开方都没效，已经持续了大半年，非常难受。

我为其诊脉，左寸浮数，右寸滑大，双关沉，苔黄腻。断为风热犯肺，痰热壅盛。处方的思路已经在脑海中浮现，小陷胸汤合千金苇茎汤。

可为什么患者继入秋以后，就一直咳嗽到现在呢？这是因为，夏秋之交，属长夏，气候氤氲，湿热互蒸，患者外感风热，夹湿犯肺，用西医的术语解释可以叫急性呼吸道感染。他起初服用过一些消炎的西药，看起来烧退了，病就好了。但消炎药无法祛除炎症反应所产生的病理产物——痰。这些痰聚集在胸腔，伏邪成巢，就会导致慢性炎症反复发作，而后再服用一般的抗生素就很难见效了。

现代人生活节奏快，他们喜欢在感邪之初到药房买成药治疗，不愿意在小病小恙上耗费时间看医生。正好我国的药房比卖手抓饼的推车还多，药剂师随意兜售药品也不知道是谁给的

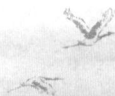

权力，这其中产生的后患，估计很少有人深思。

举个例子，许多老胃病的患者，往往都是几十年的药罐子，最初胃脘不适或许是因为饮食不洁或过食辛辣，实证多于虚证，所以药房里卖的一些消炎药确有其效果，但胃乃后天之本，气血生化之源，有经验的医生会告诉患者："寒凉药中病即止，不可反复使用。保养肠胃应养成良好的饮食习惯，万万不可依赖药物。"事实却相反，卖药的是商人，从不认为其有责任与义务告诉患者药物长期服用的利弊。患者每次因同样的问题来买药，所开的都是同样一类清热解毒消炎镇痛之物，久而久之，胃气败坏，最终弄成慢性胃炎而导致药物依赖。

同理，许多慢性病迁延不愈都是源于错误用药持续掏空身体的元气，才酿成痼疾缠身，给国家医保财政造成严重的负担，在本书的后面我还会用更多的医案来加以证明。

这些现状的弊端可谓一言难尽，但说了患者也未必爱听，听了又能明白多少?

不好多说，我默默为罗局写好处方：

瓜蒌皮 30 克、黄连 10 克、法半夏 20 克、芦根 30 克、薏苡仁 30 克、杏仁 20 克、厚朴 20 克、鱼腥草 20 克、金荞麦 20 克、桔梗 20 克、甘草 15 克、苏叶 20 克。

抬头问道："您看开几副?"

"就先开一副吧"，患者坚定地答。

心知对方的顾虑，我没多说，径直把药抓好，然后嘱咐："你的病在咽喉部，服药得慢，尽量让药液缓慢浸润过咽部效果方能最佳。"

罗局长付过药费，走到门口，临走前仍旧只是说了句，"好的，我试试"，然后就和六哥离去。

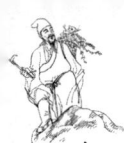

两天以后，我走路到医馆上班。老远就看见一个熟悉的身影正屹立在医馆门口，似曾相识。走近一看，正是两天前跟六哥一同前来的罗局长。

当天下着小雨，我不确定他是否只是想在我医馆的屋檐下躲个雨，但不管怎样，招呼是要打的，"早啊，罗局，您吃了药身体好些了吗？"

"好多啦，好多啦！"罗局激动地回复我，一搭话，明显能感觉出，他的态度和之前完全不一样了，"我这嗓子，半年没这么舒服过了。小杨啊，你快给我再抓两副，按照这个趋势，我估计再有两副中药就能痊愈。"

"好嘞，没问题。"听见罗局反馈服药后效果奇佳，我也是喜出望外，忙开门迎客，泡了杯茶给他，然后抓药。

"小杨啊，我本来已经预约了西南医院的专家，按计划明天启程去重庆的，现在决定不去了，打算就吃你的药。"

我心中暗喜，仍旧是嘱咐其节饮食，忌荤腥，慎风寒，药可频频饮服，不计次数。

罗局说，之前给他开药的中医从没这么讲过，药可以随时喝，还要慢慢喝，"看得出，你对中医是有真本事。"

"哪里，哪里，只是爱看书罢了"，我心里想，这都是临床基础。

那天，罗局变得爱说话了，医患关系一下子融洽许多，什么猜忌与隔阂，我感觉他早已抛之脑后。

又过了一个多星期，几位身穿城管制服的中年男女手里拿着体检报告来诊所找我。他们患有各种疾病，有的是脂肪肝，有的是盆腔炎，有的是结石。我很好奇，为啥他们手里同时都拿着化验单？

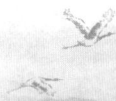

其中一个解释："今天是我们单位年度体检，昨晚开会罗局长就说了，凡是体检出来身体有问题的，都可以到你这里开中药。"

另一位也接话："我们几个是提前拿到结果的，后面还有很多单位的同事等会儿都要来。"

原来如此，当天我陆续接诊了 10 名以上的城管职工，门诊量破历史最高，而且我发现他们有领导的推荐，看病时基本就没有什么不放心的了。

往后，罗局又亲自来过一次，那是带着他岳母来找我诊治。

隔三岔五又会有一些患者慕名而来，他们都说是罗局长推荐的，有的还是我们这儿中医院的大夫。

这种被人信任的感觉令我备感欣慰，使我更坚定地认准一个理——病是一个一个看的，信任是一个一个争取来的，守真堂一定要一步一步凭口碑站立起来！

还有一个典型案例，是治愈我初中同学咽痛的故事。

话说我刚回乡创业，认识的朋友很少，那些中学同窗几乎都在市里发展，尽管这些年国家出台许多政策不断引进人才到西部支援建设，但年轻人总是倾向去繁华的大都市拼搏。没有适龄的交际圈，我每天过着重复的生活——早晨七点起床，要么徒步去诊所，站桩、行拳、静坐，要么就去体育广场跑跑步，看看大爷大妈们练习各式养生操，然后上班，回家。

我有个同学姓黄，她是西南大学音乐系毕业的研究生，起初也是打算应聘贵州师范大学的辅导员，但因为编制有限，还没有机会报考，碰巧在我创业初期也待业在家。一天早晨，我们在体育场偶遇，大家礼貌性地寒暄了一下，交换了对方的近况，黄同学表示以后如果生病会来找我看一下试试。

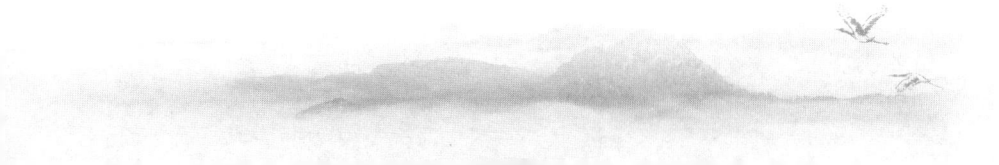

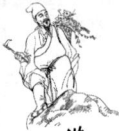

其实就我的经验论，30岁以下的年轻人，主动看中医的没几个，至少在我的患者样本里，九零后占比不到百分之一。而且我这同学文化水平高，难免带有知识分子的傲慢与偏见，瞧不上我们这种山野郎中也极有可能。

没想到隔了一个多月，黄同学果真求诊上门。这次她得的是严重的扁桃体发炎，找我之前，先去医院输过液，丝毫不见好转，西医大夫恐吓她说，如果再不好，就只能将扁桃腺割掉。她这才想到找我用中药试试。

那会儿刚好初春时节，厥阴风木主令，外感多属风热之邪。我为黄同学诊脉，浮数且细，舌红少苔，扁桃体红肿热盛。当机立断，我直接用毫针对红肿部分点刺放血，令其迅速消肿，瞬间疼痛十去其六，黄同学大为震惊，对于选择找我看病也是喜出望外。

然后我又用了马勃粉混合少量冰片为其吹喉，令之顿感清凉。

不到十分钟的时间，黄同学的疼痛就好了一大半，我又再拟方银翘散合升降散两剂善后。

这原本只是一次普通的治疗，没想到却给黄同学的心里留下极为深刻的印象。此后她开始从一个艺术创作者的角度对中医产生兴趣，经常到我的诊所来喝茶聊天，并开始留意我书架上的历代名医著作。当看见叶天士的《临证指南医案》时，她惊呼宫廷戏里的名中医原来在历史上确有其人，当翻到《伤寒论》里的半夏散及汤时，发现蛋壳加半夏也能治疗咽痛，就从我诊所买了点半夏回去自己试验。当看了我写的那本《跋山涉水寻中医》，知道了守真堂医馆名称的含义，逐渐理解了我对中医的满腔热情与理念，认定我不仅仅是一个把行医当做谋生手段的人。

那阵子黄同学因为就业问题迟迟没有着落，心情时常沮丧，所以每次来守真堂，我就给她讲一些自己曾经拜师学艺的经历，再把守真堂创业初期所经历的种种坎坷分享给她听，告诉她，如果自己是一颗参天大树的种子，那么即便现在埋藏在土里任人踩踏，依然阻挡不了某一天冲破云霄的那一刻。重要的是，心中的志向是否一直高远，所要攀登的山峰是否一直屹立。

我心知黄同学绝非青铜，她对音乐有着不同常人的天赋与执着，创作才是她生命力的源泉，只有在创作中她才会不断绽放自身的价值，而五斗米的俸禄不应该成为束缚她自由成长的枷锁。所以我劝其千万不要委曲求全，不要去找一些不喜欢的职业浪费自己的青春。

黄说，每次来守真堂，就觉得这里的一砖一瓦、一桌一凳都有一种宁静和专注力，她比喻，这是一个有灵魂的茅庐。

2018年，我县面临脱贫攻坚的验收考核，黄同学的父亲驻村参与脱贫帮扶，她和其母亲经常去村里送生活用品，然后到处帮我做宣传，还拍成宣传小广告，为诊所吸引来不少病患，也触动了我日后主动加入到脱贫攻坚的队伍里。

一年以后，黄被我县一所中学正式作为人才引进为音乐老师。因为其出色的音乐才华，在国庆期间指导多家单位彩排文艺演出，每到一个群体中，就会给我介绍一大批高素质的病患，通过自己的病案，通过我写的书，还有我对中医事业的追求，去说服每一个患者一定要来找我看病，短时间内让我在朋友圈中也小有名气。

另一次路见不平的故事也很有意思。

古城的老街上屹立着许多老字号招牌早餐，有阵子我对一

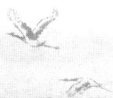

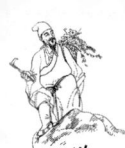

家古城煎包颇为留恋。清早前去先占上一个路边小座，然后盛上一碗热粥，等煎包起锅。

晨起一碗糜粥，甘淡温润、养阴而不滋腻，益气而不提火，是养胃的绝佳膳食。刚出锅的煎包，香气四溢，焦脆可口，回味无穷。我细细品味，小口吞咽，悠闲地打量着来往的行人，感受着小城在人们的轻声细语中慢慢苏醒。

许多老大爷刚把新鲜的蔬菜从山上挑下城，借歇脚的工夫顺道也在这儿吃份热腾腾的粥饭。煎包店的老板是一对河南来的年轻夫妇，大概三十来岁。异乡谋生的经历令其显得格外成熟稳重。女的沉默寡言，只顾埋头揉面和包馅儿，专注于手里的细活儿。男的姓李，个儿小却机智灵活，随时一副爽朗的笑容挂在嘴角。尽管过往的客人都是些卖菜的农民，煎包五毛一个，往往单次消费不超出五元，老板却总能兢兢业业地招待好每一位顾主，丝毫没有大商场拜金主义的谄媚，全是真切的热忱。我们年龄相仿，都在创业，有时候做一件事，有了目标还得活在当下，用心经营，乐观应对，在这方面我自愧不如李老板夫妇。

由于是常客，李老板每次都像招待老朋友一样，专挑锅巴厚的煎包多送我两个。那天清晨，我如往常一样，坐在老位置上慢慢咀嚼口中的食物，突然间听见火炉旁传来一声惨叫："啊——我的手！"

大伙儿闻声抬头，下意识地朝火炉旁望去。是煎包店老板给人盛粥时，不小心把滚烫的沸汤洒在了手上，疼得蹲到地上，持续的灼烧感令其不自主地发出阵阵呻吟，脸颊热得通红，双眼浸润，惨状实为可怜。

可怜围观的好心人赶紧相劝，"快用冷水洗"，平素有居家

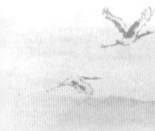

烫伤经验的又建议："用醋淋，用醋好使。"

我没想太多，只记得诊所备有地榆、黄柏、虎杖、大黄、紫草混合打磨的细粉，于是放下碗筷径直骑车到诊所取来，嘱咐老板赶紧用麻油调匀敷在手上。

中午回家经过煎包店，李老板一把抓住我，感激地说道："杨医生，您那药太管用了，我一敷上去就感觉皮下一阵清凉，要是换了以前，准会起很大的水泡，皮肤十天半月不定能好，还会留疤痕。这次不一样，半小时后完好如初，就跟没被烫伤过一样。您的药真是神啊！"

"就是一些普通的烫伤药，应用及时而已。你没伤到就好。"我见煎包店老板又生龙活虎，也暗自庆幸。李老板执意留我吃饭，我敬谢推辞，握了握手便就此别过。

此后经常有一些卖菜的老大妈来诊所找我看病，他们都说是在煎包店吃早餐的时候，提到身上哪里不舒服，李老板推荐过来的。

李老板为人诚恳、憨厚忠实，深得街坊邻里信赖，又在他们那帮河南老乡中口碑极好，但凡是一起在石阡经商的老乡身体不舒服，他都极力推荐到我这里来。

古城老街上有不下十家中医馆，同行竞争相当激烈，许多老前辈都已经在这条街上行医四五十载，疗效家喻户晓，能在夹缝中求得生存，实属不易。

有时候我一个人静静地坐在医馆，脑海中想起以前在上海龙华医院跟诊的情景。

江浙的患者，自古就信赖中医，他们坚信中医是固本培元的医学，如果要标本兼治，就得一点点扶正祛邪。所以在上海的医院，经常会看到一些患者大半年都找同一个医生。年纪大

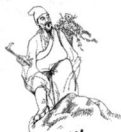

点的直接带一个拖杆箱去，索性一次买一个月的中药带回去。

另一方面，越是人口密集的发达城市，老百姓在就诊上花的时间成本越高，有时候为了挂一个号需要等一个月，排队就诊还要等一整天，他们宁可一次多开点药，也不愿意浪费这个时间。

可我们这儿是小县城，情况就完全不一样了。普通百姓对中医和西医没有概念上的区别，西药不好用可以再开中药，中药吃了没效还可以再输液，反正选择很多，中药往往只开一副，吃了没效可以再换别的诊所。

这就是现状，只有我来适应这个社会，才能在现实中谋得生存。

类似罗局、黄同学、李老板这样的病案还很多，得益于这些知遇之恩的大力宣传，使得守真堂在短短半年之内便迅速打开局面生存下来，得到老百姓的认可，更加坚定了我要做一名接地气的中医的信仰。

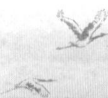

第 五 节
危急重症　回天乏术

　　守真堂悄无声息地开业，没有做任何商业包装和自我宣传，凭着口碑，不到半年，便开始有许多不认识的患者慕名找上门来。

　　但应了我所总结的小县城就诊特点：没有人会一开始就相信一个年纪轻轻的大夫，慕名而来的患者都是顽疾重症，并不好治，他们只是在走投无路时找到我孤注一掷而已。有一段时间，我时常接诊诸如重症心衰、肝癌、肺癌、宫颈癌等重大疾病，大部分最后都医治无效死去，让我很是受挫。选择把这些失败案例如实记载下来，是因为我觉得失败也是我行医生涯中非常重要的一部分。

　　刻骨铭心的挫败感莫过于对二伯父的抢治无力。

　　我们同村的二伯，年龄只有六十过半，比我父亲大不了两岁。因为生活条件过于艰苦，很早就得了哮喘，时值隆冬，或因感冒引发肺炎，新病夹携宿疾，很快转为肺气肿合并心衰，医院救治月余无效，然后就买了个呼吸机，成天在家静养，听天由命。

　　二伯不知听谁说起我大学毕业后回家在行医，就急切地让

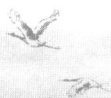

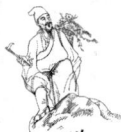

堂哥打电话邀我上门看诊。他们这一代人领教过爷爷当年精湛的医术，故而执着地把希望寄托在我身上。

对于危重症，我向来秉持着李可、邓铁涛等诸多大国医的观点，中医一定能治！仲景言，"如能寻余所集，则思过半矣"，一部《伤寒论》，虽未能尽愈诸病，庶可以见病知源，如果真能把中医四大经典熟读深思，对于许多当今世界的医学难题，一定能攻克。所以接到堂哥的邀诊后，我认为成败姑且不论，竭尽全力救治二伯理应责无旁贷。

一到二伯父家中，实际情况比我想象的要严重很多。他此时已经伴有严重的胸腔积液，完全不能平躺，胸闷短气息高、颧骨暗红、面色发黑、咳嗽频繁、其脉细促、舌质红而少苔。我当时一心想着急则救其标，赶紧让胸腔积液排一排是当务之急，于是书方苓桂术甘汤合葶苈大枣泻肺汤：

桂枝 20 克、白术 30 克、茯苓 50 克、大枣 20 克、葶苈子 30 克、甘草 15 克、鱼腥草 30 克、金荞麦 20 克、芦根 20 克、薏苡仁 50 克。

然后赶紧跑回诊所，抓好草药又亲自送到二伯家中。

第二天我前去二伯家探望病情，他自述服药之后终于睡了一夜安稳觉，只是咳嗽还是频繁，而且觉得咽喉很痛，难以咳出痰液，有时感觉咳破了喉咙才勉强出来一些血丝。

听到这里我感觉有些不太对劲，再仔细审脉，恍悟其脉象细促，沉按无力、颧色潮红、气不续接，这是元阳不固、虚阳上浮的戴阳证，急当回阳救逆、潜阳归根。于是又拟张锡纯来复汤合参附汤以期殊死一搏。

当天我的脑海中反复萦绕着一系列问题：

一、区区 20 克桂枝是否加速了二伯油灯枯竭，元气虚脱？

桂枝之温通是否用得其反，不若参附之回阳？

二、二伯咳嗽带血究竟是阳药伤阴，还是肺络早已受损？我是否一开始就应该在温阳药中佐以养阴之品？

三、二伯心衰已经到了后期，心肺器官早已损坏，所以不管我怎么排胸水，是否其限期实际早有定数？

……

回到家中，我倒在床上就昏睡过去，第一次感觉治危证，身心是如此之疲惫，用药遣方需慎思周密、察色按脉又必须细致入微，对于患者病情的每一丁点起伏都要见微知著，想好预后及各种补救措施。

当夜凌晨四点，我被手机铃声惊醒，一看是堂哥打来的，心中为之一颤，预感不祥。

"老弟，俺爹走了"，堂哥在电话里悲咽地说道。

"啊——怎么会？"我不知道说啥好。

"今晚咱村里停电，你二伯的呼吸机一直没办法供氧，他实在呛不过，熬了三个小时，就走了。"

"哥，你别太悲伤。"

"你告诉你爸，让他天亮就来俺家，一起商量俺爹的身后事吧。"

"诶——"

往后几天我和父亲都在村里帮忙出殡，堂哥百忙之中也不忘向前来吊唁的朋友介绍，说二伯临终前一直找我开中药，我的医术值得信赖，反而令我很是羞愧。

打那以后，我对此事介怀于心，经常神情恍惚，如果睡觉被手机铃声吵醒就会一直心悸怔忡，神经日渐衰弱。外人并不知情，同村的老少相继找我看诊，疗效都还不错，诊所的患者

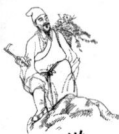

依旧每日愈增。

我们村有一个年轻人，因为辈分较高，我管他叫二公，他为人豪爽，广交朋友，又心肠热忱，总爱成人之美，济人之危。二公的腰痛被我治愈后，时常在走亲访友时，但逢危重症，必跟患家好言相劝，极力引荐，把我引为村里的荣耀。继而不断有棘手的癌症患者找上门来。

先是邻村娄家一位患有宫颈癌的阿姨。她已经做过手术切除，找到我时，身体处于非常憔悴的状态，带下恶臭，担心癌变会复发。我当时给她号脉，见五脏脉全，胃气良好，预后不差，只是下焦浊湿弥漫，胶着不化，所以辨证论治，用了清热解毒、利水化湿的处方，针对性地使用了一些抗癌药物，诸如半枝莲、白花蛇舌草、土茯苓、仙鹤草等。又用了朱良春老前辈治宫颈糜烂的外用方，五倍子、枯矾研粉内塞。

患者用过之后，感觉消炎杀菌、止带止痒的效果出奇的好，就长期在我这里拿药。

随着娄阿姨病情稳定，她又给我介绍了几个宫颈癌的病友，靠着口耳相传，肺癌、肝癌等患者陆续找上门来。

一些癌症初期的患者，自身机体功能尚好，吃过我的中药之后，症状确实得到明显改善，能吃能喝，下地劳作。但出于学术的严谨性，我只能说他们的病情得到了控制，是否痊愈则无从考证。因为这些患者都是农村人，一旦身体没有什么不适的症状，就没再去医院复查，至今又是两年多，仍然健康地活着。

于是，我"能"治癌症的消息不胫而走，仅2018年5月到8月，短短三个月之间，我大概接诊了20几例癌症患者，这些后边来的患者，要么是癌症晚期，要么是做过手术或放化疗之后，全身多发转移，肿瘤医院也拒绝继续治疗，情况复杂的程度让我明显感到力不从心。

一位龙凤村的男性肝癌晚期患者，腹胀如鼓，下肢水肿延及睾丸，大便下注如水日行十多次。起初患者儿子找到我，态度非常诚恳，希望我上门看一看，哪怕能为其父亲延长几日生命，也感激不尽。我念家属一片孝心，二话不说就上门出诊。

到病家后，我见患者卧病在床，奄奄一息，其脉象游离，细若缠丝，预后极不乐观。经过再三思量，我最后选用了鸡鸣散合参附汤，并嘱其与鳖甲煎丸一起服用，但每日起效甚微。

患者儿子看我也是年轻人，一个人开一间诊所，说话做事从不摆架子，出诊随叫随到，也不收出诊费，就以其父下床不便为由，非要让我每日上门陪护。我年轻刚踏进社会，不懂得正面拒绝此等无礼的要求，只好勉为其难答应对方。但患者家属见三五天下来病情依旧不见好转，逐渐心生埋怨，对我用药治病的思路横加指责。

与此同时，其家属又偷偷在网上买了以甘遂、大戟等为主要成分的利尿剂偷偷给患者服用。翌日，患者尿量大增，水肿从睾丸退至大腿根部。家属得意地将我召至家中，要求我参照此方，继续给患者用药。

我知道后为之大惊，赶紧制止并阐明观点，"您在网上买这类峻猛的药，其利水效果是好，但很伤正气，用一两次必须停药，否则老人家正气消亡，水肿即刻又会还原"。

家属全不以为然，语气乖张，"自己医术不行，我父亲免费给你实验让你积累经验，你还不谦虚！"我瞬间哑口无言，无力争辩，只得辞谢无能，拒绝再为其诊治。

不到两天，患者的情况完全如我所料，不仅水肿反弹，且

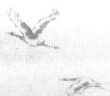

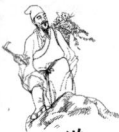

大有变本加厉的态势，其家人赶紧打电话求我上诊，每天多达十几次哀求，我实在于心不忍，又答应处方，但申明绝不再上门出诊。

足足有半个月的时间，我为了这个肝癌患者，每天数十次与其家人沟通，耗伤心思为其拟方用药，真有殚精竭虑的感觉。不过事与愿违，患者最后还是大数已尽。这家人处理完丧事之后与我再无联系，从无向我表达半点感谢之意，而我却以为，他没来诊所无理取闹就已谢天谢地了，因为这半个月真是把我拖得心神恍惚。

这期间，母亲老家来潮村又有一位姓周的宫颈癌患者来找我。在救治这个患者的过程中，可谓彻底击溃了我的精神与心理防线。

周氏年过五旬，三年前就患有宫颈癌，经过手术治疗，以为病好了就没有定期去复查，一年前突然觉得腰痛，当时我还在上海上班，她通过我父母给的电话联系到我。从她叙述的病情，我判断可能是骨转移，所以并没有按常规治疗腰痛的思路给她治疗，而是开了一个湖南名老中医彭坚在《我是铁杆中医》一书中推荐的抗癌方，嘱咐她常年服用，定期去医院做复查，防止癌细胞扩散。

谁知她因为服药后腰痛明显好转，药也停了，复查也懒得去。时隔一年，现在腰椎、少腹、肝区也开始疼痛。

癌症转移到肝上一般是不会造成疼痛的，因为肝脏内部没有痛觉神经，除非肿瘤已经侵袭到肝的包膜，那这样的话，很可能又是一个晚期。所以我建议周氏马上去重庆做一个复查和鉴定诊断。

一周后她回到石阡，带着检查报告单来到诊所，一见到我就号啕大哭，检查结果显示，癌细胞已经通过淋巴转移到了骨髓、肝和多个器官，医院对于这种情况，已经不建议继续治疗了。

又是一个我没有把握的绝症。说实话，当时我并不想接，但患者苦苦哀求，说只要能为她止痛就好，因为她在疼痛中整夜失眠的感觉太痛苦了。

我为她拟定的是柴胡桂枝干姜汤加姜黄、延胡索、白花蛇舌草、半枝莲、田基黄，配合鳖甲煎丸与平消片等抗癌镇痛成药作为辅助一起服用，没有做太多起死回生的妄想，只想帮助减轻些疼痛。中药50元一帖，我嘱咐她一定要坚持服药，不能再像以前那样稍有好转即停药。

这次患者是真听话了，每吃完三帖药就按时来诊所拿药，说疼痛有好转，恳请我加大剂量。其实我已经心知肚明，这只不过是在帮她延续时间而已。

就这样连续复诊5次左右，有一天早晨，周氏的丈夫跟着她一同来到诊所，眼神怪异地看着我给周氏诊脉，周氏的神情也十分憋屈隐忍，令我很不自在。

果不其然，等周氏的丈夫酝酿一番之后，他开口说话了，"这癌症你到底能不能治好？"

我一听，感觉来者不善，回问："哪个医生敢保证癌症一定能治好？"

谁知这话正中他下怀，"那好，既然你不敢保证能医好，那你为什么要我这婆娘隔三岔五来你这里拿药？"

好家伙，我算是看明白了，他来诊所拆台，实则是不肯为她老婆花钱治病。诊所同时还有五六个患者在场，也都听明白了。这衣冠楚楚的人，嘴里吐出来的却是人神共愤的话！

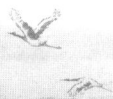

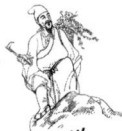

我怒了，"那你的意思是，我让你女人坚持服药，是在骗你家钱财？"

那人早就编好了说辞，"你自己都说医不好的病，天天让我们来抓药不是为了赚钱吗！"

一想到这段时间我为这么多癌症患者殚精竭虑地医治，念念之间想的都是如何为他们延续生命，却被人当作是在诱骗钱财，那一瞬间我浑身青筋暴起、心跳加快、眼睑不断地抽搐，怒吼道："没有我，你老婆一年前可能就已经扩散了，早些时间你干嘛了？为什么不早一点陪她去复诊。现在才在我这里开了十几副药，花了你多少钱？你竟然跑到我这里来问罪！你马上滚出我的诊所，这里不欢迎你！"

诊所里的旁观者开始窃窃私语起来，有的说周氏是个农民，没有工作收入，与那个男的是半路夫妻，两人各带一个孩子，没有再生育，所以也没有什么感情，现在周氏得了绝症，男人当然不愿意多花一分钱在她身上……

有的嘀咕，"这也太没有人性，即便是绝症，也应该尽量通过手段减轻病痛"。

有的直接指着周氏俩数落，"没有杨医生，你可能活不到今天，怎么一点都不知道感恩呢？"

男人脸羞得通红，被暴怒中的我吓一跳，灰溜溜地走出诊所。周氏却哭泣着不肯离开，不断跟我道歉，求我为她抓药，说自己的子女会为她付钱。

我明显感觉自己气上冲心，筋惕肉瞤，心慌得难受，不愿再跟此人有任何经济上的纠葛，赶紧拿出处方签给她，让她离开，从此再也没有卖药给她。

一方面是许多重症患者在自己面前相继离世，另一方面是好心付出却遭人诋毁，加之自己过度愤怒之后造成的精神紧张，继周氏事件之后，我彻底累倒了，人变得焦虑而抑郁。坐诊时，只要身边有超过三两个围观者，我就会心慌、紧张。情绪稍有激动，眼皮就不断抽搐瞤动。好些日子甚至害怕去诊所，脑海里经常质疑开医馆有何意义？治病救人有何意义？

我逐渐变得不愿意和患者交流，厌恶那些骄横跋扈者、惜财贱命者，遇到不想看的患者，就直接推却说，我是刚从学校毕业出来的，这病没遇见过，不会治。

这种厌世的心理持续了一个多星期，我开始寻找出离。脑海中又浮现出曾在香海禅寺和上海中医大度过的单纯时光。我决定让医馆关门一个月，自己好好出去走走。

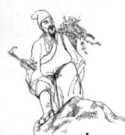

第 六 节

初心受挫　闭馆远游

　　八月中旬的一天上午，我例行看完最后一个患者，在医馆门口贴上"外出学习，休诊一个月"的提示，然后背上行囊，径直坐上去镇远的大巴——在此之前，我联系了还在上海中医大读书的几位师弟，说明自己想休诊一段时间去他们那边寄宿的想法。由于石阡县一直没有通火车，我得从邻县镇远转乘去上海。

　　烈日灼烧着大地，我把头靠在列车的窗边，静静看着这世间的山川和尘土，从摇摆而过的杂草到天边漫无目的飘摆的白云，仿佛它们都被毒热的阳光炽烤得奄奄一息，空气里弥漫着一片枯寂与消沉的氛围。

　　我那段时间异常枯瘦，吃饭没胃口，躺在卧铺上，体虚乏力，蓬头垢面，和流浪汉没有什么两样。即便很疲惫，但因为胸闷心慌，只能进入很浅的睡眠，每当处于半昏迷中就会有濒死的窒息感，那种如临深渊的恐惧让人不战而栗。漫漫长夜，火车的每一次鸣笛都会把我唤醒，勾起一幕幕扎心的往事。回想大学那几年，经常坐普快火车，有时没买到座位票，拥挤在过道上站着睡一宿；每次都舍不得吃列车快餐，半夜饿醒吃泡面……那时候为了四处拜师，我不怕吃苦，别的同龄人都在享受青春理所应当拥有的欢乐，而我却游历在同龄人的边缘，只为能步入中医之门。如今学有所成，但又如何呢？四逆汤回阳救逆依旧温暖不了患者冰冷的心，小柴胡汤加加减减到头来反弄得自己默默不欲饮食，呕心沥血地付出，换来的却是不被理解和诋毁，这样的职业生涯还有什么意义？我看不到希望，也不想再面对。真希望我可以一直睡下去，这样就可以不用去面对现实……

列车终究还是到了上海，整理好着装强打起精神来到张江高科——昔日中医大的好友都汇集在地铁站口等我。久别多日，重逢的那一刻大伙儿拥抱、欢呼、高歌、真切的喜悦之情冲淡了些许心中的抑郁。

王师弟先把我领进他自己的寝室，适逢暑假，许多同学都不在学校，刚好他留在上海勤工助学，所以这些天的食宿问题都由他安排。

另外几个在普陀区中心医院见习的师弟也赶了过来为我接风，晚饭后，大家漫步在以历代名医命名的校园林荫路上，谈论这一年内彼此的近况，可谓相见甚欢，百谈不厌。

我是从大伙儿身边走出来自主行医的带头羊，开馆创业、谋生与追逐理想等成为他们热衷打听的话题。我无比骄傲地向他们炫耀自己创业一路走来的经历，那些一炮打响的医案，稳定的经济收入，以及每日在临床中逐步参悟的经典……但一想到近期的遭遇，便不愿再叙说，转而打探起师弟们校园生活的日常。

王师弟说，他在暑假里接了两份工作，周末在静安区那边的一家国医馆任医助，跟师学针灸。周一至周五看管学校的解

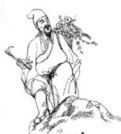

剖室，医院有尸体送进来他就负责签收，没事的时候就在解剖室看尸体。两份兼职相得益彰，既赚到了钱，又迅速提升了针刀技能。

邢师弟说他这两年每日坚持站桩四小时，感觉浑身经络通透，行住坐卧气息调和，经常看着马王堆出土的八段锦图有一种出神的舒适，目前正在帮他的导师一起编撰一本有关八段锦的养生功法书籍。

还有一位张师弟机灵而擅长人际活动，实习阶段就在医院备受院长的青睐，目前得到某海派名医的赏识，已预备加入该名医的传承工作室。

此生未能踏入中医院校深造一直是我内心的遗憾。那几日，我每天清晨去操场漫步，站桩，然后躲在图书馆的某个角落睡觉。看不进去书，因为稍用心力就会心悸不安，但我喜欢待在图书馆的感觉，凝视同学们埋头专注读写，感到特别平静而安详。

傍晚，师弟们见习回校，大伙儿一起游泳、吃饭、散步、谈天，切磋武术方面的心得体会，百草园生机勃勃，合欢树上的枝叶轻柔摇摆，校园的风是这个酷暑最清凉的抚慰，象牙塔式的生活令我流连忘返，一辈子沉浸在学术的哲思中不用出来，未尝不是一种理想的生活，是否争取重回大学深造的念头不断徘徊于脑中。

几个师弟看出我的心思，陪同我到教务处咨询，研究生招生办的老师针对我的情况做了耐心解答——曾经有几所高校出台过非医攻博的政策，只要对医学感兴趣，非临床医学专业的学生，可以直接报考临床医学专业的硕士博士，但这一计划没几年就流产了，因为没有医学基础的学生很难跟上教学进度。

所以按我现在的情况，作为全日制本科毕业的往届大学生，是有资质报考上海中医大的研究生的，但因为我的本科专业不是临床医学，那么仅限报考中医文献学和中医经典研究几个冷门的专业。

象牙塔的生活和摩登城市的无限可能性，着实令人向往。我有些犹豫，如果选择读研，我可以直接在中医大附近租一个房子开始复习，不回贵州，老家的诊所大不了甩手不干，大半年苦心经营的投入如果仅用金钱衡量的话不过是十几万元的资本化为乌有，而今后人生的路将会是另一番光景。

一个人走在学校的教学楼、操场、实验室，感受每一寸墙土所散发的独有的气息，对一个在上海足足生活了六年的年轻人，独自回乡创业所经历的种种挫败感和孤独感累积到一定的阈值后，让我极力想挣脱落后的西部，再次回归大学和城市。但从小的经历和我所选择的职业却让我不能这么任性，当初执意自立门户开一家医馆，那是一个在脑海里构建了无数个日夜的梦，尽管我很排斥现在遭遇的种种不公，可要让我马上放弃这个梦想，瞬间自己像成了一个没有根的人，无法面对爷爷的在天之灵，甚至不敢回忆童年的时光。

就这么纠结了六天七夜，有天早晨我又来到图书馆四楼，有一个位置是我曾经写《跋山涉水寻中医》时常坐的地方，旁边的书架上有一位校友生前的遗物，他因白血病而英年早逝，然后把自己的身躯捐给学校做解剖。我抚摸着他用过的学习用具，在缅怀他为科学无私奉献的精神时，突然感觉一股洪流般的力量在心底涌动，我仿佛听到这里的每一本书都在说话，那是几千年来历代医家呕心沥血之作，它们就如同一把接力棒，永远呼唤着后人不要让中医的精髓断层，要把中医的魂传承

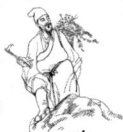

下去。

电视剧《医道》里的情节也浮现在脑海，韩国一代名医柳义泰临终前罹患翻胃，当他确信无药可治的时候，没有做任何无畏的挣扎，一个人躲到山洞里用笔墨交代好后事，嘱咐徒弟许俊要把自己的尸体解剖，详细记录人体的生理构造，作为第一手医学资料公诸于世。

《医道》这部电视剧我看了不下三遍，每次看到这样的场景我都会痛哭流涕，中医学的命脉就是在这群医家的无私奉献中代代传承，我所尊重的一部部经典之作，都是历代先贤们在实践与奉献中印证总结所得的智慧结晶。我热爱中医的经典文化，但倘若我现在选择一辈子只在实验室里与书籍打交道，恐怕只会和中医的核心殿堂渐行渐远。中医吸引我的魅力在于实践与疗效，我确信我的内心更热爱临床实践中那个生命力绽放的中医。

躲在中医大的图书馆休憩到第七天，我终于鼓起勇气是时候与师兄弟们告别了，——谢过大家这阵子对我予以的支持和照顾，临行时依依不舍——很荣幸能在这世上找到三两个与自己三观一致的知己，不管身临怎样的处境，都能在精神上坚定地支持彼此。但我知道我不能再留在学校，因为有的师弟今后还会选择和我同样的人生道路，我应该起到一个表率的作用。

那天邢师弟和王师弟一直步行送我到火车站，我告诉他们，既然选择了去人群和大自然中寻找中医精髓，那就要一直走下去。我依旧坚信这条路上会有意想不到的风景等着我们！

两年以后，邢师弟和王师弟相继从中医大毕业，他们也纷纷离开了上海，选择回到自己的家乡海南和甘肃，成立了自己的中医馆。

离开上海的前一晚，我便打定主意去桐乡的香海禅寺禅修。尽管我已打消重回学校读研的念头，但一时半会儿，我还振作不起来回去上班。

虽寄身千年古刹，但我只是枯坐了七天。对于一个心灰意冷的人来说，打坐只不过是偷闲避世，按时按点吃饭与上坐，观不见自己的呼吸，任由思绪胡乱掠过，好在元气总算得到些恢复，心悸气短好了很多。

禅修结束后，我和昔日一同在这儿做义工的师兄们好好聚了一下，一起去寺庙外的濮院镇上吃晚饭，然后回到净一师兄的茶室叙旧。

初识是在三年前，我们从各个地方到香海禅修，然后皈依。我法名净文，同期师兄弟还有净一、净心、净海、净雄。大家因为向往寺庙的清净庄严转而留下来做义工。那会儿我们都刚刚踏上人生的修行之路，对佛法算不上正确的信仰，内心的迷茫与无所依止让大家走到一起，我们被安排在寺院的各个角落负责调配，早晚跟着出家师父们做功课，小有劳后而有所憩，一日三餐由十方供养，尽管寺院条件艰苦，但大家同住一个寮房的岁月，惺惺相惜，视若手足，是人生中经历的最惬意的时光。

净一师兄现在是寺院禅修班的班主任，经常被委派到尼泊尔、泰国等地参加南传佛教的止观禅修实训，再回来和大陆的禅宗参禅静坐互相参融。

净海师兄现在是香海公众号的网页美编，他原来患有心脏早搏，我们经常一起交流针灸，如今他不仅通过针术治好了自己的心脏病，每日还坚持自学经方给有缘人义诊，医术根底不亚于许多院校毕业的硕士。

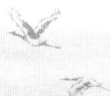

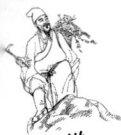

还有净雄师兄，在深研经教的过程中，找到了让自己得以安住的方向，于六祖寺出家后去了藏地五明佛学院深造。

看见挚友们在自己的人生路上心安而不惧、形劳而不倦，修行每日有所得，淡定而从容，我打心底为他们高兴，内心也升起隐隐的羡慕与自卑，黯然神伤。

"博文，想不到离开香海三年，你的变化这么大。"净一师兄说道。

"啊——我，哪里有？"我一脸茫然。

"当年我们住一个寮房的时候，就知道你以后在中医方面一定能取得成绩，没想到，这么快你就有了自己的医馆。"大家七嘴八舌地说起来。

"可不是嘛，当年你还是个大学生，做义工时一有空就看医书，晚上还主动给师父们调理身体，大伙儿都在心里随喜赞叹你，没想到这么快你就成了，真是皇天不负有心人"，净海乐呵着说，"那会儿最有趣的事，你说寺院里的环境潮湿，长期在这里生活的人很容易脾胃虚寒，就号召大伙儿做艾灸。一到了晚上，每个僧寮艾烟弥漫，蔚为壮观，引得周边的村民还以为香海着了火，真是有意思！"

我强颜欢笑，却不想提行医的事。原打算禅修结束后申请留下来再做一段时间义工，可师兄们都误以为我是多么事业有成，哪里还好意思留在这里。

"博文，你现在长本事了，可不能忘本。"觉空师兄突然换了口吻。

"师兄这话怎么讲？"我疑问道。

"当年寺庙里的师父个个信任你，都曾对你有所点化，如今你学艺有成，这次回到香海，理应为大家做一次义诊！"觉空

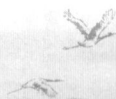

师兄义正言辞地说，在场的其他师兄也纷纷点头表示理所应当。

其实我这次出门原本不想诊病，可知恩图报的道理我还是明白，所以也就答应了几位师兄的建议。

翌日，我如约给寺院里几个年纪稍大点的义工和师父诊了下脉，该开方的开方，该如何保养的就如实劝诫。师父们平时精进修行，少私寡欲，脏腑调和，气血柔畅，面容庄重，法喜充满，给他们义诊的时候，我感到非常的轻松与从容，不到半日工夫，就为大家都做完了诊治，长吁一口气，感到胸腔里有一种久违的舒畅。

该用午斋时才发现，还有一个师父，一直端坐在离我不远的身旁，他正襟危坐，如如不动，总是谦和地等别人先上，足足候了四个小时。我定睛一看，正是我五年前来香海认识的第一位僧人法学师父，于是赶紧上前致歉："实在不好意思，师父，让您久等了。"

"博文，你好"！法学师双手合十，"我听说有一位年轻的医生曾经在香海做过义工，这次回来给我们义诊，一猜便是你，所以就过来等着啦！"

法学师年长我五岁，外表温文尔雅，法相庄严，我对他既恭敬又感到亲和，五年前我在香海做义工的时候，经常向他请教佛法，他也时常和我探讨有关中医的一些问题，彼此建立了深厚的友谊。但离开香海后，我跻身俗尘，为名利所奔波，便不好意思经常与他联系，怕打扰了修行人的清净。这次重逢，我们内心都很欢喜，用过午斋便来到放生池经行与清谈。

"博文，我看你消瘦得很，为何如此憔悴？"终究瞒不过师父的慧眼，法学师早就看出了我状态不佳。

或许是终于等到一位我认为具有足够心量与智慧的人可以

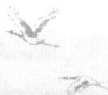

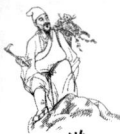

倾诉，我再也按捺不住心中的憋屈，把所有这段时间行医所遇到的挫折跟法学师和盘托出。

"一个月之内我诊治了9例被医院拒绝接诊的癌症患者，有6例病情得到稳定，但却至今没有对我有半点感谢之意。另外有几例，可谓费尽了精力为他们调理，有的整天要求上门看护，有的非但不感谢还恶意诋毁我是在骗取钱财。我很失落，从一开始行医到现在，我对一副药的定价始终以控制在十几块钱的利润区间为标准，从不兜售贵重药品，有些时候因为患者病情特殊开出的药费较高，我还常常因为于心不忍而把利润完全去掉。我把行医当作一份慈善，却从没得到别人的尊重……"

"博文，我问你"，法学师听了一些事情的原委，打断了我持续埋怨的话语，"你看我每天来放生池喂鱼，你说我会因为没有当上住持而埋怨这池里的鱼儿吗？"

"这是什么话"，我不假思索地回答，"据我所知，法学师您的为人，在僧团中从不会贪图一些职位的虚名。况且，就算您有心要做住持，这与池里的鱼儿有何关系？"

"既然如此，那些被你诊治过的患者，怎么能伤到你的心呢？"法学师接着问道。

我完全被法学师提问的语法逻辑给弄糊涂了，不知他到底想说什么，只能尴尬地请示："师父的话，有什么含义吗？"

"按照常人的思维，不会把喂鱼这么一件事看作何等的功德，从而内心有所期待，或者对鱼儿有什么要求，你说是吧？"法学师自问自答，"因为喂鱼的人，没有认为自己是在布施，也就不存在一个布施的主体和客体。"

"师父想说的是——《金刚经》里所说的无相布施，无我相、无人相、无众生相？"

"是的，博文，我从你的故事中感觉到，你一直在强调，对于行医这件事来说，有一个'我'在行善"，'我'行的是善，我的善对患者帮助很大。那么当你的分别意识如此之强烈的时候，你自然会执着于这个行善的'我'应该获得的种种存在感。"

听到法学师的话，我两腿发软，一个踉跄踩空在地，心里咯噔惊了一下，瞬间觉得自己就像放生池里的鱼，什么尊严、委屈、埋怨，一下子烟消云散，幡然醒悟，"是啊，当初我选择行医，初衷是对医道精神的向往，对中医的热爱，但在行医过程中却逐渐变了味，一味认为自己在做的事有多大功德，过分期待别人对自己的认同感，导致初心走上了歧途。"

"那你今天上午为大家义诊，现在是什么感受？"法学师接着问。

"我没什么感受，只是觉得特别轻松，完成后觉得胸口很舒畅。"我回想了一下，如实回答。

"这就对了，因为你没有觉得自己是在行善，也没有一个行善的你，当你没有这些分别意识的时候，烦恼也找不到你，这就是无相布施，看似平淡，却是生活的真谛。"

"那我应该如何面对行医过程中遇到的那些无理取闹甚至是恶意诋毁的人呢？"尽管我现在心情上已经完全释怀，但还是想请教法学师如何处理类似这次医疗事件的方法。

法学师见我说话的语气完全是另一种胸襟舒畅的状态，也和颜悦色地娓娓道来，"以保护好自己为关键。儒家讲动心忍性增益其所不能，我们佛家认为不动心，也就无须忍性。医有医道，商有商道，世间法有世间法的道，如果你对患者尽了医之本职，对方却不能尽病家之道，那你不必动心，只要按世间法

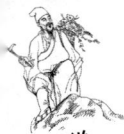

的处理手段保护好自己就行了。"

我仔细聆听法学师的开示，反复回味，犹如法语甘露般浸润身心，一下子觉得之前很多梗在心中的顾虑，以及不敢面对行医路上种种困难的恐惧心理涣然冰释，甚至有马上回到诊所再次挑战各种遭遇的冲劲，不想再这样逃避下去。

那天中午我们聊到两点多，法学师因为还有经忏要做不得不离开。我悄悄收拾好行囊，在普贤菩萨像前顶礼三拜，没有再和任何人道别，离开了香海。

到嘉兴火车站，我足足犹豫了半小时，想多在江浙逛逛名胜，可心中又开始对医馆有所牵挂起来，思来想去觉得是时候回贵州了，所以买了返程的火车票，途中经过江西的药材集散地樟树，停下来逛了一天，并无什么收获，然后回到贵阳父母家中。

我父母每年盛夏都在贵阳避暑，那几日我陪伴他们每天在家休息，看书，散步，到了第七天，实在闲不住了，我决心无论如何也要回诊所上班。出走前，我在诊所门口贴了休诊一个月的告示，但不到二十多天，就无法忍受清闲的生活，心中的那个医馆梦始终在血液里流淌，走得越远，渴望回来的心就越强烈，我感到还想让医馆继续成长，我还有许多构想渴望一一付诸实践。

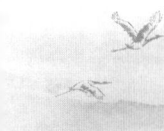

第 七 节

读书临证 重回征程

2018 年 9 月，闭馆远游 21 天后，我又回到守真堂继续坐馆行医。

第一次自主创业，25 岁的我一个人守着一间中医店面，跌跌撞撞运营了七个多月，刚开始不懂得经营，不习惯看完病问人要钱，觉得又当医生又做收银员很不雅观。有时候一副中药开出去为了维持十几块钱的利润，价格就可能会高于 50 元，但又担心患者嫌贵感到进退为难。倘若有的患者吃了一两次药后反馈欠佳，则我会彻夜难眠，苦苦反思用药思路是否不妥。

好在外出的这二十多天里，我彻底调和了心中的挫败感，没有一蹶不振永远逃避。回诊所之前我就下定决心，医馆永远不能放弃，信念始终都要坚持，今后行医，既要光明正大对得起良心，又要合理经营生财有道，有缘的人能帮则帮，面对无缘之人则以保护好自己为要，尽量不要节外生枝，只有明哲保身，才有足够的精力去钻研学问和追逐事业。

事实是，我对于这个世界的重要性，远没有心中自以为的那么重要。出游这些天，并没有接到太多求诊电话。回来开馆以后，每天依稀只有三两个患者登门问诊，没有谁会问我这些

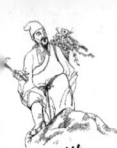

天去哪里了，也没有谁再打听有关我与那位癌症患者家属争吵的后文。

所以我明白一个道理，倘若我们的内心在面对种种遭遇时情绪波动越大，只能说明是人生的历练还不够，承载能力还有待提高。

现在又回到了平静的医务生涯。独自一人坐在诊所，脑海中经常闪过各种妄念——每天患者这么少，是不是我根本没有看病的天赋；那些过往的行人会不会经常嘲笑我是个半吊子，年纪轻轻不自量力地去开中医诊所；我会不会一直这样蹉跎岁月，在碌碌无为中消磨了意志，浑浑噩噩终其一生；我已经是二十五六岁的人了，再这么下去用什么来回报父母的养育之恩……

妄念就像波浪，时常扰乱意识的宁静。但妄想过后，沉淀下来的依旧是那曾经幻想最多次的中医梦。我经常独自一人晚上坐在医馆的床边，看看书，对着河边的夜色发着呆，偶尔灵感来了，也赋诗一首：

江波望月

独坐窗机空对月，江波低吟桂香掠。

夜凉未嫌衣衾薄，只叹我心相寄遥。

——八月十五独坐守真书斋望月寄语

开弓没有回头箭，我坚信一条，坐冷板凳是所有中医师必经的一个阶段，无论如何，熬过这三年再说。所以当下我急需找一些事情做，让自己充实而安分些。

接下来几个月的时光很平静，我给自己立了一个任务——根据中医的诊断学理论总结出一套看诊的话术，提高与患者沟

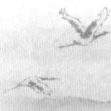

通的效率，增进患者对我这个年轻医生的信任度。这点对于当下经营的需要，可以说已经到了迫在眉睫的地步。因为开业半年，我已经在相貌年轻这方面吃了不少亏。

好多患者经朋友介绍打电话预约看诊，态度可谓诚恳恭敬，可一进诊所见到相貌平平的医生还如此年轻，顿时颜容失落，心生疑虑。有的患者一上座就谈笑戏谑地说："小伙子，你给我号个脉，说中了我有什么问题，我就找你看。"有的甚至有意刁难，拒绝配合问诊，不管问啥，就一句话："你是医生，你自己看呀！"

这种被质疑和刁难的遭遇逐渐成为我每日行医的家常便饭，我感慨信任危机已成为我们这个时代横亘在人与人之间最大的鸿沟。这些年来医疗和养生行业的骗局层出不穷，个体医疗原本就经常处于风口浪尖，医患之间的信任感可以说达到了历史最低谷。加之社会上真资格的中医师少之又少，小县城一向又缺乏医疗人才，突然冒出一个会开方子的小伙子，被骗怕了的百姓，抑或自以为阅历丰富的知识分子，一踏进我的医馆大门，戒备心理早已建立。

另外，影视作品的夸大渲染已经让人们普遍认为，中医看病就是凭三个手指头轻轻一摸就应该把患者的情况说得清清楚楚。事实上看病哪有这么神呢？把脉属于望闻问切之末，对于大多数医家来讲，切诊只是用来辅助印证前面三诊的信息与判断是否一致，以我当下的水平，也根本达不到仅通过把脉就能轻而易举说出患者病情的境界。

不想关门大吉，就只能硬着头皮适应生存。

我又找来以往看过的所有关于中医诊法的书，比如李忠梓的《诊家正眼》，《医宗金鉴》里的《四诊心法要诀》，李时珍的

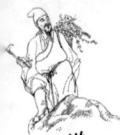

《濒湖脉学》，林之翰的《四诊抉微》等，滑寿的《诊家枢要》，先结合每日门诊的常见多发病来归纳脉象。

比如涩脉，书上说主血虚血瘀，又主湿邪郁滞。单凭这一点，倘若有中年妇女进来看病，我就可以直接问对方，是否月经量少、色黑、有血块，百分之九十都能应中。然后可再根据其唇口干燥暗紫与否，进一步问对方，是否曾经流过产，又大多能言中。此时很多患者已经觉得不可思议，若干年前不小心流产都能在脉象上体现出来，对医生的信任感开始逐步建立。我再根据对方舌尖红刺，舌根厚腻有粒状凸起，问对方是否有"子宫肌瘤，经期过后少腹隐痛，每日睡觉容易惊醒，凌晨一两点总会莫名口干醒过来，经常头发脱落，眼睛干涩，便秘或如厕不爽……"一下子抛出十几个症状，无一不是长期困扰患者的问题。

但其实这些一点儿都不神奇，全是经验和理论的相互融合。因为在基层，中年女性患者登门，不外就是经产带下几个问题。涩脉主血虚血瘀，月经量一定不正常，如果教科书式地去问人家"发烧吗？怕冷吗？恶风吗？口干吗？欲饮吗？纳香吗？"等死板的问题，涉及不到患者最关心的症状，很容易被人误解为是临证散漫，毫无经验。

至于为何能根据对方唇色判断有无小产，这个在《金匮要略》温经汤证早有明言："妇人年五十所，病下利数十日不止。暮即发热，少腹里急，腹满，手掌烦热，唇口干燥，何也？师曰：此病属带下，何以故？**曾经半产，瘀血在少腹不去**。何以知之？其证唇口干燥，故知之，当以温经汤主之。"其实就是有过小产的人，少腹必定瘀血寒凝，新血不生，坏血不去，久了以后，胞宫内大多会滋生一些肌瘤，同时因为血少血瘀，唇口

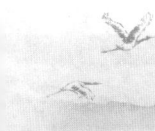

的肌肉血管丰富，能直接反映血液状况，看起来自然暗紫干燥。

那又何以断定患者夜寐不安、夜间口干舌燥、脱发严重、里急后重便难等症状呢？这其实是病入厥阴的典型症状。肝主藏血，又主气机之升发。凌晨一点到三点是子午流注肝经主令，肝之纳血藏魂的功能不佳，故而易醒，龙雷之火不藏，所以咽干口燥。又因为肝还司权精血与大小便的疏泄，肝体不足，肝用乏力，所以月经愆期，血量减少的同时，往往又伴有大便后重等症状。再有就是，发为血之余，血不足的人，自然很容易头发枯萎易折。

又比如，如果同样脉象的患者，是不到中年的已婚女性，则可根据温经汤主证"亦主妇人少腹寒，**久不受胎**，兼取崩中去血，或月水来过多，及至期不来"入手判断。针对这种情况，我一般先问其是否有小孩。如答及没有，则其求子的目的就已经很明确了。此时可围绕胎产等一些话题深入交流，问其六项激素水平是否正常，有无妊娠经历或流产史……当问诊能够切入患者最渴望被关切到的话题时，患者就会滔滔不绝地把她的难言之隐和盘托出，完全没有闲暇再去思考对面这个医生水平如何。

很多中年男性上门找我看诊，也是极不情愿主动诉说自己的病情的。

这大概是因为，吃中药往往容易和身体虚弱、久病缠身等形象联系在一起，中年男性社会应酬多，既没有时间看中医，也不想被身边的人误认为自己得了什么大毛病。再者，见我这个医生如此年轻，除了讳疾忌医之外，难免也会觉得跟一个小伙子说自己这儿不好，那儿不好，怕被笑话。所以绝大多数中年男性来诊所，都会默不作声，让我自己把脉说症。

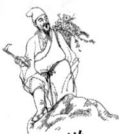

现实对于一个年轻的中医师来说就是这么不公平，我只能仔细观察，发现大部分中年男性患者其实在生理病理方面都有着共性。诸如社会应酬多、工作压力大、饮食过于肥甘厚腻，那么往往会造成肠道功能紊乱、慢性功能性疾病居多。

有的中年男性，伸出手来把脉时，先可见其十指末梢发瘀，甚则整个手掌都青瘀发紫。因为指节末梢是动脉和静脉血液循环的交接处，血液里的杂质越多，相应在这个地方沉积也越多，手指就会越青瘀，而对于血液里的杂质，中医认为不外乎湿邪、痰邪和瘀血，对应到西医的生化指标不外乎血脂、胆固醇、尿酸、血糖等。所以这类患者往往因为长期伴有三高或五高，其循环系统、消化系统、泌尿系统的功能都不会很好。那么，如果患者右寸脉滑，左寸弦涩，兼脉促或结代，则可断定患者患有冠心病，时常有胸闷气短心痛；倘若脉象整体弦紧，结合血质黏稠，则多有血压高，头胀、口苦；如果同时兼有舌苔中部和根部厚腻，则三焦、肝胆湿热弥漫，多伴有肠炎腹泻，大便里急后重，小便浑浊；若尺部浮滑，多湿热下注，阴囊潮湿，则可再问其是否有脚气或足癣。若同时兼有寸弱尺浮芤或弦急的情况，说明心阳不足，相火不藏，还可大胆断言其有早泄等问题困扰，一般都能一一言中。

事实上，这既不是什么骗人的把戏也不是多么高深的技术，我就是把中医的望诊和脉诊信息稍加提炼，结合基层门诊多发病的特点，很快锁定患者的病理特征，说出一些典型症状，再用一些能被大众普遍接受的现代医学知识去跟患者交流，形成看诊话术的模板。

这个方法对于打开门诊很管用，既简单又直接。许多听朋友介绍来找我看病的新顾客，不管他的朋友如何介绍我，当见到一位中医居然连胡子都没有的那一瞬间，失落和迟疑是必然的。我呢，也不说话，只让对方伸手把脉，然后从头至足，逐一说出对方可能有的症状，尤其是当言中患者的某些难言之隐时，往往把对方问得目瞪口呆，大有肃然起敬的感觉，信任迅速建立，我甚至能感到他们急切地想在这里得到治疗的心情。他们临走时还关切地问我每日坐诊时间，恨不得多介绍些亲戚过来看病。

当我熟练地运用这一诊断技巧之后，对于在门诊上经常遭人质疑的情况就有了对策，也算是扫除了当下行医最大的绊脚石。随着通过脉诊得到印证的案例越累越多，有时候难免会心生得意，而此时《大医精诚》中关于为医之法的一段原文则会浮现在脑海：

> 夫为医之法，不得多语调笑，谈谑喧哗，道说是非，议论人物，炫耀声名，訾毁诸医。自矜己德。偶然治瘥一病，则昂头戴面，而有自许之貌，谓天下无双，此医人之膏肓也。
>
> 老君曰：人行阳德，人自报之；人行阴德，鬼神报之。人行阳恶，人自报之；人行阴恶，鬼神害之。寻此二途，阴阳报施，岂诬也哉？所以医人不得恃己所长，专心经略财物，但作救苦之心，于冥运道中，自感多福者耳。又不得以彼富贵，处以珍贵之药，令彼难求，自炫功能，谅非忠恕之道。志存救济，故亦曲碎论之，学者不可耻言之鄙俚也。

通过静心反思，我立马意识到当前诊断技巧的局限性。因为如果总是只能言中一些常见病的症状，这和投机取巧没有什么区别。我若想用脉象去推测病症，那就必须积累大量病症的脉象特征。但相同的病症，也会有不同的脉象（因为病因不

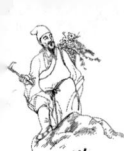

同），所以我规定自己，不仅要多啃脉理书，弄懂脉象背后的病机，还要多在实践中留意观察各种脉象所蕴藏的神气形三个方面的信息。

所谓神，是指脉象所能反映出的患者的精神面貌、性格特征、情绪乃至睡眠等状况。

所谓气，是指脉象所反映的患者的脏腑功能的气化状况。

所谓形，是指脉象中能反映出的患者脏腑的实质性病变。

比如有一种弦濡脉，轻按软弱无力，重按至骨却呈现出紧而有力的状况。细查发现左关弦弱，重按滑滞，右关细紧。单从脉理可以反映出患者的病机是肝气不舒，气郁不畅。如果平时注意从脉象的神气形三个方面去积累经验，那还可以得到以下三个方面的信息：

第一，精神状况方面，患者可能情绪消沉、抑郁、精神萎靡但容易暴躁、睡眠浅多梦。

第二，脏腑功能方面，患者可能默默不欲饮食，容易腹胀纳差，便秘。

第三，器官实质方面，患者肝部有瘀堵，脂肪肝、囊肿或硬化等。

从脉理上讲，浮取弦而无力是肝阳不振，肝气不舒；沉按弦紧，是气郁于内，敷布不畅。一个人如果长期气机不畅，阳气郁伏于内，在情绪上势必会消极而易怒，在消化方面则表现为代谢功能低下或紊乱，脉象上只要在任何部位有滑滞感，对应的生理器官就容易产生实质性病变。

君子常虚其心志，恭其容貌，不以逸群之才加乎众人之上，视彼犹贤，自视犹不足也。故人皆愿告知而不倦，诲之而不厌。正是抱着这种不甘于故步自封和投机取巧的心态，我始终以虚

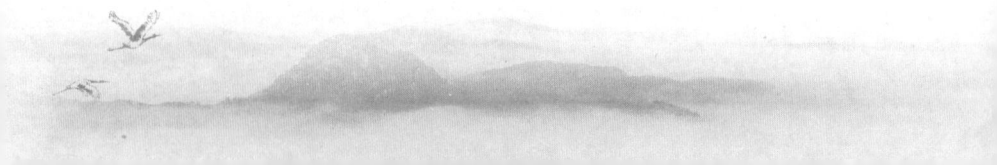

心的态度不断自我学习，在行医的道路上，时刻品尝着研究学问所带来的无穷乐趣。

后来医馆运营稳定了，我每年都会外出旅游，经常能在旅途中遇到各地的中医，他们也有自己的很多诊疗经验，但有的人却利用脉诊技术故弄玄虚，谋取不义之财。先言中患者的几个症状，获取一点信任之后就开始危言耸听，恐吓患者有什么严重的潜在疾病，必须加以重视，借此让一些患者长期服药以榨取高额利润，对于这种可恶的行径和伎俩我会在后文中揭露出来以示读者。

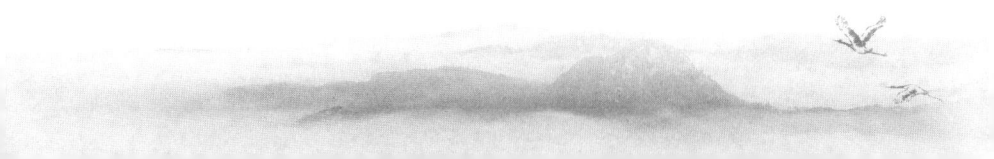

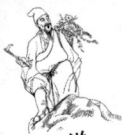

第 八 节

逐句笺注　重解伤寒

　　一转眼，开业 10 月有余，每天三两个患者的门诊量刚好可以维持我每个月日常生活的开销。很多亲朋好友都不看好我开这个中医馆，认为我是在瞎折腾，私下建议我父母，一定要撤了我开医馆的经济支柱，等我闹腾一年，过够了创业的瘾，没钱了就会乖乖去考个体面的公务员。幸甚至至，我自打毕业以后就没再问父母要过钱，虽寒碜但至少保持经济独立，不然很多决策都得受到老一辈思想的干扰。

　　我向来不喜欢参与各种社交娱乐，小的时候喜欢看名人传记，文学名著，天文科普，奈何从七岁到二十三岁，蹲了应试教育十六年的"班房"，经常觉得时间少得可怜，不够用来看书，不够用来思考。现在终于过上了独立自由的生活，所以门诊量少我一点儿也不心慌，因为我知道这是做中医成长的必经之路。但每日临证必求有所得，聊以慰藉的唯一方法就是从学习中汲取精神营养。

　　有了自己的医馆和事业，实际上最大的财富是有了自己可以支配的时间。我不惜把每个月三分之二的收入用来买医学书籍。单身，能吃饱饭，不修边幅，没有任何社会娱乐的嗜好，金钱对我来说意义不大，能利用闲暇时间看最多的书是一件让我很满足的事。

我兴致勃勃地买了一大堆时下出名的中医新书，狂看了一阵子。发现有一类新书，挑一本古代典籍，做个简单的文白翻译和学术总结，再附带几个自己的医案，就能借着古书的名气，迅速畅销。但在我看来，这种简单的文白解读，没有阐释一点儿古人未发之新意，犹如新瓶装久水，看着实在不过瘾。思来想去，我觉得自己对中医经典学得还是不够扎实，干脆趁现在有大把的时间，想认真做一次《伤寒杂病论》的笺注。

我学中医喜欢钻研医理，对训诂和版本不是很考究。这些年来，有关《伤寒论》的注本看了不少，我关注的是各医家对条文背后病理学的解读，竭力想弄清医圣张仲景所构建的六经体系的精髓，好明白疾病动态演变的规律。我很清楚历史上对《伤寒论》的注解已经多达七百多种，不需要一本毫无新意的注解去增加医学史上的尘埃。所以我把这项工作看作是对自己历来所学的一次总结性回顾，完全出于做学问的自我负责。

我以《医宗金鉴·订正仲景全书》作为底本，参考校订本中众多古代名医家的注解，想按照自己的理解梳理一遍《伤寒论》的全文。当我尝试用文字先向自己说明每一句条文时，我发现我学了《伤寒论》这么多年，大脑才真正开始有所思，有所悟。

我记得徐文兵曾说过，他是到了美国开始尝试用英语去翻译一些中医的名词，诸如气、神、魂、魄的时候，他才开始深入地去思考这些中医最基本的概念背后的意义，从而对构建整

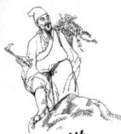

个中医学大厦打下坚实的根基。

我在注解《伤寒论》时也有同样的深刻体会。比如**太阳病，发热，汗出，恶风，脉缓者，名为中风。**对于这一句，《医宗金鉴》的注解是：

"卫为表阳，风属阳邪，风邪中人，则卫受之，从其类也。风中于卫即发热者，以风卫皆阳，其性本热，故变热甚捷……"

我在亲自笺注的时候，认为这样的注解是不能说服我的。什么卫也为阳，风也为阳，同类相感，中即发热。这样的解释，没有说清楚背后的生理病机，不把古文翻译成白话还好，如果翻译成白话，会令西医笑掉大牙。

我希望能从病理病机的角度，更为微观深入地认识每一个症状背后产生的机理，所以我在笺注中说道——

古人说《伤寒论》归纳起来就是"保胃气，存津液"，于是现代人解释《伤寒论》就懒惰了，一个病症，要么就说是阳虚，要么就说是津伤了，用这种笼统的说法来解释病症，对病机的理解是含糊的，不利于举一反三，推而广之。

我认为，要理解太阳中风证的症状，必须先把握一些微观的常识。

首先要细致地认识一下什么是津液。我们体内含有大量的水分，它们以不同的形式存在，其中流动性最强的主要储藏在血液里，叫作津，是水和电解质的混合物，是汗和尿的主要来源；流动性弱一点的存在于组织间液，叫作液，是水和胶体蛋白的结合体，代表物有唾液、消化液、淋巴液，因较为黏稠，仅能在组织间缓慢流动；还有很多激素，非常珍贵，都是在细胞内合成，只在需要的时候才分泌出来释放到血液及细胞间隙之间，能传递某种指令，让人愉悦、兴奋、悲哀等，因为它们含有 DNA 转码所携带的遗传信息，能通神，所以叫作精。

《黄帝内经》讲，"阳加于阴为之汗"，指的就是阳气收敛入阴，血液受热，里面的水分蒸腾出血管，渗透出皮肤，形成汗水。

有了这个基础，我们再来认识太阳中风证：人体受到风邪的侵扰，卫气就会收敛，游行于外起到固护体表的作用减弱，因而**啬啬恶寒者，淅淅恶风**（就是卫气固护于外的力量不足），进而营脉紧闭，**翕翕发热**。太阳中风证的核心症状是恶风、发热自汗出，如果我们能助卫气一臂之力，让它重新游荡于外，不要壅遏营脉，并把血液里郁积的热量宣透出来即可。

这样一来，把理一疏通，后边关于桂枝汤方证的理解就顺理成章，一气呵成。我接着注释条文：

太阳中风，阳浮而阴弱，阳浮者热自发，阴弱者汗自出，啬啬恶寒，淅淅恶风，翕翕发热，鼻鸣，干呕者，桂枝汤主之。

鼻鸣的意思是呼吸不畅，气流冲荡鼻孔内的缝隙产生声音，得过感冒的人都有过这种体验。因为人体受风邪侵扰，卫气收敛，营血郁遏，鼻孔内那些极小的毛细血管就会收缩，毛细血管循环不畅，就会产生鼻塞的感觉。

干呕来自胃肠道肌肉的痉挛。

注释到这一句，问题又来了。为什么太阳中风证，明明是体表受风邪，前边几个典型症状如发热、怕风、出汗、鼻塞都集中在体表，但还伴有一个干呕的症状是来自体内的呢？这些细节，如果是看别人的注解，可能很容易就跳过去，只有当自己要求给自己一个说法时，才会真正静下心来思考。

我的想法是，要整明白风邪伤卫后，营卫不调为何会出现一系列太阳中风证，那就必须摸清营卫的生理活动规律。为此

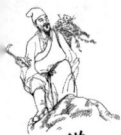

我查阅了《灵枢》有关营卫生理基础的篇目。

其中《灵枢·营卫生会》有这样几段话：

黄帝问于岐伯曰：人焉受气？阴阳焉会？何气为营？何气为卫？营安从生？卫于焉会？

岐伯答曰：人受气于谷，谷入于胃，以传与肺，五脏六腑，皆以受气，**其清者为营，浊者为卫，营在脉中，卫在脉外，营周不休，五十度而复大会**，阴阳相贯，如环无端，卫气行于阴二十五度，行于阳二十五度，分为昼夜，故气至阳而起，至阴而止。

故曰：日中而阳陇，为重阳，夜半而阴陇，为重阴，故太阴主内，太阳主外，各行二十五度，分为昼夜。夜半为阴陇，夜半后而为阳衰，平旦阴尽而阳受气矣。日中而阳陇，日西而阳衰，日入阳尽而阴受气矣。夜半而大会，万民皆卧，名曰合阴，平旦阴尽而阳受气，如是无已，与天地同纪。

黄帝曰：愿闻营卫之所行，皆何道从来？

岐伯答曰：营出中焦，卫出下焦。

黄帝曰：愿闻三焦之所出。

岐伯答曰：上焦出于胃上口，并咽以上，贯膈，而布胸中，走腋，循太阴之分而行，还至阳明，上至舌，下足阳明，常与营俱行于阳二十五度，行于阴亦二十五度，一周也。故五十度而复大会于手太阴矣。

黄帝曰：愿闻中焦之所出。

岐伯答曰：中焦亦并胃中，出上焦之后，此所受气者，泌糟粕，蒸津液，化其精微，上注于肺脉乃化而为血，以奉生身，莫贵于此，故独得行于经隧，命曰营气。

同时再结合《卫气》《营气》等篇章，把这些营卫的基本生理概念反复阅读，答案如水落石出般浮现在心头。我在笺注中写道：

第一，卫气和营气都是水谷精微在中焦气化蒸腾后所形成。清者为营气，随着脉道一起运行，浊者为卫气，在脉外运行。

第二，卫气和营气的运行方式是不同的。营气按照手太阴肺经、手阳明大肠经等十二经络的流注规律，顺序进行。每天绕人体运行五十周。卫气是白天在体外运行二十五周，夜间在体内运行二十五周。

第三，营气在中焦生成以后就随着经脉隧道正常循环，但卫气不随脉道正常循环，就必须借助下焦命门的推动力，这一点和营气不同。

所以当风邪伤卫气以后，体表的卫气稀少，人会怕风。人会本能地从中焦把气血往上焦和体表推送。但营气大部分时间是按照经脉流注的顺序在运行，不一定任何时刻都集中在中焦。只有吃东西的时候，才会**人受气于谷，谷入于胃，以传与肺，五脏六腑，皆以受气**。于是中焦的气血供应出现了矛盾：如果体表没有卫气请求支援的信号，那么中焦正常情况下是以升降协调的，现在既没有多的气血储备，又是升多降少，故而感冒以后就会出现食欲不振，甚则干呕的情况。

这也就很容易解释，太阳病欲解时为什么在日中巳午未三个时辰。因为**日中而阳陇，为重阳**，正常人在日中的时候，体表的卫气运行最旺，而在巳午未三个时辰，营气恰好运行到脾、心、小肠三条经络，此时中焦受气，就有更多的气血往体表输送，卫气补给有了源泉，太阳证自然容易痊愈。

当对太阳中风证的病理有了深入的掌握，再来解读桂枝汤

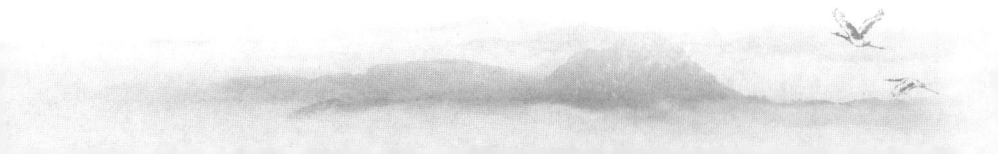

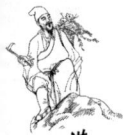

方就容易得多了：

桂枝汤方

桂枝（三两） 芍药（三两） 甘草（炙，三两） 生姜（切，三两） 大枣（擘，十二枚）

上五味，㕮咀三味，以水七升，微火煮取三升，去滓，适寒温，服一升。服已须臾，啜热稀粥一升余，以助药力。温覆令一时许，遍身漐漐，微似有汗者益佳，不可令如水流漓，病必不除。若一服汗出，病瘥，停后服，不必尽剂；若不汗，更服，依前法；又不汗，后服，当小促其间，半日许，令三服尽。若病重者，一日一夜，周时观之。服一剂尽，病证犹在者，更作服，若汗不出者，乃服至二、三剂。禁生冷、黏滑、肉面、五辛、酒酪、臭恶等物。

桂枝汤是伤寒群方之冠，千古医家对这个方的注解颇多颇详，可谓要言不烦。如果做笔记，我随意找一家的注释抄录于下就能解释得相当细致，但有了前面对一些条文独立思考的习惯，我尝试着用自己的理解去解读。

我发现绝大多数医家在注解方证的时候，都是把方证列出来，解释一下方中诸药有何功效，刚好能对症起效，就算完了。但我觉得这种解读离仲景立方的本意还很远。既然仲景以六经来衡量人体生理和病理的运行状态，经方也非常讲究配伍的协同作用，那方义最终还是要回归到对人体六经气化功能的调整上来，若只理解某药适合某症，太过于肤浅。

比如退热的药有很多，如后世也有人用马鞭草、板蓝根、白茅根、桑叶等治感冒发烧；止汗的药也有很多，后世也有人用防风、五味子、黄芪、山茱萸来敛汗。可仲景用来治太阳中

满山芳草杏林路 守真堂行医笔记

风证的桂枝汤，其中的桂枝、白芍都不是退热最好的选择。这里面到底有什么含义呢？

如果不从病理学的角度去理解桂枝汤的立意，仅仅只是从大枣、生姜、桂枝、白芍的功效去认识桂枝汤，就会让人觉得桂枝汤不是治疗感冒的最佳处方。所以我在笺注中写道：

前面说过治太阳中风证的思路是：补充卫气，让卫气重新游荡于外，只要体表卫气充足，就不会怕风。同时体表不会因为卫气不足而收敛营脉，营血不会郁遏发热，就不会自汗。

体表的卫气要如何才能补给呢？前文已经谈到，营卫都是中焦受气取汁，变化精微所生，所以只要从中焦补充营养物质，再把中焦的气血推动到上焦，宣布到体表即可。气血从中焦到上焦，需要经过胃壁毛细血管的吸收再送到肺部走心肺循环，送到体表，这一路线用六经简明表示，即阳明——少阴——太阴——太阳的气化路线。

所以治太阳中风证的方案应该满足以下两点：

第一：往中焦补充谷气精微。

第二：推动气血从阳明入少阴血脉，走太阴上焦，宣畅到太阳。

所以在桂枝汤中，芍药、大枣酸甘益阴，起着补充生化营卫之气的物质基础。

生姜能促进胃壁毛细血管扩张，有利于营养物质吸收进入血液，所以我把它的气化作用归于助太阴升发。

桂枝通利血脉，同甘草一起，促进心脏输出量，让体表能有更多的血液供给，带去卫气。所以我认为桂枝是能同时助少阴和太阴气化功能的药。

从病理出发，从人体全面整体地去把握方药服用后在人体

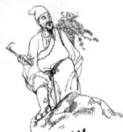

内作用的原理，这是我独立思考后的结果。

这就很好解释，为什么服用桂枝汤后，要啜饮稀粥以助药力。因为"人受气于谷，谷入于胃，以传与肺，五脏六腑，皆以受气……"要有谷物入胃，人的中焦就开始受气取汁，变化为赤，然后顺着胃——脾——肺——心——全身开始灌溉气血，喝粥就是激活人体这一本能反应，辅助药力，推动气血到体表，补充卫气。

啜饮热粥再配合温覆保暖，当中焦的血液和能量涌到体表血管内时，阳加于阴，血管内的水分蒸腾，汗自然出来，卫气出行于表，同时带走郁遏在皮下的热量，身体重新恢复平衡，恶风、发热、汗出等所有症状一并而解。

为了阐明太阳中风证背后的病理和桂枝汤方义，我翻阅了近代主张中西汇通的大家如唐容川、张锡纯、余无言等从生理微观方面对《伤寒论》的注解。还特意买了西医生理学和病理学的相关教材做为参考。为了印证我对方证的理解，我以《神农本草经》为核心，参考了《本经疏证》《本草求真》《长沙药解》等多种古今药学著述。这一过程让我受益匪浅，仅仅一个太阳中风证，就让我把外感病最基础的机理真正领悟。

事实上很多医家自己感冒了是不会给自己开桂枝汤喝的。就像市面上卖的感冒药有上百种，也没有哪个厂家把桂枝汤提炼出来。但如果从六经气化和生理病理学的角度把太阳中风证弄明白以后，就会明白，只有桂枝汤的治疗方法是正解。

一些西药靠拟肾上腺素的作用扩张体表毛细血管，从而达到解热镇痛的作用，也能退烧，但由于没有从中焦补充营养和能量物质基础，在扩张体表血管的时候实际没有向体表输送卫气。这种治法，虽然感冒的症状消退了，但是随着毛孔扩张的同时风邪和寒邪会进一步内陷。陷入阳明引起腹泻问题还不大，陷入少阳形成伏邪就会形成各类淋巴结，陷入太阴就会造成呼吸系统功能衰退。

同理，如果外感病属于风伤卫气的，用了清热解毒、凉血消炎的中成药，其中含凉血成分的中药会让营分的热量消退，从而退烧。但体表仍然属于卫气不足的状态，加之清热药容易败坏脾胃，体表的邪气这时候也极容易内陷三阴。

我也是通过大量思考，觉悟了太阳中风证的病理之后，才真正弄明白这些道理的。换言之一款药能快速消除症状，不一定就是对身体好。一定要看其作用的机理，是否符合人的六经气机升降规律，顺应人体自主免疫机能的就是好的，违背和打乱人体自主机能的就是不科学的。

我起初笺注《医宗金鉴·订正仲景全书》，有时为了解释清楚一句话，要查阅几万字的资料，写出来的注释也有几千字之多。

但我很享受这个忘我的过程，一句《伤寒论》原文，就能把我带到很远的地方去旅行，那是一个精彩的世界，我在里面能看到很多逝去的名医，他们生活的年代虽跨越千年，但思想却仍可"对话"，我偶尔也能跟他们辩论几句，表达不一样的看法。

我常独自守在诊所，没有一个患者光顾，反而能更好地在专注中思索，不知不觉中一写就是一整天。当翻看到某医家的著述和自己的想法不谋而合，不禁喜上眉梢，拍手称快，大有古往今来君子所见略同的快意。

比如我在清·周学海的《读医随笔》中读到：

夫时汗出而不愈，是邪不以汗解，其邪必非可汗解矣。乃曰先其时发汗则愈，何也？

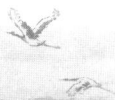

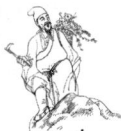

按原文云：此卫气不和也。桂枝汤是从荣通卫，卫为风邪所扰，不能内和于荣，发其汗者，是助荣之力以出而和于卫，荣卫之气相合，邪无地自容矣。其自汗不愈者，**卫与荣乖，正气不能固护于外，津液泄于其隙，而不与邪相值也。发其汗则漐漐蒸遍，真气充周矣。风邪鼓卫气于外，今更从邪气之后，壮荣气以逐风邪也。**

荣行脉中，卫行脉外，俱日夜五十度周于身，若或迟速互有参差，即病矣。卫伤于风，则卫行速，而荣不能应之，荣不能应则卫力亦有不继，而腠理豁疏矣，故时汗出也。桂枝汤是鼓荣之液，以润卫之燥，俾开合利而机关密也。荣伤寒脉紧无汗之麻黄证，是荣卫俱伤于寒也，前人谓寒伤荣不伤卫者，误矣。其专荣伤于寒者，是寒湿下受，不从皮毛，而直窜经脉，内入筋骨，血液凝聚，其行渐迟，不与卫应，而寒热病作矣。近时寒疟，多是寒湿下受，治宜仿九味羌活汤法，重温下焦，开通少阴、太阳之表里经气，非桂枝、柴胡所能胜任也。桂枝汤止汗之力胜于发汗，故欲发汗者，必啜热粥温覆以助之。

我认为周学海在解释"自汗症时，可以在病汗之前，先其时服用桂枝汤取汗，即可治愈"的原理，和我对太阳中风证的理解如出一辙。

《伤寒论》就是从外感病入手，按照太阳——阳明——少阳——太阴——少阴——厥阴六经的升降出入规律，慢慢深入人体内部病理，引出治疗法则。一开始就把基本生理模型摸清，后边的条文理解起来反而容易得多。所以我在后来每天能注解十几条文句，但不管多少，皆不以量为目的，只要每天都能活在书里，活在思考中，我就觉得很充实。

等一年以后，我把《医宗金鉴·订正仲景全书》注解完，已有足足 40 余万言的笔记。后来我写了一首诗以作纪念：

医衷心鉴

察色按脉诊玄机，
省疾问病是白衣。
十年寒窗求经旨，
几人了知个中凄。

遥想当年求索兮，
涉尽山水问东西。
多少荣华与胭脂，
抛头洒血何顾惜。

医家奥旨贯古今，
最难寒温条缕晰。
四诊抉微长沙基，
一入岐黄半生倾。

几经折肱始所悟，
尝尽本草苦酸辛。
待到凭栏远眺时，
银丝缕缕上头鬓。

三指之下命攸关，
辨证处方履薄冰。
济世安民仁为本，
不以门庭冷热矜。

——守真子 2019 年 7 月 15 日书于守真堂

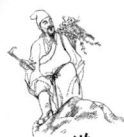

第 九 节

思求经旨　演绎六经

我通过自己笺注《伤寒论》，查阅了大量的古今医书，在饱览了众多医家学术思想的同时，除了打下更为扎实的经典基础，更大的收获莫过于，当我对每一句条文都投入大量的脑力去独立思考后，心中逐渐浮现出一部《伤寒论》地图，那是一张人体生理结构和六经气化规律的模型图。

六经辨证是《伤寒论》的核心，它好比张仲景在人体内部构建了一个坐标系，疾病从哪里发生，就清晰地定格在坐标的什么位置，该用什么方法去治疗，就按照地图上最合乎因势利导的法则去拟方。如果没有及时治疗或误治，疾病会朝坐标轴里什么方向发展？我们该如何迎面突击？是一层一层把疾病推回原来的位置，还是再一次因势利导从其他方向化解掉？这些都可以在六经这张地图里找到答案。

众所周知，《千金方》里囊括了上万首验方，只要对症，效果都很好，但历史上孙思邈第一次看到《伤寒论》的时候，仍然对张仲景产生了无比崇高的敬仰，原因何在？

我认为张仲景通过《伤寒论》要传播的远不止113首经方所涉及的几十种病，而是要通过他所创立的六经理论体系，教会后人如何认知疾病，按照人体生理气化功能升降出入的传变规律（六经的路线），来合理处理疾病。如他在序言中所说：**《伤寒杂病论》十六卷，虽未能尽愈诸病，庶可以见病知源，若能寻余所集，则思过半矣。**但如果**观今之医，不念思求经旨，以演其所知，各承家技，终始顺旧，**那是学不到仲景的本意的。今天很多经方家认为，只要药证相合，经方一开即能效如桴鼓，这就叫作仲景门人了。但我认为，这仅仅是学到了经方的皮毛。

所以，我认为，唯有彻底弄清六经本意，才有可能触及《伤寒论》的心法要义。

但纵观古今医家，对六经的阐释莫衷一是。有的主张六经是经络，不过只是足经而不是手经，比如张锡纯就持有这一观念。

有的主张六经平时不存在，只有生病的时候才会以某些症群的形式出现，所以就把这些病症群简称为某经病。如陆渊雷、恽铁樵等民国名医，在他们看来，六经只有名词上的指代意义，作用不大。

也有的医家认为，只要方证相合，能利用伤寒方来治好病即可，没有必要花太多精力去研究这些纯理论的东西。如徐灵胎在他的《伤寒类方》中就传递了这样的思想。

也有一些医家认为，气化学说是打开《伤寒论》大门的金钥匙，如张景岳、陈修园、唐容川等，就时常运用标本中气理论来解释六经病症。

我早些年学习《伤寒论》时，就是把市面上公允的优秀注本都买来拜读，但缺乏独立思考的结果就是，觉得谁都说得有理，可脑子里还是一头雾水。

我在注解桂枝汤的时候，发现仲景从给病立名到立方都遵

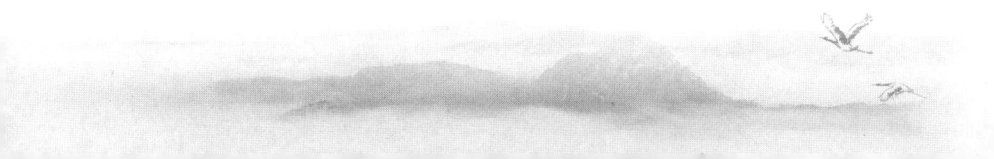

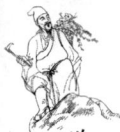

循一套方法论，这个方法论就是六经模型。比如太阳中风证，是风邪伤到卫气，接下来怎么治？仲景是按照六经气化规律展开作战部署：

太阳层面需要补充卫气——从体外向**阳明**补充谷气——营养精微通过**少阴**血脉系统吸收——借道**太阴**的脾与肺散布精气——卫气再一次到达**太阳**层熏肤充身泽毛。

所以能治太阳中风证的药有很多，防风、黄芪、羌活都能用，但张仲景只用桂枝汤五味药——

芍药、大枣酸甘益阴，起着补充生化营卫之气的物质基础。

生姜能促进胃壁毛细血管扩张（推动太阴升发之力），利于营养物质吸收进入血液。

桂枝通利血脉，同甘草一起，促进心脏输出量，让体表能有更多的血液及卫气供给。

注解完桂枝汤后，我隐隐约约感觉似乎已经触碰到经方治病的一些套路：

第一：六经是人体的生理框架，一个正常人就是一个开阖枢的能量耗散系统，气血的升降出入时刻都是按照六经的升降规律在运行。

第二：疾病发生的时候，按照六经开阖枢的规律去因势利导就行。

那么问题来了，六经究竟分别代表了人体生理上的哪些组织和功能？这些功能之间是怎么关联的？如何协同工作的？所以我认为，只有真正弄明白六经的内涵，才是读懂《伤寒论》的核心关键。

于是我每天一会儿看一下《黄帝内经》，一会儿看一下现代医学的生理病理学。走路、打坐、站桩，都在想着六经如何与人体的生理构造结合起来，有时候做梦都在思考这个问题。终于在一次站桩的时候，脑袋里忽然涌现出一个开放的球形结构，感觉既能符合六经的开阖枢原理，同时还满足人体生理结构的基本功能，甚至可以解释直中少阴、六经合病、并病、循经传、越经传等所有问题，我赶紧把这个图画出来。通过不断修正，调整，直到基本成型。

现在我把这个六经的生理模型图公诸于众，希望能对热衷于《伤寒论》研究的中医同仁提供一点点参考价值：

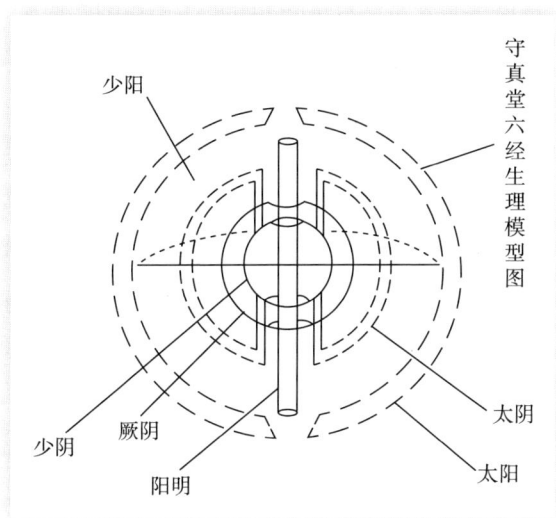

六经生理模型图

我认为学习《伤寒论》，首先需要弄懂何谓六经，或者说搞懂六经是掌握《伤寒论》核心精神的关键一点不为过。那么我是根据《内经》的开阖枢原理，结合人体的生理气化的规律，并参考了一些现代医学的生理常识，做了这样一个模型图示。图中没有标注任何解剖学上的组织和器官，这只是一个功能原

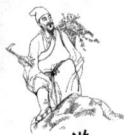

理图示。

我构造这个模型，并非为了标新立异，而是想通过这个图示，向大家分享一个可以更加清晰、直观弄懂人体气血升降出入规律的工具，以及更加简便学习《伤寒论》的方法。

首先我们看一下什么是太阴和太阳。

最外面一层壳是太阳，相当于人体的体表，代表人体的皮肤、结缔组织、毛细血管网等。它的表面上有许多小孔，可以让体内的卫气自由出入。壳是空心的腔层，相当于人体内部的膀胱、子宫这些同样可以直接和外界产生沟通的腔体。

《灵枢》经说太阳主开是什么意思呢？就是说我们体内的卫气营血被送到体表后能熏肤、充身、泽毛、濡利关节，固护我们的内体。

那太阳为什么又被称为寒水之经呢？因为它能释放出体内多余的热和代谢废物。而且它有一个精妙之处，就是代谢废物中清轻的部分可以通过汗液的形式从表皮宣发出去，浑浊的部分可以通过尿液的形式从内部排泄出去，对维持体内恒温起到非常关键的作用。

所以不管从生理气化还是解剖上来讲，足太阳膀胱经和腑都应归为六经气化里的太阳这一层。

那么学人可能会问，手太阳小肠经和腑属于六经气化的太阳层面吗？我认为小肠是有太阳主开的属性的。

《素问·灵兰秘典》又说：膀胱者，州都之官，津液藏焉，**气化则能出矣**。

其实这个气化就包含了手太阳小肠的气化作用。小肠是受盛之官，化物出焉，人体吃进肚子的食物所产生的水分，绝大部分在小肠这个地方就被回收掉了，然后进入腹网膜，以后游走于三焦水道。水液在三焦内可以通过运载蛋白的携带，克服地心引力向上输送至胸腔，随静脉血回流心房，所以太阴肺相当于风箱，在它的鼓动下，体内的津液通过体循环送至太阳层。这些津液不断游走于我们全身各个组织，所产生的代谢废物，又借助少阴血脉系统流入肾脏，过滤掉毒素，储存在膀胱。

手太阳小肠经，从结构上来说，属于阳明消化系统的一部分，从功能上说，小肠发挥的仍然是太阳主开的功能（受气取汁，变化为赤，散津于脾）。从结构上说，膀胱属于西医泌尿系统的一部分，从功能上说，膀胱发挥的也是太阳主开的功能（排泄多余津液）。

这就是仲景六经理论最高明的地方，六经的模型并没有被经络、脏腑生理结构的位置局限，而是深入经络和脏腑的气化功用层面提炼人体生理病理的深层次规律。

在中学时代，我们都学过电学绘图，就是把电源、开关、电阻、二极管、各种电器元件实物串在一起，要求画出工作原理示意图。这时候，如果元件的两端之间电压为零，或某两点之间电阻无限大，就说明这两点在工作中没有电流通过，最终画出来的电路图必须简化省略掉这些部分。

这就是我构造六经生理模型结构图的灵感来源。

那么和太阳表层直接相连的是少阴的血脉。

如六经生理模型图所示，大球的内部正中心还有一个飞碟状的小球，那是少阴。少阴实际上就是人体的循环系统，由肾（动力源）、心（动力泵）、能量传输管道（血脉）共同组成。通过图示可以看出，少阴从小球体这个核心区一直延伸出来（用虚线表示的盘面），横穿厥阴、太阴、少阳，直至太阳层，为所有的组织器官输送营养物质，所以说"少阴为枢"。

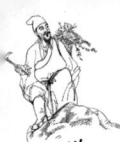

所谓卫出下焦，其实就是通过少阴把先天元气送到体表来固护人体。太阳病发汗太过会消耗少阴元气，引起亡阳漏汗，用桂枝加附子汤，就是把少阴元气补足，再送到体表就能止住漏汗。这些在六经生理模型图中都能直观反映出来。

空腔内还有一个球面，是太阴。太阴既包括足太阴脾和手太阴肺，也包括我们整个胸腹腔内部的腹网膜，以及呼吸道黏膜。

《灵枢经·根结》说到"太阴为开"，其详见于《素问·经脉别论》：**饮入于胃，游溢精气，上输于脾。脾气散精，上归于肺，通调水道，下输膀胱。**实际上揭示的就是体内的津液从太阴发散到太阳的过程。

我们细化一下这个生理过程：

首先**饮入于胃**，我们喝下一杯水以后，**游溢精气，上输于脾**，是水谷精微通过胃壁毛细血管回收后暂存至胸腔腹网膜。

脾气散精，上归于肺，是指大腹区域的水液，在组织间隙中又被静脉血管回收到下腔总静脉，然后回流至心房再到肺，即太阴脾——少阴/少阳——太阴肺。

通调水道，下输膀胱，是指水液随着肺循环和体循环，送到太阳层，包括皮肤和膀胱，即太阴肺——少阴/少阳——太阳。

太阴和太阳都主开，两者之间是一个协同作用，水谷精微被吃进肚子里面以后，首先借助少阴的血脉从阳明被升提出来，缓存在太阴腹网膜，然后借道少阳三焦水道，传送到太阴肺，再通过心肺循环和体循环敷布全身送达太阳。

所以太阴和太阳是协同作用的，太阴之腹网膜相当于一个过滤网，它把有营养的精华物质宣发分配到五脏六腑，将其中

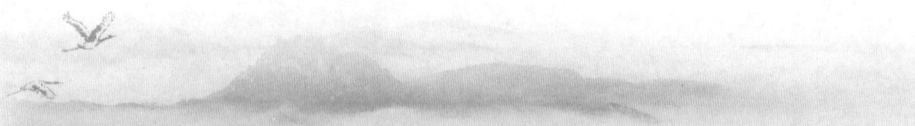

轻清的物质升发到太阴肺，走体循环敷布全身。同时将没有营养的浑浊的物质，通过少阴血脉注入肾脏形成原尿，过滤以后储存到膀胱。

那么，伤寒的太阳证和温病的卫分证有什么区别呢？

一般来讲，风邪和寒邪会引起太阳寒水运行不畅，卫气收敛，所以恶寒怕冷，只因寒水凝滞不行就会散热不畅，故而发热，经络凝滞，所以头项僵痛，这就是《伤寒论》里的太阳病核心症状，"太阳之为病，脉浮，头项强痛而恶寒"。

而《温病学》里面提到的这个风温之邪呢，一般是不影响太阳寒水运行的，热邪往往是随呼吸道袭入肺部，扰乱了六经气化过程中太阴这一层面对津液气血的发散，导致热郁于内，造成卫气无法宣发，如叶天士说，温热上受，首先犯肺，初时为卫分证。然后《温病条辨》有"太阴之为病，两寸独大，尺肤热，身热自汗，午后热身，口渴，或不渴而咳……"

所以《温病学》和《伤寒论》并非不能汇通，卫气营血是人体的物质基础，而六经是卫气营血升降出入的路径，我们搞懂这个六经出入的规律，非常有益于去理解后世所总结的温病发作机理。

结合六经开阖枢理论，再去看脏腑别通论，尤其是结合这个六经生理模型图，就会很容易理解。

比如脾和小肠别通，太阴主升散气血，《伤寒论》中讲，**太阴病提纲是"腹满而吐，食不下，自利益甚，时腹自痛"**。从六经生理模型图中可以直观看到，太阴包裹少阴，少阴又包裹了阳明管道中的一小部分（即小肠）。少阴把热能传递给小肠，于是肠道里的水被蒸腾后进入少阴血脉，再通过太阴脾（腹网膜）往外扩散。所以小肠虚寒会导致脾不散精，反过来脾气下陷也

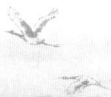

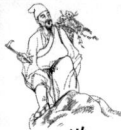

会导致肠鸣腹泻，这样看来，脾与小肠旁通不是很自然的事实吗？

又比如膀胱与肺旁通，《金匮要略·肺痿肺痈咳嗽上气病脉证治》曰：肺痿吐涎沫而不咳者，其人不渴，必遗尿，小便数，所以然者，**以上虚不能制下故也**，此为肺中冷，必眩，多涎唾，甘草干姜汤以温之。

上虚何以不能制下？肺痿为什么会导致尿频？

从六经生理模型图上看，如果太阴肺痿，肺气虚弱，肺气不张，那么中焦水液就会蓄积在腹腔，不能被气化后形成津液游行于体表，最终变成废弃的痰液和唾沫，或者从三焦网膜回收到少阴血脉，不走心肺循环，直接从膀胱排走，所以尿频。甚至是遗尿，因为腹腔有水液潴留，腹压增加，将迫使膀胱不自主遗漏。

治法也很简单，甘草干姜汤温太阴脾脏，促进腹腔内水液升散到肺并输送到全身。

大家看，结合我们的六经生理模型图去理解太阴和太阳是不是要直观得多？

少阳少阴结构解释

在我构建的这个六经生理模型图中，太阳层内部的空腔是少阳，代表人体组织间隙和三焦网膜（太阴）中的通道（少阳）。大球中心有一个小的球体，和一个贯穿整个球面的圆盘，这是少阴，代表人体的循环系统。

《灵枢·邪客》曰：五谷入于胃也，其糟粕津液宗气，分为三隧。故宗气积于胸中，出于喉咙，以贯心脉，而行呼吸焉。营气者，泌其津液，注之于脉，化以为血，以荣四末，内注五

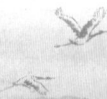

脏六腑，以应刻数焉。卫气者，出其悍气之慓疾，而先行于四末分肉皮肤之间。

经文说的就是食物进入阳明消化系统充分消磨以后，营养成分物质借助少阴血脉系统溉五脏，清轻之气直接通过组织间隙（少阳）抟积在胸中，游行于四肢百骸。

少阴少阳同为枢，在人体的很多地方，血管（少阴）和淋巴、组织间隙（少阴）是交织在一起的，两者共同作用，起着为各脏腑及组织器官输送营养物质，带走代谢废物的作用。如《伤寒论》少阴病篇有一个四逆散证，四肢厥逆、腹痛下利等症状跟四逆汤证很像，但四逆散方只用柴胡、枳实、芍药、甘草四味药就能对治。我们用模型图可以直观地看待这一病理现象：肾间动气鼓动心脏搏出血液，把热量传到全身。如果少阳三焦的组织间隙壅塞拘急，把少阴的血脉都卡住了，那血液自然没有办法达到四肢末梢，从而导致出现四肢厥逆或腹痛下利。

少阴少阳同为枢，但两者的区别在于，少阴的微丝血管可以直接深入到脏器内部，为组织器官的细胞提供营养物质，但少阳作为三焦油网膜，只为气血津精液的输送提供通道，不能进入其他脏器。所以在我设计的六经生理模型图中，少阴横贯整个球体，少阳只是充塞于球体内部介于组织之间的间隙。所以少阳病多为气化问题，不会引起血分证。少阴病除了有气化失调的四逆汤诸方证，还有桃花汤证、黄连鸡子阿胶汤证等血分病变。

"少阴之为病，脉微细，但欲寐"，是少阴元阳不足，循环系统供血不足的衰象。

"少阳之为病，口苦，咽干，目眩也"，是少阳枢机不利，气有余便是火的壅遏之状。

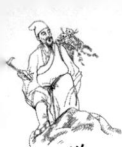

脏腑别通论认为肾与三焦别通。因为心肾属少阴，三焦和胆属少阳，故而在气血升降出入方面可起到枢纽的协同作用。

在六经生理模型图中可以直观看到，肾间动气通过少阴血脉系统把能量输送到三焦，推动三焦气化津液，三焦为决渎之官，相当于体内的运河，能量最终还是来自少阴肾。

但胆与心又是怎么别通的呢？答案都可在我的六经生理模型图中找到。

《灵枢·营卫生会》：营在脉中，卫在脉外，营周不休，五十度而复大会，阴阳相贯，**如环无端**，卫气行于阴二十五度，行于阳二十五度，分为昼夜，故气至阳而起，至阴而止……故**太阴主内，太阳主外**，各行二十五度分为昼夜。夜半为阴陇，夜半后而为阳衰，平旦阴尽而阳受气矣。日中而阳陇，日西而阳衰，日入阳尽而阴受气矣。**夜半而大会，万民皆卧，名曰合阴**，平旦阴尽而阳受气，如是无已，与天地同纪。

我们体内的卫气行于脉外，营气行于脉内，每日夜各自绕行身体五十周，夜晚汇合于体内，然后血舍魂归肝，故而入睡。

营气是按照经脉流注的顺序，寅时起于手太阴肺经，卯时注入手阳明大肠经，辰时至足阳明胃经，直至亥时流至手少阳三焦经，子时流入足少阳胆经，丑时再藏进足厥阴肝经。也就是说营气晚上九点集结在三焦，十一点是子时，当血开始回流入胆以后，胆就开始休息。我们知道，胆为中正之官，十一脏皆取决于胆，胆说鸣金收兵，那么五脏六腑就休息，人体各个器官对血液的灌注需求也大大降低，而到了丑时，脏腑内多余的血也与三焦内停留的气血一起藏入厥阴肝脏，结束一天的生活。

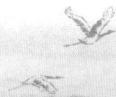

卫气的运行方式和营气不同，卫气白天在体外运行二十五

周，夜间在体内运行二十五周。如果晚上丑时也要归肝，怎么办呢？卫气也有自己的轨道交通，那就是太阳——少阳——少阴——厥阴路线。

也就是说，**夜半而大会**之前，营气和卫气都各自按照自己的路线先在三焦这个地方集合。集合以后，等到子时，血入胆，身体鸣金收兵，脏腑休息，减少血液灌注，最终所有的气血于丑时入肝储藏。修养生息，等待寅时再释放。

所以在临床上，冠心病患者容易在子时发生心绞痛。原因在于，子时气血回流到胆，胆的消化功能停止作业，如果当晚过食油腻，血液中还有大量浓稠的血脂，就很容易诱发心脏病。

阳明厥阴结构解释

如六经生理模型图所示，阳明是中间那条中空的管道，相当于人体的消化系统，从口到肛门是和外界直接贯通的；厥阴是包围少阴的那个球体，包括肝脏和实质性脏器都属于厥阴系统。

阳明主合，指的是把消化道里的营养物质，通过血脉、组织液（少阴少阳）送到厥阴里储藏起来。

厥阴主合，主要指收藏人体的血液，利用血液中的营养成分完成合成代谢，再把合成的各种蛋白质、脂肪等对人体有用的物质通过血液送出去，供给全身组织器官利用。所以像胰腺、甲状腺、肾上腺、卵巢这些具有一定激素合成功能的器官，也可以归为厥阴。厥阴又为何叫两阴交尽之地呢？因为营养藏进去以后还能合成对人体有用的物质，再升发出来。

《素问·经脉别论》有一段话，讲的就是阳明和厥阴的协同原理，其中说：**食气入胃，散精于肝，淫气于筋。食气入胃，**

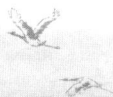

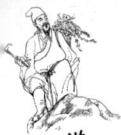

浊气归心，淫精于脉。脉气流经，经气归于肺，肺朝百脉，输精于皮毛。毛脉合精，行气于府。府精神明，留于四藏，气归于权衡。权衡以平，气口成寸，以决死生。

《素问》这段话就反映了食物进入人体，转换成精气以后，在人体内运行的两条路线：

食气入胃，散精于肝，淫气于筋：阳明——少阴——厥阴，这是反映阳明厥阴主合最直接的一条路线，比如淀粉在消化道内分解成葡萄糖（阳明），然后被毛细血管吸收进入血液（少阴），血糖多了就直接送到肝脏里合成肝糖元储存起来（厥阴）。

食气入胃，浊气归心，淫精于脉。脉气流经，经气归于肺，肺朝百脉，输精于皮毛：阳明——少阴——太阴，这是反映人体气血开的一条路线，比如同样是淀粉在消化道内分解成葡萄糖（阳明），然后被毛细血管吸收进入血液（少阴），人体四肢和大脑需要血糖供应，所以葡萄糖通过下腔静脉和腹网膜（太阴）被送到心房，再通过心肺循环、体循环，送到全身（太阳）。

前面讲心和胆旁通的时候，讲到人体气血归藏到肝还有一个合的路线：太阳——少阳——少阴——厥阴。

前面讲"饮入于胃，游溢精气，上输于脾。脾气散精，上归于肺，通调水道，下输膀胱"的时候，还提到了一条水饮在人体里升降的路线：阳明——少阴——太阴——太阳。

所以我们只有搞懂了这些气血升降的路线，才更容易理解六经病理。

《伤寒论》"阳明之为病，胃家实"，说明阳明病就是消化系统堵塞了。

《伤寒论》第212条：**伤寒若吐若下后，不大便五六日，上**

至十余日，日晡所发潮热，不恶寒，独语如见鬼状。若剧者，发则不识人，循衣摸床，惕而不安，微喘……大承气汤主之，为什么不大便会导致发狂、谵语？从六经生理模型图中可以直观看到，少阴直接包裹阳明，不大便五六日以后，粪毒会直接从阳明进入少阴，影响神志。

《伤寒论》第136条：**伤寒十余日，热结在里，复往来寒热者，与大柴胡汤。**这是阳明与少阳合并。从六经生理模型图中可以直观看到，少阳和阳明是直接相连的，少阳枢机不利，导致热郁阳明，阳明胃家实为少阳结所致，治以大柴胡汤解郁通下。

《伤寒论》第32条：**太阳与阳明合病者，必自下利，葛根汤主之。**从六经生理模型图上看，太阳和阳明在上焦部位也是直接相连的，太阳主开出了问题，气血津液就会滞留在腹网膜，阳明内的津液就没有办法送给太阴，即感冒伴腹泻。葛根汤实则是桂枝汤重用生姜，加葛根，无汗加麻黄。是的，我认为葛根汤是桂枝汤的加减变化，因为既然下利，说明中焦升散的力量不够，桂枝汤本来就是建中焦，补营卫气血的。然后无汗加麻黄，下利加葛根。

《伤寒论》第247条：**跗阳脉浮而涩，浮则胃气强，涩则小便数，浮涩相搏，大便则难，其脾为约，麻子仁丸主之。**这一条其实是太阴阳明同病，从六经生理模型图中可以看到，太阴包裹阳明，两者直接相连。**跗阳脉浮而涩，浮则胃气强，**是阳明气盛不降所以大便难；**涩则小便数，**是太阴阴虚导致津气无法升散到太阴肺，故而小便数。麻子仁丸用大黄、枳实、麻子仁润肠通便，恢复阳明降气液之能；用杏仁润肺利气，增强太阴升气津之力。只有太阴源源不断地升，人体的津液才不会通

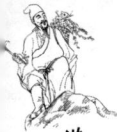

过尿频过度遗失，从而彻底根治。

通过太阳阳明合并，少阳阳明合并，太阴阳明合并，以及阳明病累及少阴，我们可以发现，《伤寒论》六经合病，都有生理基础的，也是有规律可循的，在我们这个六经生理结构模型中，清晰可查。

下面再来看一下什么是厥阴病。**厥阴之为病，消渴，气上冲心，饥而不欲食。**由于厥阴病在整本《伤寒论》中是最复杂的，有的医家无法讲清厥阴病与其他五经病的关系，干脆说厥阴病是不能归入其他五经病的杂病。

尽管有关厥阴病的条文占比分量不大，但通过能否说清厥阴病，可以直接看出一个医家有没有真正掌握《伤寒论》。因为要想彻底弄懂厥阴病，必须把人体气血升降出入的每条线路都搞清楚，六经开阖枢，其实包含了多条气血在人体内部升降出入的路线！

消渴：是因为厥阴主合的功能不正常了，如肝炎、肝硬化，阳明就合不进厥阴，胃里消磨的营养物质（血糖、氨基酸等），无法送进肝脏储存，血液处于高渗状态，人就会时常感到口渴。

气上冲心：是因为厥阴不通，阳明里的能量合不进厥阴，内部化热以后反逆到厥阴心包，故临床常见老年人因饱餐胃气上冲，而致心肌梗死发作。《温病条辨·中焦篇》还有"阳明温病，下之不通……邪闭心包，神昏舌短，内窍不通，饮不解渴者，牛黄承气汤主之"。所以，厥阴肝在下焦主藏血，厥阴心包只是缓存从中焦供给到上焦的气血，而不长时间储血。

这里补充说明一下，我曾在解释心和胆旁通的时候讲到，气血子午流注的顺序是"申膀酉肾心包戌，亥焦子胆丑肝通"。亥时，卫气从太阳回到少阳，留在三焦，营血也按照经脉流注

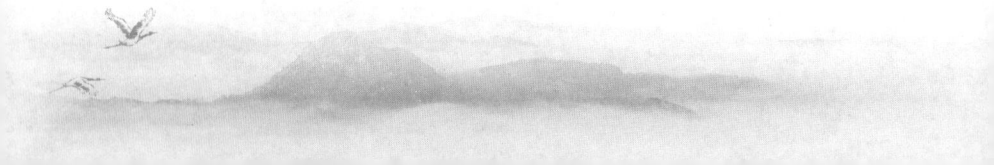

顺序到达三焦经。其实，亥时只是躯体外周的血液会从外边跑回到三焦，身体内部的营血在戌时就流入了心包经，在丑时直接进入厥阴。这也是体内的一条升降路线，阳明——厥阴心包——厥阴肝。

饥而不欲食：有的患者有这种经验，就是晚上 11 点到凌晨 5 点，子丑寅三个时辰厥阴当令，患者会莫名其妙被饿醒，胃有一种被揪得发痛的感觉，但又不想吃东西。这既是因为厥阴位于两阴交尽的地方，在子夜一阳生，但厥阴有病，气血升发不出来，人体各个器官处于低血糖状态，就会产生饥饿感，但阳明合不进厥阴，不想受纳，所以饥而不欲食。

脏腑别通论认为，心包和胃别通，肝和大肠别通，站在六经的层面，就是阳明和厥阴的协同作用。

大肠有肠系膜可以直接和肝连通，津液从肠系膜下腔静脉回流到肝。

肝主疏泄，有协调二便的作用，而大肠的传导正常，亦关于肝气升降。有时候肝气郁结会导致便秘，长期便秘又会引起肝气横逆，血压上亢。通过胃壁静脉吸收的营养要上传到上焦，但可以暂时缓存在心包，两者在生理功能上也是协调作用。

那么就可以解释，为什么内关穴虽在心包经上，但按压它能止呕，大概是因为通过刺激内关穴，增加心包缓存来自中焦气血的容量，从而缓解胃气上逆。

理解了厥阴的生理，再看《伤寒论》讲厥阴病，就很容易领悟其中的病理。

比如乌梅丸治久利，方如下：

乌梅三百枚、细辛六两、干姜十两、黄连十六两、当归四两、附子六两（炮，去皮）、蜀椒四两、桂枝六两、人参六两、

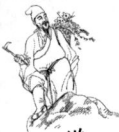

黄柏六两。

本方看似很杂乱，其实含义都在六经生理模型图中：

厥阴：乌梅引药入厥阴经，黄柏清相火、疏利肝经湿热，当归补肝体，蜀椒鼓舞肝阳，助厥阴气血升发。

少阴：附子补命门阳气，桂枝疏通少阴血脉，细辛发散肾阳。

太阴：人参补太阴脾气，干姜温太阴助升发。

合起来看，乌梅丸治厥阴病久利，仍然遵循厥阴——少阴——太阴的路线，需要清厥阴湿热，就加黄柏。清完厥阴湿热之后，就要帮助厥阴升发阳气，然后用蜀椒。

治好厥阴以后，要治久利，得恢复人的生理功能，恢复身体的气机，就必须按照六经规律，推动少阴和太阴的气化功能。

懂了这个规律，对乌梅丸的应用就可以非常灵活。李士懋老前辈在用乌梅丸的时候，对于肝体不足就加大当归的量；见相火太旺则可以加大黄柏的量；若肾气不足导致少阴转不出去，就加大附子的量。总之在这个框架里，把人体气血升降出入调得妥妥的。

再看四逆汤，虽然是少阴下利，但仍然遵循少阴——太阴的路线，所以四逆汤用附子不忘加干姜。

再看理中汤，治太阴下利，只要把太阴主开的功能调好即可，所以理中丸里干姜、人参、白术、甘草全是补太阴助升提的药。

结语：

温病学派把人体按照卫气营血建立参考系，提出治病法轨——在卫汗之可也，到气方可清气，入营犹可透热转气，入血就恐耗血动血，直须凉血散血。卫气营血的辨证理论体系，之所以能被很多后世的医家广泛接受，就是因为能根据病症清晰定位疾病到了卫气营血哪一步，然后又有治病法轨可以按部就班，看应凉血，还是清营，或者透热转气。

其实六经体系也如此，如果把六经的生理原理搞懂了，就能根据病症清晰定位疾病到了六经的哪一个区域，然后按照六经升降出入的规律，因势利导实施救治。而且六经这套体系仅仅是个生理框架，卫气营血、脏腑经络、三焦都是物质基础，也就是说六经这个框架相当于是个开源系统，能够和各种辨证结合起来一起运用。希望读者能理解我构建这个六经生理结构模型的初衷，只是想更好地理解仲景的六经思想，绝无盲目标新立异之意。

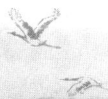

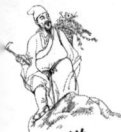

第 十 节

海内知己　天涯比邻

　　回乡创业是一条孤独的旅程。中医文化的土壤在我们这样的小县城相当贫瘠，老百姓生病看中医占比很小，平时喜欢中医的人更少，我把所有的精力都投入医馆的事业中，很少和儿时的玩伴聚会，聊以慰藉的唯一方式就是和网络上中医圈子的朋友交流。

　　我以前建立了一些中医学习的微信群，有时会把我注解《伤寒论》的部分笔记发给大家参考。一直以来，我认为这些对经典的注解尚不成熟，不越知命之年不想公开发表。但一些网友在别的地方学习时，出于知识共享的心理把我的笔记又分享给了另外的同仁，于是陆续有中医爱好者加我微信，说想来石阡跟我交流。

　　河北有一位兵哥，不知道如何得到我的联系方式，说他之前在部队服役六年，因为脾胃不好自学中医，但很长一段时间被一些中医的基本概念弄得云里雾里，感到很迷茫，后来接触到我写的一些笔记，大有豁然开朗的感觉。他刚退伍，政府就给安排了工作，趁着上班前还有两天假，想从河北来一趟石阡请教一些学习上的疑惑。

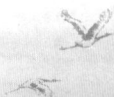

我离开上海回乡创办守真堂，以为早已被外边的世界所遗忘，突然有外边的朋友说要来访问，感到非常欣喜，当即表示欢迎。

兵哥姓纪，做事雷厉风行，头一天微信联系上我，第二天就从保定坐飞机到铜仁，然后搭快车到石阡。两个小时后纪哥如约出现在守真堂门口，他着军装，向我行了个军礼，坐下来寒暄两句，就从兜里掏出一个笔记本开始提问。他来之前早已做好准备，提的问题很有针对性，如《伤寒论》第几句条文搞不懂，脉诊中哪些脉象不知怎么体会，以及他目前还没有执医证，但平时想给家人用针灸保养，有没有什么禁忌……问的都是些很实际的问题。

纪哥边听我聊天边认真记录，第一次看见有人把我说的话认认真真地记在笔记本上，让我感动万分。从写《跋山涉水寻中医》到跌跌撞撞开医馆，在家人和同窗眼里，我没有做出有名堂的事，就是没出息。现在有朋友千里迢迢过来听我讲话，还认真做笔记，我感觉真正遇到了知己。

纪哥有些不苟言笑，只在石阡待了一天，第二天就又乘飞机回了保定，临行前，郑重地说了声："杨老师，您这个朋友我交定了！"

回去以后，纪哥被分配到干部学院工作，我们虽然此后再也没见面，但他一有机会就在单位推广中医，然后把自己的工作成果和我分享。后来新冠疫情爆发，纪哥在网络上组织了中医义诊团体，第一时间就给我分配了一个群的义诊任务，鼓励中医同行充分发挥中医网诊的优势，去帮助疫情期间不方便出门看病的普通患者，使得我在 2019 年春节期间也能为这个世界做出一点点奉献。

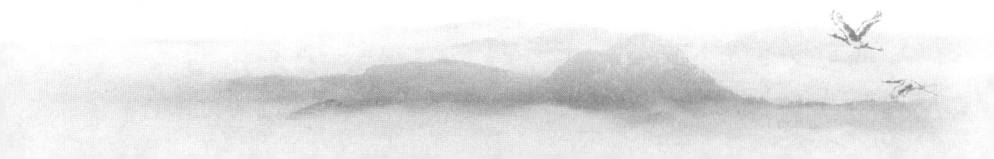

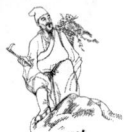

湖北的李姐，在深圳做了八年互联网运维的工作，三年前因为身体不太好开始接触养生，然后自学中医，进而逐渐对中医文化产生热爱。她之前参与过我在微信上讲的"中医百部古籍经典带读"班，一直在群里坚持学习，出于对我医术的信任，说想来守真堂拜师。

我说拜师大可不必，但拜访则随时欢迎。

没多久，李姐真的从深圳来到守真堂，用她的话说，如果不是因为中医，她可能一辈子都不知道石阡这个小地方。

李姐在石阡待了两天，观摩我坐诊，没患者的时候我们就闲聊。

李姐说她出生在湖北黄石的一个农村，十六岁那年考上了大专，专业是广告设计，承诺毕业包分配工作的那种，但一年学费要三万多元。她父亲是农民，把那一年辛辛苦苦干农活攒下的所有积蓄都给她交了学费，还欠下许多外债。可没想到那是一所野鸡大学，刚进校才半学期，学校就垮了。她觉得没脸回老家，于是就去深圳进电子厂打工。那段时间是她人生中最灰暗的时刻，想到父亲为她付出的一切化为泡影，她只能每天以泪洗面，甚至想过轻生。后来她看到那些搞 IT 的精英能月入过万，于是自己买来网页编程的书籍每晚跑到食堂自学，把打工省吃俭用的钱全部用来报班培训，最终从一名工人变成了一名白领。

我很佩服李姐的毅力，然后问她为什么又转而想学中医了。

"因为身体"，她说，搞软件透支了她身体太多的能量，三年前她在办公室晕倒过两次，然后长期高强度的工作导致她内分泌严重失调，长期失眠、经常月经紊乱、头发脱落厉害。她从养生开始爱上中医，在自学中医的过程中逐渐明白健康大于

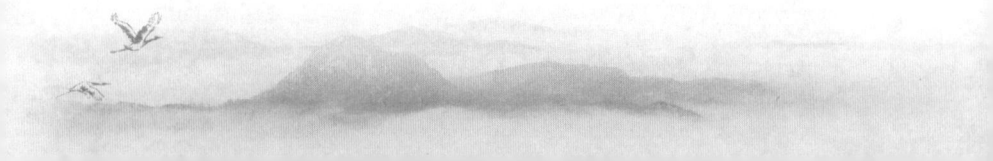

一切的道理。

她说，原本她有一份月薪 1.5 万元左右的工作，但这次来守真堂之前，已经把工作辞掉了。因为她觉得现在心里只有中医，她决定今后要从事一份跟中医有关的工作，这样人生才不会有遗憾。

可是一切从头再来会不会太难？我为她的执着感到不可思议。

李姐说，再难她也不怕。曾经自学编程的日子，让她有了活下去的希望，如今有幸接触中医，更是让她找到人生的方向。生活一旦有了方向，日子就有了盼头。

我很钦佩李姐敢于追求梦想的魄力，内心也很想留她在守真堂工作，但自知守真堂实力不济，目前的营业状况只能勉强维持我个人的生计，我不愿意耽误别人的前程，所以我就建议她去了江西的谭老师那里工作。

从李姐的故事中，我仿佛看到了自己的身影。我们有着完全不同的生活遭遇，但对中医的热爱是一致的，对生命的追求是一致的。

江西的谭老师把我的笔记给了一位被我称为李师兄的朋友看。李师兄对我构建的六经生理结构模型一见如故，说自己学了多年《伤寒论》，总感觉方药记了不少，但临证还是没有头绪。后来他把六经生理模型图打印出来贴在诊桌旁边的墙上，但凡看病开方，按照这张揭示了六经气化原理的图，就能迅速找到治病思路。他经常在电话里请教我这张图在临床中应用的细节，而我难得碰到一个知己，也是非常乐意为他解答。久而久之，我们通过学术交流建立了非常深的友谊。

李师兄也在弋阳行医，他在城北开了一家中医馆，有十多

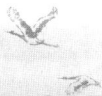

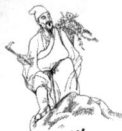

个弟子，亦医亦武，通过针灸、推拿、中药同时给患者治病，效率高，门诊量大。他酷爱武术，英姿飒爽，45岁的人看起来跟20几岁的小伙子一样飘逸，还曾获得江西省太极拳武术表演冠军，和谭老师在弋阳医界齐名，素有南谭北李之称。

李师兄说要带女儿来找我拜师，起初我没同意。因为我觉得自己刚行医几年，资历尚浅，况且他是谭老师的朋友，我和他女儿应是平辈，没有资格收徒。李师兄就亲自跑到石阡来，给我讲了很多自己的故事来打动我。

他讲，很小的时候他的母亲患了崩漏，因为医疗条件落后，卧床三十年，直到去世。父亲一个人拖扯他们几兄妹长大，家庭条件十分艰苦。他从小就看着自己的母亲活在病痛中，心里埋下渴望学医的种子。十六岁辍学以后，李师兄先是到了福建的制衣厂打工勉强维持生计。

他说，十七八岁那会儿，他时刻盼望着能学医，等稍有一点独立生存的能力了就往广州跑，企图寻找学医的机会。先是在澡堂子里给人搓背，经人介绍又到了推拿店学按摩。他不怕吃苦，做事儿比任何人还卖力，因为他知道只有尽快把手里的技术练熟了老师傅才会教他下一套手法。一年下来，李师兄很快把推拿技术掌握得炉火纯青，还把人体经络腧穴背得滚瓜烂熟。他想让老师傅教他针灸，可老师傅死活不同意，换了谁都怕这个勤奋的小伙子把所有的本领学走之后抢了自己的饭碗。李师兄为了表示自己的诚意，发誓只要老师傅能传授他针灸，他保证三年不走人，而且学成以后只在老家江西开业。

就这样又过了三年，二十二岁的李师兄终于学到了一身推拿和针灸本领，回到江西，跟我一样，也是独自一人开了一间十几平方米的推拿店。他那会儿技术已经很好了，但一想到自

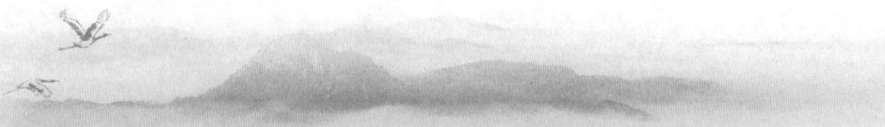

已死去的母亲一生都饱受病魔的折磨，他虔诚信佛，坚持日行一善免费救治一个患者。很快李师兄的善举在弋阳传播开来，生意日渐步入轨道，他始终没有忘记自己的夙愿——学到真正的医术，救治更多的患者，让更多的家庭远离病魔的梦魇。于是他收了第一位弟子，那也是一个从因病致穷的家庭出身的小伙子。他把自己的本领毫无保留地教给徒弟，不断扩大理疗店经营，除了帮助更多的人解决就业，自己每天也有更多的时间继续学医。慢慢的，李师兄通过自学中医四大经典，逐步学会临证处方，理疗结合中药，帮助更多疑难病患者快速治愈疾病。

正因为李师兄这二十几年时刻不忘初心、持之以恒地坚持自学，才有了后来谭老师介绍我们认识时，那个拥有十几个弟子门人的恒观堂堂主——弋阳北李。

李师兄说，如果当年他的师父因为保守不愿意传授他医术，他可能今天还在广州的工厂打工。恒观堂收了这么多弟子，也是希望更多贫苦家庭出身的子弟都能通过学习"上疗君亲之疾，下救贫贱之厄"，真正变得自强不息。他希望我不要在传播中医的道路上有任何顾虑，授人以鱼不如授人以渔，法布施才是最有意义的布施。

我被李师兄的故事所打动，想着说不定以后我的孩子也能向他学习武术和正骨，于是就答应了收她女儿为徒。

这里多提一句，为什么有的人看中医四大经典能够源源不断汲取营养成为明医，但院校教育提了多少年回归经典，很多人还是原地打转。我觉得最重要的原因有两点：一是学经典必须心怀慈悲观，无缘大慈，同体大悲，一个人学医的时候如果面对身边任何一个有病痛的患者，都会像蚂蚁锥心一般难受，千方百计想如何才能给对方治好，那就会时刻想着怎么提高我

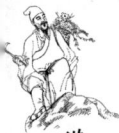

们的医术，在行住坐卧中思考。二是学经典必须结合临床体验，好医生都是在战场上千锤百炼出来的，一味要求有了行医执照才能看病，空学理论再久出来还是没用。

海内存知己，天涯若比邻。五湖四海的杏林爱好者偶尔来访，给守真堂宁静的诊务生活平添了几分生机和欢乐。

宁波有位邬姐，已经快五十岁了，一直是我微信群里的学员，平时利用工作之余的时间认真学习我发在群里的中医资料，连开车做饭都在听课。当得知我在贵州开了一个中医馆，就说要带朋友来看病。

早先我觉得，只要病情不严重，没必要跑这么远亲自过来，可她说朋友们这几年通过她的介绍在网上找我看诊已经看顺了，不愿意再找别的医生，现在见我有了自己的医馆，一定要亲自过来号个脉。

没多久，邬姐果真带了许多患者来，平均年龄都在 70 岁以上，全是她的家亲眷属。看病不假，但还有一个真正的目的，就是说亲。

邬姐跟我父母说，在网上听了我的课两三年，平时也经常找我看病，对我的医术和人品心中已经有数，这次带着自己的家属过来，就是想让他们也看看我。她有一个女儿，马上快大学毕业了，想撮合我们做朋友。她劝我父母，说我要是去大城市生活，会有更广阔的发展空间，只要我父母愿意，也可以一起去那边生活，房子这些到了那边都好解决。邬姐是土生土长的宁波人，但没有一丁点大城市原住民的那种傲气。她以非常认真的态度但又不失开朗幽默的口吻和我父母讲这番话。

那次她带着全家人来石阡一共住了七天，除了她会说普通话，其他的家属都只会说宁波话，她就在中间充当翻译，真是

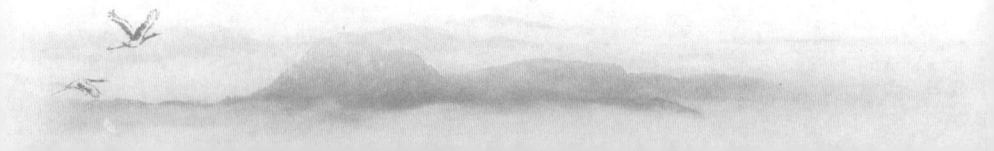

把我逗得哭笑不得。我对邬姐这种长在大都市，思想却一反常人的守旧和淳朴感到非常意外，心想这都什么年代了怎么还可能实行父母之命、媒妁之言呢？姑且不说我的态度，女方听了估计也会笑得半死。但换个角度思考，一个江浙人，竟然会愿意主动让自己的女儿和一个千里之遥的贵州人交往，那是对于我的何等信任啊！

所以我也赶紧把我的想法坦诚地告诉邬姐，因为现行的中医药法规定像我们这样的民间中医只能在县乡镇级的地方行医，这就意味着当下几年我都不可能离开石阡，只能在贵州的山旮旯里去追逐我的中医梦。与此同时，守真堂的事业才刚刚起步，我目前的经济状况尚且只能维持生计，确实不敢谈婚论嫁。另一方面，我和她女儿素未谋面，性格爱好人生观都可能各不相同，其实，姻缘讲的就是随顺因缘吧。

邬姐觉得我说得在理，说过两年再议也罢。没想到她还当真了，过两年以后又带着自己的家人来旅游，不过那时候我的个人问题已经有了着落，她也就没再提及此事。

这些守真堂的来访者，平均年纪都比我大许多，最小的年长我七八岁，高龄的大我二十七八岁的都有。每次他们来守真堂交流，除了听我讲一些临证心得，也会告诉我他们学医途中遭遇的曲折经历。从他们的故事中，我仿佛看到在探寻中医智慧的征途上，还有一群知己与我天涯比邻……吾道不孤！

他们的到访给了我巨大的勇气和鼓舞，我觉得能把守真堂坚守下去是一件幸福的事，有这么多人支持我，我还有什么理由不踏踏实实干好当下的事业呢？

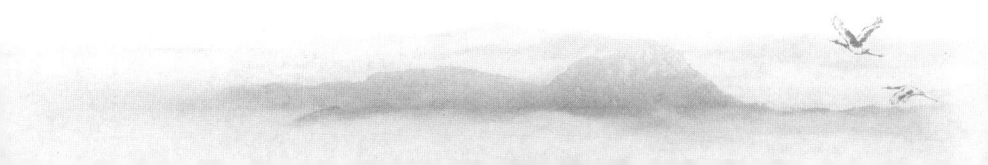

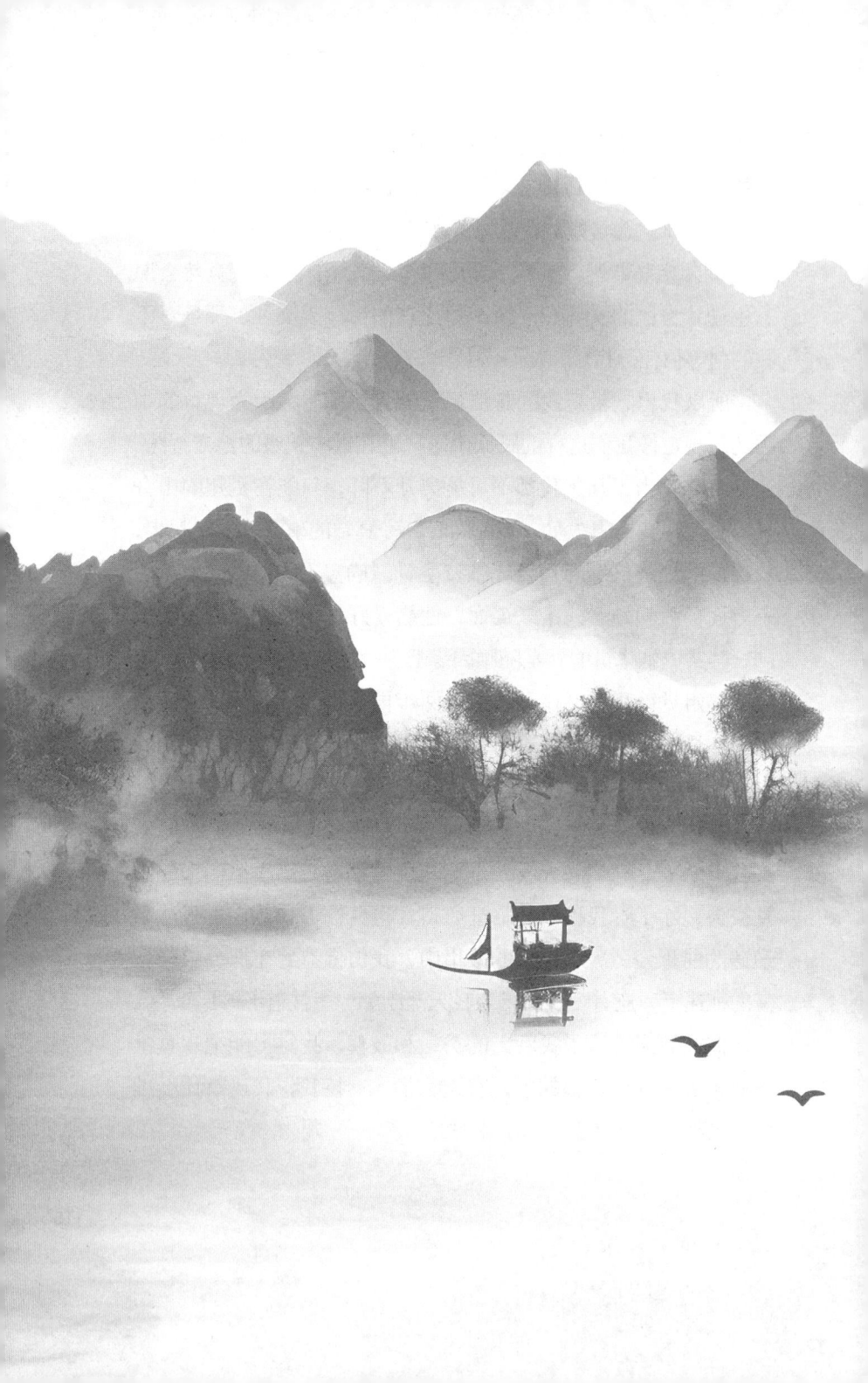

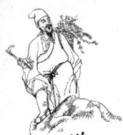

第 十 一 节
出诊杭州 再战慢粒

随着《跋山涉水寻中医》的出版，一些中医爱好者时常通过网络联系上我，说想来守真堂拜访。一般对于求诊的患者，我会建议尽量网诊解决。主要是石阡这边交通太不发达，我不想那些读者因为看了我写的书而对我的医术产生过高的期许，千里迢迢来回折腾反而容易耽误病情。但还是会有读者出于学术交流的目的想亲自到访，我也表示很欢迎。

宁波有一位王叔，是一位年近花甲的企业家，他加我微信说，有一次在别的地方参加培训，同期学员把我的笔记给他看完之后，他觉得我解释《伤寒论》的视角很独特，想来当面请教一些问题。我也没多想，就把守真堂的地址发给了他，大概觉得此人应该也是理工科出身，不然不会有这种刨根问底的探索精神。

记得他那次来石阡是 2018 年 11 月下旬了，贵州只要一进入冬季就连月阴雨绵绵，空气又湿又冷。王叔到了我医馆附近但找不到具体位置，我就去外边接他。只见在人群中，他个子高大，穿着冲锋衣，背一个高耸的双肩包，一看就是外地来的，虽然面容沧桑，但身子硬朗，气质里透露出江浙商人独有的干练精神。

　　我把王叔领进医馆之后，处理完手上的几个患者就跟他攀谈起来。作为一个中老年人，他的举止显得有些急切，等其他患者一走，就径直从背包里拿出许多资料，滔滔不绝地道出原委：他说自己女儿在前两年做宫颈癌筛查时被查出有两项高危病毒呈阳性，西医认为有很大的潜在风险，但目前阶段尚无任何方法可以防治。已经五十五岁的王叔迫不得已开始自学中医，通过中医在线、灵兰中医等平台，他报了很多妇科名医的课程，在学习的同时，通过平台想方设法联系上那些名医，然后带着女儿千里求诊。书包里的各种化验单和处方签，就是先前在全国十多处名中医那里治疗的存根。

　　王叔说，这两年他报了很多的中医课程，把精力都投入到自学中医上。西医说宫颈癌病毒阳性不能根治，他就一边自学中医一边广交名医，结合众人的智慧，希望能把女儿的身体调好。但两年过去了，先前找过的十几个医生开的药都不太理想，中药吃了上百剂，病毒还是呈阳性，现在女儿新婚一年多，也不敢有胎孕。

　　更雪上加霜的是，原本这次是要带上女儿来石阡找我当面治疗的，但临行前他的女婿突发晕厥送到医院急诊，女儿一时走不开，他为了守信赴约，就先独自一人坐飞机到铜仁，计划和我先碰头，然后再等女儿过来。没想到飞机刚落地铜仁，就收到女婿确诊白血病的噩讯。王叔说，他在铜仁机场徘徊了很久，最后决定无论如何要来石阡见我一面，所以当即订了当晚回宁波的机票，然后从铜仁包了一个私家车到石阡来见我。

　　听王叔讲完他此行的原委，我大吃一惊，终于明白了为什

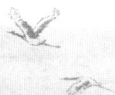

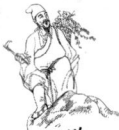

么这位访客初次见面时面容如此憔悴，为什么他一进诊所就急切地想把自己女儿的病情告诉我，为什么一位五十多岁的老人还在四处奔波学习中医——这就是父爱，一位父亲对女儿最无私的大爱。

原本我在微信中只是答应王叔可以来访交流学术，但面对一位父亲煞费苦心的安排，我除了感动别无他想，人来都来了，能帮则竭力救治吧。

我告诉王叔，宫颈癌我治过几例，部分 HPV 病毒呈阳性并不可怕，按照中医理论属于伏邪，完全可以通过扶正固本增强人体免疫力，同时配合泄湿化浊杀毒的中药，把病毒抑制在很小的范围，那么宫颈癌发病的概率就很低，有一些患者通过长期服用中药后去做生化检测，病毒还可以转成阴性。

王叔听完我的解释，觉得此行可能没找错人，心情总算舒缓了一些，说回去以后就把女儿的舌苔拍照发给我，让我到时候再给拟个处方。但刚聊完女儿的病情，就接到亲家那边打来的电话，说宁波院方已经确诊女婿情况危急，建议马上转到杭州抢治。

即便是要转院抢救，也得想办法先把病情稳定住呀，我隐约听到电话那边在问王叔："你拜访的那个贵州医生水平怎么样？能不能问问他对治白血病有没有什么经验？"王叔这边用宁波话回答，大意好像是，水平挺好，水平挺好，我这就问问。

挂完电话王叔又急切问道："杨老师，实在抱歉，我知道您平时不随便接诊外地患者，但这次事发突然，性命攸关，我女婿突发白血病，宁波院方已无力救治，要求火速送往杭州，全家人现在都急成了热锅上的蚂蚁，只求能为女婿稳定病情，延

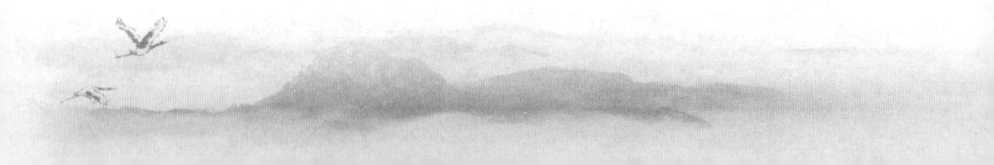

缓生命。您能不能写个方子，救救这孩子？"

说实话，我当时尚未有治疗白血病的经验，但我见王叔都已经快到了心力交瘁的边缘，眼神里流露出渴求的目光，一种巨大的悲悯和责任感压在我心头，让我实在不忍心推脱。

我坦然说："王叔，白血病我没治过，但我愿意和您一起想办法把患者目前的病情稳定住。您赶紧给您女儿打个电话，把您女婿的面色、舌苔发过来，然后问问您女儿，他的脉是弱是强，是快是慢。"

王叔见我答应，立马拨通了他女儿的视频，教他女儿怎么拍面部和舌苔照片，如何测量脉搏，感知强度，而我则在一旁赶紧记录信息。我们初次见面不到 1 小时，感觉就像战场上的战友，协同并进，迅速展开一场网诊的抢救战。

十几分钟后，我们收集到如下信息：患者 34 岁，皮肤白皙，自昨日突发晕厥后，送到医院抢救，一直低烧 38.5℃，心率 130次 / 分钟左右，出虚汗，短气胸闷，双下肢皮下紫癜。舌苔白滑，舌质暗红，通过王叔他女儿不算很专业的摸脉，大致可以断定脉数，但细弱。

时间急迫，容不得我多加思索，凭直觉我捕获到患者现在的主要问题在于脉虚极，气脱不固，好在没有戴阳证，说明气尚有根，能放手一搏。拟四逆加参汤加味如下：

生附子 15 克（先煎 2 小时），生姜 15 克，甘草 30 克，党参 30 克，山茱萸 50 克，仙鹤草 50 克，茜草 20 克，白术 30 克，茯苓 30 克，白芍 30 克，黄芪 30 克。

先抓两剂，以观疗效。

王叔也算是用人不疑，接过方子，赶紧转给他女儿，并在电话里叮嘱道，务必按方抓药，注意附子要先煎两小时，按时

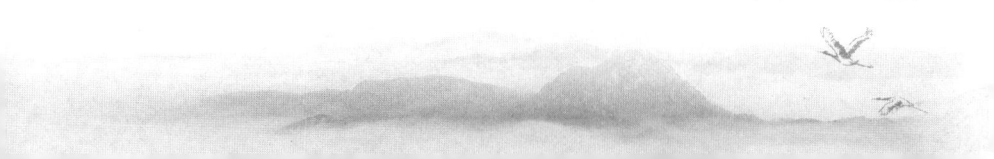

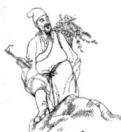

照顾患者服药，出了什么问题他来担责任。

说罢，王叔往座位上一坐，长吁一口气，似乎身上有千斤般的担子卸了下来，头望着天花板，注视了良久才说道："杨老师，这次贸然来访实在是打扰了，非常感谢您的帮助，我由于订了晚上的机票回宁波，现在必须乘车去铜仁了，等我处理好家中的事情，一定会再来拜访。"

我不是那种善于用言语宽慰别人的人，但我内心明白王叔此时此刻的心情一定很沉重。时间紧迫，我提出送王叔到客运站。一路上我心里都在想，中医治疗白血病的文献专著怎么这么少？我在这方面的认知几乎是空白，送走客人以后一定要多找找相关资料学习，争取在今后的业医生涯里能帮到更多的白血病患者。

临别的时候，我看见王叔的背影在霜雨飘摇的北风中缓缓远去，我的心情无比酸楚。父爱无疆，王叔用自己对子女们的无私付出，向这个冰冷的冬天诠释了什么是人间大爱。

两天以后，王叔打电话跟我报喜，说女婿服用了我的中药以后，心率降到了110次/分钟左右，体温正常，短气胸闷头晕等症状都有明显改善，问我是守方还是易方，因为当初我说先吃两剂以观疗效。

我跟王叔再确诊了一下他女婿的脉舌现状，脉仍细数，沉按无力，舌质红，苔白滑有粉积。我认为正虚气弱仍然是当下的主要矛盾，所以我告诉王叔仍然守方不变，再吃三剂。

又过了三天，王叔来电，说女婿现在的心率降到了90次/分钟左右，白细胞也有所下降，目前已经转到了杭州市一医，但还没有床位。他和亲家们商议，既然现在西医还不能展开治疗，吃我的中药又有确切效果，所以很希望我能去杭州出诊一趟，为其女婿当面治疗，至于出诊费用，他们会按守真堂的标准办。

说实话，我内心还是有点跃跃欲试的，毕竟这是我人生中头一次亲手治疗白血病患者，对于舌色脉症亲自去看一下，对临床经验的积累是很重要的。但另一方面，我又有些迟疑，毕竟这是命悬一线的危急证，如果把人治坏了，麻烦可就大了。

王叔见我犹豫不决，猜到我的顾忌，又说，请我一定放心，不论最终结果如何，一切责任由他们自己承担，毕竟现在西医也没办法治疗。

我被这位执着的父亲所感动，出于救人心切，我也没做多想就爽快地答应王叔，让他给我三天时间把诊所事务处理完就赶去杭州。

到了杭州以后，王叔把我安排到杭州市一医附近的红楼宾馆住下来。第二天一早我们就去医院看望他女婿。

王叔说，杭州市一医主要接诊血液科患者，在他女婿住的那栋楼，接诊的全是白血病患者，就连楼道也挤满了患者，他女婿是在我来的头一天才分到一张床位。院方认为他的病情已经转为慢性，只能暂时靠吃西药稳定病情，然后做骨髓移植。原本亲家母的骨髓和女婿是最匹配的，但对方母亲年纪太大，不适合再移植，所以只能申请从中华骨髓库匹配，最快也得半年。

"反正都是等，我们一致同意中西医配合采取积极治疗"，王叔说，"之前吃了您的中药才五天，女婿的症状就有了大幅改善，我们全家都相信您！"

来到病房门口，的确如王叔所说，楼道里都挤满了病床。所以我们走路得格外小心，尽量不要碰到那些脆弱的重症患者。

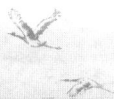

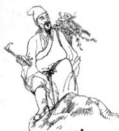

十平方米左右的小房间里，挤了三张床位，条件有限，每家只能派一个家属轮流看护。王叔的女婿邓哥住最里面，我心想还好靠窗能通通风，不然好人在这样的环境都会憋出毛病来。

我见到邓哥时他状态还算不错，家人说他这两天也没有再吐过，胃口还算不错，早餐吃了小笼包和烧麦。只是面色有些薄，缺乏血色。我诊了一下脉，左手沉濡数，右手弦紧细。舌质红，苔不算厚，只是舌中有些粉积。

来杭州之前，我查阅了有些近代医家治疗白血病的经验。大多数前辈都认为此病根源在于热毒入血，深入骨髓，所以核心在于凉血解毒。这些观点在一定程度上影响了我对邓哥病情的判断。我认为患者通过四逆加参汤已经度过了危险期，现在舌质现红，右脉弦紧，是热毒外现的迹象，我应该乘胜追击，折其锐气，是时候凉血解毒，祛邪外出了。

于是我一改前方，去掉附子、山茱萸、党参，重新用数味解毒凉血养阴之品融于一方：

白花蛇舌草20克，半枝莲20克，小蓟10克，藕节10克，牡丹皮15克，紫草10克，重楼10克，鳖甲15克，苍术15克，仙鹤草30克，山药30克，泽泻15克，茯苓15克，十大功劳叶20克，旱莲草20克，麦冬15克，石斛10克，佩兰15克，甘草10克。

出于谨慎考虑，我仍保留了一些固护脾胃的药，令先服两剂以观疗效。

开完方，王叔就带我到河坊街上的胡庆余堂抓药。他忙于排队等待煎药，我则徜徉在这家百年老字号的古墙白砖下，抚摸着回廊里一幅幅文人墨客留下的牌匾，在嘈杂的人群声中，

遥想胡雪岩一手把它缔造起来后，是什么力量让胡庆余堂历经百年风雨而屹立不倒，这里面仅仅是商道的运营法则吗？抑或有人心理念格局在其中吧！

药煎好后我们就赶紧拿到一医给邓哥服用，然后回到宾馆，坐等医院那边家属打电话来反馈。但直到傍晚，邓哥喝完三次药以后，说今天觉得身体没啥变化，就是肚子有些胀。

第二天我和王叔一早又到医院给邓哥察脉，左部濡细不算数，右部弦弱，舌质暗，苔厚腻，粉积物比前一天多。问是否排便，答有但不成形。问哪里不舒服，说昨晚因为腹胀（其实是心下痞）一夜没有入睡。

我意识到昨天的方子应该有些寒凉碍脾，但根据邓哥左脉已经不数，右脉弦而不紧，错误地认为这是伏邪消散，病趋于好转，所以没有顾及邓哥一直说腹胀一事，仍让王叔他女儿继续给邓哥服用昨天的方子，佐点姜枣汤一起喝，再观察一天。

下午没什么事，王叔就陪我到西湖散心。但我有些心不在焉，总觉得这次出诊太过顺利，有些出乎我的意料，我担心邓哥病情会有反转。

果不其然，到了晚上八点，王叔的亲家打来电话，说邓哥今天喝了药腹胀更加难受，晚饭前喝了一点就吐了，现在很排斥喝药，问能否过去看一下。

我们接到电话就往医院赶。邓哥大概因为身体不适，所以情绪上有些烦躁，勉强配合诊完脉就睡了。他父母比较焦虑，说孩子现在排斥吃中药，干脆就把药停了吧。我一听，也不好说什么，就回了宾馆。

王叔感觉左右为难，一路上安慰我，说没事儿，吃中药吐

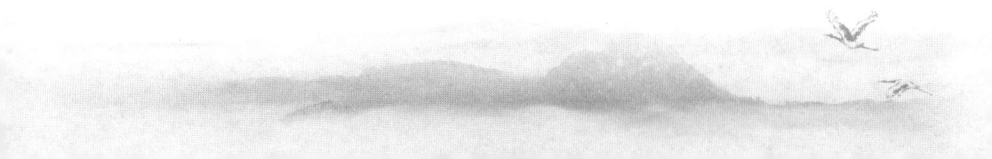

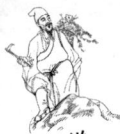

很正常，又不见得是伤胃，很多西药毒副作用比这大多了，明天再去开导下亲家他们。

我表示中药可以先停一下，我在宾馆等一天，如果他们决议停药，我就回贵州。

第三天我哪也没去，一直在网上查阅文献，琢磨着自己的思路到底哪里出问题了。我仔细对比了赵绍琴、李可等医家关于白血病的一些论述。赵老早年和秦伯未共同撰写了一篇提倡治白血病以补为主的文章，到了晚年又单独写了一篇治验否定了前言，他认为大虚有大实，患者气虚、贫血、乏力、消瘦等症状背后其实是实邪的潜伏，所以解毒凉血和透邪外出是关键。而李可认为，急性期热毒炽盛应以凉血解毒为主，但如果患者气血两竭，正虚血脱，则应以温脾统血、敛肝固肾、益气复脉为主。

李可老先生还列举了一位小儿白血病患者的医案，接诊时处于六脉亡脱的极度虚象，李老用温脾回阳的思路，把孩子从死亡边缘拉了回来，可家长因为看见孩子病情好转，胃口大开，又给孩子喂食西瓜，导致寒凉伤脾，腹泻数次而亡。回想我前两次给邓哥开方，尽管没能当面看诊，但结合其症状看有明显元气虚脱的特征，我两次用四逆加参汤加减，疗效都很显著，后来因为太过偏执于凉血解毒，在处方中加入了很多清热解毒之药，导致邓哥每吃一次就心下痞满难受，甚至到了胃不受纳的状态。看来治病既要参究先贤的言论，更要通达时变，在临证中灵活辨证，万万不可胶柱鼓瑟啊！

晚上王叔从医院回来，说经过他和亲家们再三商议，决定从第四天开始，继续请我开药。我则把自己这一段时间以来对于此病的学习心得和治疗思路跟王叔做了一个详细汇报。王叔

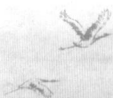

说，他果然没有看错人，尽管他们家经济条件在江浙还算可以，沪杭一带的名医也看得起，但不一定能遇得到我这么用心钻研的，所以这次请我，不管结果如何，起码心里踏实。

第四天一早我又和王叔去医院给邓哥把脉，这次我用心体会，反复观察，发现邓哥左脉濡细数，沉取无力，明显属于虚劳脉，右脉弦直，关部紧边缘呈齿状，舌苔厚腻，边缘有齿痕。我把这几天的检查报告拿来一看，原来还有脾肿大等并发证。我很后悔前两天把脉不够仔细，同时开方过于遵循脑海中储存的资料，这次我凝神静气，摒弃所有杂念的干扰，按照指下的感觉，重新书方如下：

生附子15克（先煎2小时），干姜10克，莪术15克，苍术20克，大腹皮15克，郁金15克，茜草20克，仙鹤草30克，白芍30克，桂枝15克，黄芪30克，旱莲草15克，山茱萸20克，党参20克，西洋参10克，甘草10克，十大功劳木20克。

两剂。

当天吃下去以后，邓哥反馈身体很舒服，心力比较足，先前经常感到浑身肌肉乏力和酸痛的感觉没有了，胃胀等现象也没有了，吃东西有胃口，大便很顺畅。

第五天一早，邓哥发现他下肢出了很多紫癜，密密麻麻的一大片，虽然看起来有些恐怖，但身体没有其他不适，而且感觉有一种久违的精神饱满。我通过审脉也没有发现什么异样，就让他坚持服药，邓哥非常配合。

到第六天去看邓哥的时候，紫癜又一夜之间全部消失了，而且各方面血象都有明显好转。于是我就干脆令其守方再服七剂。

见邓哥病情稳定，我跟王叔说决定次日回程。

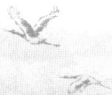

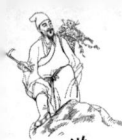

那天是我待在杭州的最后一天，我跟王叔在宾馆详细讨论了邓哥今后的治疗方案，然后我们还闲聊了很多人生的话题。

王叔说，我和他很有缘，因为他在我身上看到了那个二十几岁敢闯敢干的自己。他说他出生在宁波一个农村家庭，性格比较拘谨内向，大学读的是杭州理工大学，学化工，思维严谨，但不善言谈和交际，毕业以后先在国家机关上班，可一个月只有不到 100 元钱的工资，熬了三年终于还是决定下海创业。他选择做外贸出口，需要经常往返于宁波和无锡，每次在杭州中转歇脚，因为兜里穷，就住火车站外边最便宜的旅社，那时候隔着旅店的窗户可以看见红楼的霓虹灯光，那是杭州最早的五星级酒店，他梦想着有朝一日也要住上这样好的酒店。

对于一个不爱应酬、不善交际的人来说，经商其实会更难一些，但王叔就靠着勤恳和务实的做事风格，和一些西欧的顾客牢牢建立了合作关系，生意一做就是二十多年，也不需要什么溜须拍马，也用不着觥筹交错，也不会担心欠账坏账，只要一心一意把订单做好，生意也就年复一年地扩大。

如今他已经在杭州买了房，每次朋友来也都能安排下住红楼酒店，但站在红楼高层的窗边往下看，以前住过的旅社早已不在。那是一段艰苦的岁月，却也是他一生中最值得回忆的时光。王叔说，他很欣慰看到我们这一代成长起来的青年敢于拼搏，迎接挑战，认准人生方向，在逆风中坚定前行，他说也许有一天我会成名，但那不重要，重要的是我有一段值得回味的人生。

那天我们在宾馆一直聊到很晚，在医学上我把王叔视若知己，在人生中他更像是一位谆谆善诱的老大哥。就这样，我和

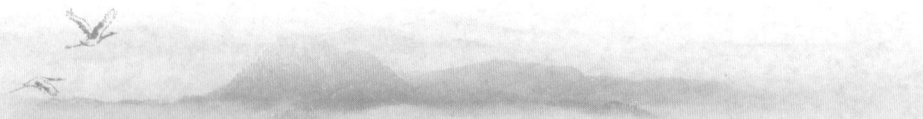

王叔成了忘年交，往后每年冬天他都来石阡找我，对我今后人生的指引很多，帮助良多。

附：白血病治疗经验收录

慢性白血病瘀血型，症见：胸闷胁痛，低热乏力，关节刺痛，大便发黑，紫癜，经闭，脾脏肿大，舌紫有瘀斑，脉涩数，白细胞可高至 30 万 ～ 40 万（$300×10^9/L$ ～ $400×10^9/L$）。颜德馨认为，此因肾气不足，热毒之邪内侵骨髓营血，髓热熏蒸，煎熬阴液，故致瘀血盘踞于精髓之间。辨证为瘀血内结，新血不生。治则以破瘀为主，兼以扶正。颜德馨曾自拟三方，颇有效验。

龟甲化瘀饮：龟甲、鳖甲、牡蛎、莪术、丹参、红花、三棱、太子参、仙茅。水煎服，日一剂。

消痞粉：水红花子、皮硝各30克，樟脑、桃仁、土鳖虫各12克，生天南星、生半夏、穿山甲片、三棱、王不留行、炒白芥子、生川乌、生草乌各15克，生附子、延胡索各9克。共研极细末，蜜糖醋调敷脾脏，施用时另需加麝香1.2克，冰片3克。外用防潮纸罩住，以防污染衣衫。此药第二天仍可敷用，但麝香与冰片需另换。作者曾以此外敷药治疗九例白血病患者，证实可使脾脏缩小，血象改善。

抗白一号：即莪术、青黛、雄黄三味，具有较好的疗效。此外，干蟾皮、牛黄解毒片、牛黄醒消丸、麝香等均有抑制白细胞作用。

补充：董洪峰医师治白血病，用青黛、雄黄，两者之比为9：1，两药研末后制成粉剂装胶囊，或压成片剂。先从小剂量，每次 3 克，每日 3 次开始，饭后服用，如无明显不良反应，可

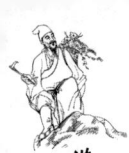

增至每次 5～6 克，每日 3 次。先服用十天左右。数服后细胞渐恢复正常。

有人用青黄散：青黛与雄黄 7：3，研细末，每日 8～18 克，分三次冲服。并服汤药：龙葵，薏苡仁，黄药子，乌梅，甘草，白花蛇舌草，三七，治疗急性非淋巴细胞白血病，有效。

第 十 二 节

医疗帮扶 深入农村

从杭州回来我一直跟王叔保持联系，得知他女婿已经放弃骨髓移植，在家靠中西药结合调理，恢复得挺不错，我甚感欣慰，但此次出诊也让我意识到，自己目前临证阅历太肤浅，对很多领域的疾病，认知程度还是一片空白，我深知自己应该多加强临床实践以增长见闻。但诊所的门诊量太低一时半会儿又无法改变，想走出去义诊吧，在没有什么名气的情况下，一些街道、村委又不愿意配合接洽。

就在这时，县里一则脱贫攻坚先进事迹引起了我的关注——

为积极响应我国要在 2020 年面向全世界宣布脱离贫困的号召，我县各机关单位与一百多个贫困村结成对口帮扶关系，全县近三分之二的城镇职工驻扎入村，与村民同吃同住已经一年多，力争要在 2019 年年中完成脱贫验收，帮助广大的穷苦群众脱离贫困。其中有一个干部家庭，夫妻双方和女儿都是国家公职人员，分别在三个不同的偏远乡村帮扶，家中老母年过八旬没有人照料，为了不影响脱贫攻坚大局，儿媳妇就把婆婆接到她帮扶的乡下，一起住在农户家里，一边积极开展脱贫帮扶，

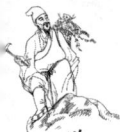

一边照料自己的老母亲，成为全县的先进模范。

在此之前我看过《习近平的七年知青岁月》，对知识青年上山下乡的岁月一直有所向往，而且我认为，毛主席教导我们干革命得从农村包围城市的战略也很适合发展中医服务。我琢磨着，怪不得整个 2018 年咱们县城格外冷清，平时我去一些机关单位办事几乎家家门庭冷落。既然眼下举全县之力都在积极抢战脱贫攻坚，我何不找个在事业单位工作的朋友，让他帮忙引荐我到其驻村的地方参与医疗帮扶，这样不就可以名正言顺展开义诊了吗？

碰巧我认识一个在教育局工作的邱老师，她是我姐的闺蜜，从小看着我长大，我们之间情同姐弟。邱老师就在我县江河村当驻村干部。我跟她一提起想搞医疗帮扶的心愿，她非常高兴，当即把我的情况跟她们带队帮扶的领导汇报，领导表示非常乐意我的加入。

冥冥之中自有天意，邱老师他们这支帮扶队伍的领导是刘老师，他曾在中学时期做过我的临时班主任，对我印象深刻，见我在体制外自主创业，政府并没给我指派任务，我却自己发心来村里做帮扶，于是对我另眼相看，在后边的驻村生活中给予我很大的支持和帮助。刘老师说，他坚信脱贫攻坚是我们民族历史上一项跨时代的伟大壮举，我能参与一定会留下刻骨铭心的记忆和光荣。

就这样，我跟江河村的驻村干部刘老师商量好，等过完元旦就去他那里报到。

2018 年岁末的最后几天，我盘点了一下医馆第一年的经营状况。原本我并不在意经济上这些细账，因为能做自己喜欢的事业已经很知足了，但对于创业一年的收支情况多少得给家人

一个交代。

医馆开业前我用光了身上所有的积蓄，到了年底银行卡里又恢复了这么多财产，虽说是个保本经营，好在没亏钱——我的父母做了一辈子的国家公职人员，习惯每个月都有薪水固定打到卡里，觉得那个体面又稳定，才是一个名牌大学生该走的人生道路。如果守真堂第一年没有回本，也就意味着我是靠吃卡里的钱在亏本经营，那估计他们又得劝我去考事业单位了。

想到过几天就要去村里生活，我把医馆的门诊时间调整到双休日，平时周一至周五就待在村里不回来。父母刚开始还有些不乐意，他们认为眼下医馆本来就没什么客人，再这么关了门瞎跑那不更没生意了吗？而且江河村离城不远，去义诊送送药也能当天就回来，驻村对我的发展似乎没有任何意义。

我认为，二老可能是怕我一个不留神就在乡下扎根了。原本我从上海回到县城就已经让他们在同事们前很无颜面了。他们这一代人就是拼了命从农村走出来的，现在我又要像坐滑梯一样溜回去，那不越活越后退了吗？我用名医蒲辅周的故事跟母亲讲，蒲老家在四川省梓潼县三代行医，他中年接班就已门庭若市，但自省对经典领悟得还不够，又闭门三年潜心研究学问，我现在还年轻，既然抱定志向一辈子搞中医，去乡下待一阵子耽误不了我什么，这才勉强征得他们的同意。

2019年元旦一过，我收拾好行囊就如约赶赴江河村，正式开启了一段令我终生难忘的驻村之旅。

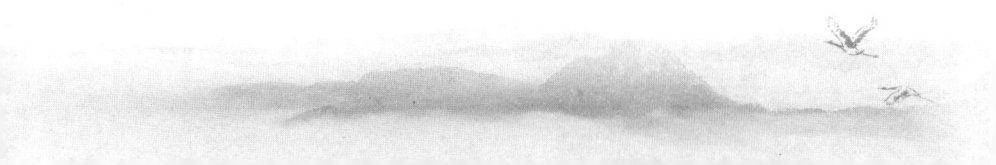

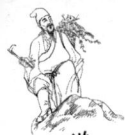

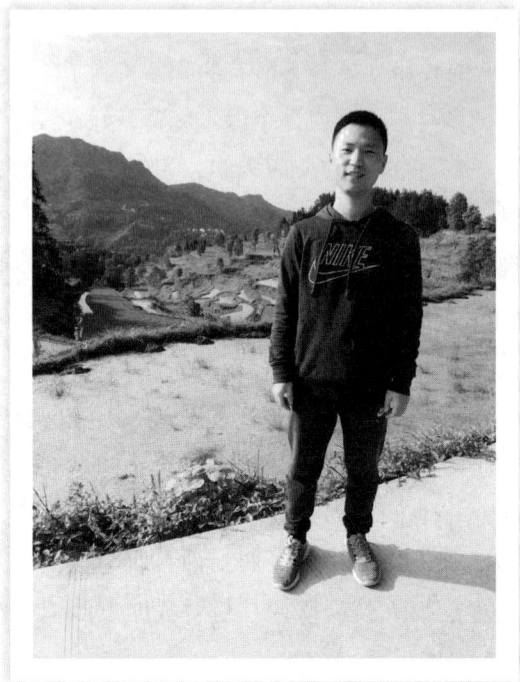

江河村离县城不到20公里，是一个坐落在山谷中的小山村，山环水绕，溪水清幽，景色十分宜人。整个村庄有12个组，每组住户八十户左右。按照帮扶政策，一个驻村干部精准帮扶一个组，所以咱们这个村就12个干部成员，分别从我县教育局、城管局、水务局三个单位的在编人员中抽调而来，年纪大的快60岁了，年纪小的才刚从大学毕业。

刘老师把我安排在村卫生院住宿，平时协助卫生室的赵院长解决疑难病。吃饭就跟驻村干部们一起在村委的食堂吃。

刘老师说，我县的扶贫运动已经开展了一年多了，现在是总攻坚阶段，主要是巩固扶贫成果，等待全国的社科专家来验收。所以我这段时间来搞医疗帮扶，有些地方的村干部可能并

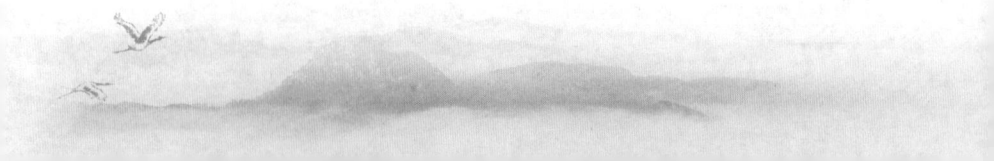

不稀罕，主要是中医服务不属于脱贫验收的考核项目，所以不是很乐意花精力接见我。但刘老师认为搞脱贫帮扶就是得从老百姓需要的地方干，现在有一位中医自发也想为老百姓做点实事，他认为这就叫一拍即合，所以他愿意尽力配合我在江河村展开医疗帮扶。

据我了解，卫生院的负责人赵院长曾经念过两年卫校，但因为家庭贫困就辍学了，不过中医的基本功并没有丢，对于药性赋和汤头歌诀时常可以脱口背出。在他接任了江河村卫生院的工作以后，由于不擅长开中药处方，就完全没准备中药材，平时都是用西药给村民们解决疾病。但他坦言，基层卫生院的西药不外乎消炎和镇痛两大类，能解决的病种太单一，在面对各种妇科病、老年慢性病、儿科急性突发病等时根本束手无策。所以卫生院就经常出现患者多但生意差的情况。

中药就是咱们中医人的子弹，没有真枪实弹怎么为老百姓解决病痛呢？所以我当机立断自己出资采购了两百味左右的常用中草药各一公斤放到卫生院，并告诉赵院长，凡是不能用西药解决的病，就让我来开中药，费用我分文不取，盈利由卫生院全收。

说实话，当时采购中草药花费了我两个月的纯收入，但我认为人生中在这件事上打肿脸充胖子做得值，赵院长看在眼里也感动在心里，每逢村里有患者来看诊，就极力推荐我这个城里来的专家给大家用中药调理。

几例患者下来，大家反馈效果突出，卫生院的收入也增加不少，赵院长也日渐对中药产生浓厚的兴趣，找来压在箱底多年的卫校笔记本，说想跟我学伤寒用经方，每晚我们都聊到一两点，乐此不疲。

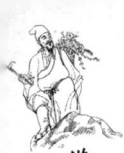

从原则上讲，我这个编外人员可以不用参与和政策扶贫相关的事，但为了能更深入地开展义诊，我主动提出每日同刘老师他们一起入户帮扶，遇到有病情的家庭方便及时施治。

还记得我抵达江河村的第一天，当时已经快天黑了，刘老师说他还有两个走访任务没有完成，于是我放下包袱就换上他的车，直接跟他投入到驻村一线。

我们朝他帮扶的江河村第十组赵家沟直奔而去，山路相当陡峭，盘旋而上急弯一个接着一个，头一次走这种路的我坐在车里双腿蹬直，脚心不住冒冷汗。刘老师见状赶紧安抚我说："没事，这路多走几次就好了，你要是紧张就看看远处的风景。"

我远眺对面的山头，只见丛山峻岭静静耸立，云雾缥缈的山腰间梯田依稀可见，一片静谧祥和的山居景象，心情稍作平复，我好奇地问刘老师："这山路如此陡峭，若是遇见转弯，坐在轿车里完全看不见路，你们是怎么保证行驶安全的呢？"

"看路沿带呀，我们现在走的这条路是通村公路，平均路基宽 5.5 米，遇到陡坡加急转弯看不见路面的情况，可以根据路沿带的走向，结合车身与路沿带的边距，及时判断打方向盘的时机，就不会有危险了。"刘老师接着说道："这些都是入村的必备技能，不然有时候一天要往山里跑好几趟，效率提不上来。"

真是处处留心皆学问，我已经预感往后的驻村生活能让我学到不少经验，接着问道："那这些山路都是你们来了以后才修的吗？"

"是的，修路是脱贫攻坚基本的帮扶项目，没有路，后边的产业扶贫、教育扶贫、医疗扶贫都难以展开。"车窗边的风声很大，刘老师拉大了嗓门说话。

"那这么说——"我也扯着嗓子喊，"不管咱们贵州的山村

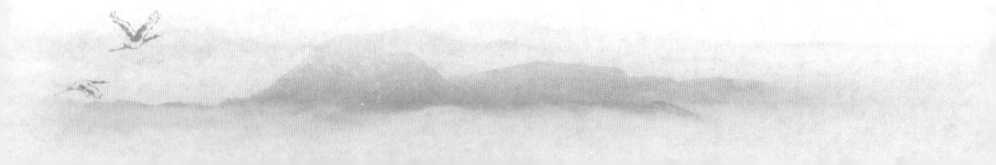

再偏远，这路都会修到百姓家门口吗？"

"原则上说是这样，但也有特殊情况。比如有的农户居住的地方生态环境特殊，已经被列为生态保护区，我们就会采取生态移民，然后尽量不让人为施工破坏地方的生态环境。像咱们江河村山脚下的村委和附近的十几户人家住的新房就属于这种。"

我对农村的各种情况充满了兴趣，感觉和刘老师在一起就会有问不完的话题。不知不觉我们的车已经绕到山的后背，这里人烟稀疏，山林茂密，和山下的村落简直像隔了一重天。

我们一边聊天，一边欣赏山路带来的幽美风景，不知汽车开了多久，乡村路驶到了尽头，终于看见几户农家的灯依稀闪烁在眼前。刘老师找个地势宽敞一点的路段把车停下来，然后我们步行至农户家里。

我驻村入的第一家民户至今令我印象深刻，这是家建在山谷边上的砖木老房，院墙外的小路仅容两人并排通过，路的外边就是陡峭的山谷，与对面的山崖遥遥相望。这里环境清幽，高大的乔木比比皆是，农户家周围长了很多桂花、香樟、金丝楠等掩映在屋舍上空，四周雾气缭绕，清脆的鸟鸣声一直在山谷中盘旋，给人的感觉就像《琅琊榜》中的琅琊阁。

刘老师看出了我的心思，给我介绍这家的主人赵大伯是一个堪舆先生，所以这宅子的坐向很讲究，然后带着我走到赵大伯家屋檐下贴的公示卡旁，填写了资助信息，并向我介绍赵大伯家的情况，"赵大伯还是木匠，有一身好手艺，在村里的条件还算不错，但是国家扶贫项目有标准，子女还在读大学的，仍然可以评为精准扶贫的建档立卡户，其家庭和子女理应享有国家资助。"

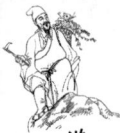

听见门外有人对话，屋内走出一个大婶，连忙喊道："刘老师，赶紧来家里吃饭！"然后就使劲儿把我们往家里拽，从她热情的态度可以看出这应该就是房子的女主人了。

但刘老师态度很坚定，说赵群燕从省城做手术回来了，一会儿要带我去给她看看病，耽误不得，不得已，大婶才放了我们，见我们走的时候她眼里非常失落，这是我多少年没有体会过的淳朴民风，让我内心极为感动。

从赵大伯家后院出来，我们跟着被水泥硬化过的串户路继续往山里前行六七分钟就到了刘老师说的赵群燕家。可别小看这短短六七分钟的上行小路，可真把我累得气喘吁吁的。刘老师却说这样的山路他们每天走六七公里是常态，我只能算是浅尝了一下驻村生活的一角。

赵群燕家是刘老师帮扶的重点贫困户，她们家属于典型的因病致贫。赵群燕在十三岁左右的时候就得了癫痫，严重时每周发病两三次，根本没法上学。因此她的父母赵安夫妇只能在家务农方能照看她。而变卖粮食产物所能换取的经济收入实在太低，在国家没有开展脱贫攻坚以前，夫妇俩每年自费给赵群燕看病买药的钱就占了整个家庭收入的百分之七十还多。所以这些年来，赵安夫妇家一直是家徒四壁，家中没有任何电器，也不敢生育更多的子嗣。

自从全省开展脱贫攻坚后，刘老师驻村第一步就把这类特困户作为重点帮扶对象，认真核实情况，如实上报国家，尽最大努力为赵安夫妇争取到精准扶贫户所享的经济、粮食、医疗、住房改造等补助。然后还牵线搭桥，让县医院给赵群燕开转院证明到省医院去做根治手术，报销比例高达百分之九十。

手术回来以后，刘老师第一时间就到赵群燕家看望慰问，在这个村他就像赵群燕的父母一样，比谁都更渴望这个花季少女能彻底摆脱病魔。但细心的刘老师很快就发现赵群燕的身体还存在一些不太理想的后遗症，比如脑部手术以后癫痫虽没有再发作，但赵群燕却会经常感到脑袋疼痛欲裂，而长期服用抑制癫痫发作的西药导致她现在神志变得有些迟钝，原本身材苗条、五官端正，可谓长得亭亭玉立，现在却变得体态臃肿、木讷呆滞。

"博文，从赵群燕的事我悟出一些道理"，刘老师说，"我认为搞脱贫帮扶最终还是要以人为中心。单从数据指标上看，我已经完成对赵群燕一家的帮扶工作，该有的社会补助他们家都已经拿到，但我不甘心，我渴望有一天能看见赵群燕健健康康地活在这个世界上，而不是靠吃抑制神经的药昏沉地度过一生。"

"您放心刘老师"，我哽咽了一下嗓子，由衷敬佩刘老师为生民立命的心怀，然后郑重说道，"我一定会用自己的医术竭尽全力为村民们服务的。"

说罢刘老师领着我从侧门进入赵群燕家。昏暗的白炽灯下，她们一家三口围着一个两尺见方的地炕正在烤火，周边除了一张桌子和几把凳子外没有其他家具，土墙也没有粉刷，显得屋内格外压抑。赵安夫妇见我们进门赶紧张罗着让我们坐，然后沏茶倒水，态度同样很热情。赵群燕坐在她母亲旁边，也礼貌地跟我们打了招呼，只见她剪了短发，头部做过手术的地方还能隐隐看到痕迹，来之前刘老师说赵群燕以前虽有癫痫，但五官端正，体态匀称，可现在也变得有些臃肿。

刘老师把我们的来由告诉赵安夫妇，他们听后心底无比感激，表示很愿意试试中药。我也就开门见山，直接给赵群燕把

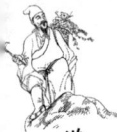

脉诊断。只见她的脉沉微而滑，舌苔少而剥裂，四肢厥冷，肾气衰微，里寒极重，初步诊断其以往频发的癫痫应该类似于奔豚发作的机理，当人体真气衰微，寒饮引动髓海内的伏邪，进而引发气逆肢厥，神明失守等症。但何以年纪轻轻就这么阳微呢？面对怪病，我习惯于追问首次发作时的情况，以期从中找到一些病因病机的蛛丝马迹。

赵群燕虽然目光有些呆滞，言语也显得有些木讷，但没发病时神志还是清楚的，她毫不犹豫地说，自己不能摸冷水，每次只要一摸准犯病，这让我确信应该是寒证无疑。

但当问及第一次发病有没有什么征兆时，赵群燕想了很久，似乎觉得没有任何特别的地方。我又让她把首次发病前一周的身体状况都回忆一下，看看能不能找到什么线索，可她还是说没有任何异常。

我寻思这应该不太可能，于是试探性地问她："那你现在每个月月经来得正常吗？"

十六七岁的农村小姑娘对这方面还是挺害羞，她支支吾吾半天没说，我想去西医院治癫痫大概还会挂神经内科，那些医生应该也不会问这个，不然赵群燕不会这么害羞。于是她的母亲接过话帮她答道："我这丫头，五六年没来月经了。"

哎呀，我听到这儿，恍然大悟，痛恨自己忘了陈修园在《医学实在易·问证诗》中提到的"九问旧病十问因，再兼服药参机变，妇人尤必问经期，迟速闭崩皆可见……"其中**妇人尤必问经期**一句让我灵光一闪，似乎抓到了病机的线头，于是赶紧问赵群燕："你好好想想，第一次癫痫发作的前几天是不是来过月经，然后有没有在那几天里受过寒，感过冒？"然后我转头对她母亲说："告诉孩子一定不要忌讳，这个对于治疗她的病

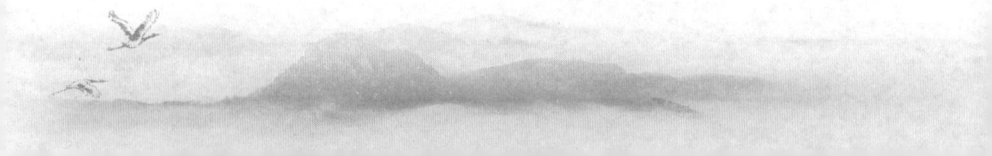

很重要！"

赵群燕的母亲看了看她，然后宽慰道："孩子，你好好想想，我记得那几天你不是说头痛吗，想到啥就告诉医生。"

赵群燕这才支支吾吾说："我以为，这，这没什么。发病前有一天下午我从学校放学回家，下着大雨，我就淋着一路跑回来。回家以后没有衣服换，然后就躲在被子里。后来，后来我把被子给弄脏了，然后就感冒了，头疼了好几天，然后就得了这病。打那以后，每个月都会有几天感觉要犯病，如果又刚巧遇到打雷下雨天，我心里就特别害怕，然后准犯病。"

我转头问赵群燕她母亲："打那以后，你孩子是不是从没来过月经？"

赵安的妻子一个劲儿点头，夫妻俩惊讶地望着我，似乎也意识到这里面有什么端倪。这么一来，我几乎可以肯定赵群燕的发病机理了，然后给他们解释道："中医认为怪病多由痰作祟，癫痫的病邪不外风痰二字。这痰可能来自胎毒，也可能来自日常饮食。小儿犯病常由急惊风诱发，及其年纪稍长可由情志波动、惊恐或暴怒诱发。总之痰饮和七情忧思为内因之本，风寒燥火是外因诱导。赵群燕在13岁那次月经初潮的时候，淋雨受寒后不知祛寒保暖，又由于年幼无知把床褥弄脏以后心生恐惧，恐则气下，气厥神乱，导致寒邪深入脏腑骨髓，因此时而头痛，每逢受寒则会加重病情以致痰浊蒙蔽清窍，昏厥抽搐，角弓反张。西医虽然通过脑部手术抑制了部分神经信号的传导，使得癫痫不会频发，免去生命危险，但寒痰入脏与髓仍在，因此时常还会头疼，月经始终不见来，就是证明。"

我一口气说了这么多，虽用了很多专业术语，但赵安夫妇不住地点头，就连赵群燕似乎也若有所悟。刘老师借机说道：

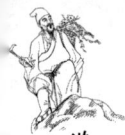

"那就让杨医生给赵群燕开个方子，咱们换个法子，给赵群燕治治！"

有了刘老师先前建立的群众信任基础，赵安一家对我非常信任，赶紧拿来笔和纸请我写方。我按照当时的脉证情况以温经汤为基础配合涤痰镇惊止痛之药，书方如下：

桂枝 15 克，白芍 15 克，生姜 30 克，吴茱萸 10 克，法半夏 15 克，麦冬 10 克，川芎 15 克，沉香 5 克，益智仁 10 克，白附子 10 克，天麻 10 克，羌活 10 克，当归 10 克，僵蚕 10 克，胆南星 10 克，菖蒲 10 克，甘草 10 克，朱茯神 12 克（朱砂 2 克拌），蜈蚣一条，钩藤 15 克，蔓荆子 10 克，生龙骨、生牡蛎各 20 克。

写罢告诉赵安夫妇，现在村卫生院就可以抓中药，也能报销，并再三嘱咐赵群燕服药期间切忌不能摸冷水，吹冷风，平时水果生冷之物也忌服。他们全家非常感激，临别时非常想从家里找点什么东西送给我们，可惜家中太寒碜，最后想到让我们带一点自己炒的茶叶带走，刘老师为了顾及他们的感受，也开心地收下。

那天我们从赵群燕家出来已经是晚上十点多，月光洒在乡村的水泥路上格外明朗，我和刘老师走在大山里，只听得见彼此的脚步声和寒风呼呼的声音，天空特别明亮，走在这条少有人走的路上，我感到回乡一年多，内心有一种从未有过的酣畅。

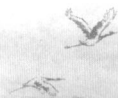

第 十 三 节

脱贫攻坚　时代壮举

江河村的扶贫干部们非常团结，他们平日里各在自己组里积极开展扶贫事项，谁遇到问题户比较难沟通，大家就坐下来集思广益共商对策。整个团队工作氛围极其融洽，我入住村里不到两天，就被这群可爱的驻村干部们敬业和乐观的革命主义精神所打动，平时跟他们入户，茶余饭后参与他们的工作座谈，自然而然也了解了很多他们的感人事迹。

那位引荐我到江河来的邱老师，和我姐同年，家中小儿仅六岁，还在念幼儿园，她和自己的先生分别在不同的乡里驻村，没人照看孩子，索性就把娃娃转到村里的幼稚园上学，我们都问她这样会不会影响小孩的受教学质量，她乐观地告诉我们，在村里长大的娃才更健康！

教育局有位方老师，已经五十五岁了，四年前得过直肠癌，手术切除病灶部位后身体一直很虚弱，原本可以请病假不用驻村，但方老师却说，他也是农村走出来的人，帮扶农村就像帮扶自己的老家一样是责无旁贷的。

我给方老师看过身体，尽管这些年直肠切除后并无转移，但胃肠吸收功能很差，他的中气很虚，面色少华，臀部没有多

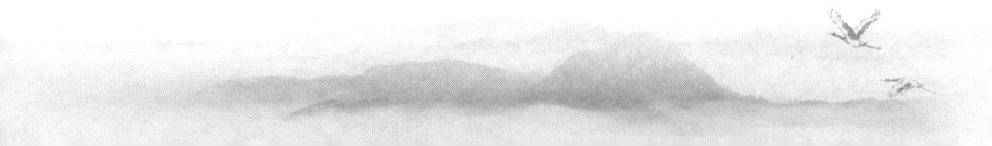

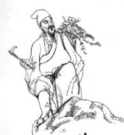

余的肉，几近于医书上所说的大骨枯槁、大肉下陷的状态。好几次我陪他走在入户的路上，他大口喘着粗气，分明能看见那是用意志力在驱赶着自己的大腿一步步挪动，好几次他就这样抓住我的手说："博文，我这儿腿很不争气，总是不长肉，没力，你看看有什么法子可以帮我把身体调理好吗？我的困难户问题多，每次入户我都恨不得一咕噜就走到他们家里，我这心里急啊！"

我先后给方老师用过小建中汤、附子理中丸、肾气丸、右归丸、薯蓣丸，效果都甚微，但方老师总是鼓励我说："快了，博文，你离帮我治好已经越来越近了。"每当听见方老师这么对我说，我就感到很惭愧，看着他一心扑在脱贫攻坚上那种忘我的奉献状态，就好像有一股力量不断在鞭策我努力钻研医学，不要辜负了这群人对我的信任。

咱们村有一位最年轻的九零后驻村干部陈洁，从她身上我看到了九零后新时代国家干部在磨砺中不断成长的风采。

陈洁的帮扶对象是九组，紧挨着刘老师的十组，所以我们三人经常一起徒步入户。

山里的生态极好，各种小动物在林间的枝头乱窜，不时听见树枝被小松鼠压断的清脆响声，接着哐当掉在草丛里，嗖的一声隐藏在密林中。我们经常边走边聊天，主题漫无边际随意发挥，寂静的山谷里回荡着我们的话音，非常释怀和惬意。

我和陈洁是同学，但在念书那会儿几乎没有什么交往，那时她经常形单影只，独来独往。据同学们说陈洁很小的时候父亲就因病去世，后来母亲改嫁到云南，自己一个人留在石阡寄宿在亲戚家，所以可能性格比较孤僻。但这次驻村，我看到的陈洁完全像变了一个人似的，她乐观而开朗，见老同学来村里

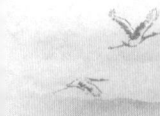

搞医疗帮扶，对我的饮食起居十分照顾，整个性格变得成稳而大方。

一次徒步中，我和刘老师问陈洁为何变化如此之大。陈洁笑着说："你们既然那么想知道，那我就说说吧。"她每次说话前总是习惯性先抿嘴一笑，露出两个精致的酒窝，然后娓娓道来："其实你们都知道，我从小寄宿在亲戚家里，性格极其敏感自卑，大学期间几度得了抑郁症，得亏了经常去一些寺庙做义工，抄抄经，才避免走极端。"

"那踏入社会以后好些了吗？"我和刘老师问道。

"并没有"，陈洁很平静地说，"我大学毕业以后为了有个稳定的工作又考取了石阡的编制，然后回到石阡。说实话我不太喜欢这个成长的环境，参加工作以来几乎很少和单位上的同事交往，一下班就躲在家里抄经——我知道这是一种回避，却没有勇气去面对真实的生活。起初选择来驻村，正是对生活环境的一种逃避。"

"原来是这样。"我在心里默念，为她的遭遇感到不可思议。

"那是驻村让你变得开心吗？"刘老师打趣地说。

"确切地说，是驻村让我真正意义上长大了。"陈洁说，"虽然我对农村的很多民生问题一窍不通，比如一亩地能产多少粮食？一头猪每天要吃多少饲料？遇到贫困户的厨房、厕所要改造时水电路线该如何布局？妯娌间闹矛盾又该如何解决？刚开始那一个月我经常因为完成任务太晚，一个人走在山里哭泣着回到村委，到食堂已经错过了大伙儿吃饭的时间，又饿着肚子回到宿舍，脚上全是水疱，刚躺下休息没几分钟，还没擦干眼角的泪水，组里的大婶又打电话咨询自家养的鸭染了病，我又一个鲤鱼打挺起来上网查资料。"

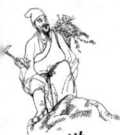

"我长期患有轻度抑郁症，但为了让老百姓配合扶贫项目的实施，我必须学会如何跟他们沟通，让他们对我产生信任。说起来奇怪，来到村里后我每晚都睡得很踏实，清晨伴着晨辉走在通往入户的田埂上，新鲜的空气让我备感清爽，每次为村民解决生活难处之后，心中感到无比喜悦和充实。"

"为什么脱贫帮扶要管妯娌间的矛盾问题呢？"我不解。

"博文，你可能不知道"，刘老师补充道，"早些年一些地方村干部在落实国家扶贫政策时没能做到一碗水端平，老百姓有难处找干部得不到及时处理，造成村官公信力缺失，后来当负责脱贫攻坚的数万名国家干部来到农村时，很多百姓刚开始认为我们只是来走走过场，应付一阵子就会拍拍手走人，这对很多扶贫项目的开展很不利。为了取得他们的信任，我们必须吃住都在村里，同老百姓一同生活，建立感情，这样才好开展工作。"

"那你在扶贫工作中有没有遇到什么困难呢？"我问。

"是的，有一次我看见你好像还跟一位村民吵架了。"刘老师说，"当时你一个女孩子跟村民大吵大闹，我真担心你会有啥想不开。"

"喔，那次呀，现在想起来，我还得感谢董老六那个懒汉让我成长嘞！"陈洁详细说起当时的情况，"要说咱们扶贫工作有多难，我觉得不在于生活艰苦，也不在于任务艰巨，而在于人心的固执与难以转变。就拿董老六来说，五十多岁还单身，家徒四壁不思进取，总是妄想国家政策处处都能围绕他转。那次搞院坝硬化，施工方拖来十六袋水泥在他家门口，只用了十三袋，按理说剩下三袋应收回用于隔壁李婶家的危房修补，可董老六一时财迷心窍，想偷偷把水泥占为己有，好在自家田里整个鱼塘。被我发现以后就软磨硬泡，想让我开后门，甚至还恶语威胁，如果不答应他，我就休想在咱们江河村开展扶贫工作。"

"真是岂有此理，你当时怎么不把这些告诉我们呢？"身为组长的刘老师气愤地说道。

"那你当时被吓坏了吧？"我也替陈洁捏了一把冷汗。

"可不是嘛，起初被董老六这么威胁，我好几天下午都不敢独自去村里串户，原本就胆怯的我，连续几个晚上没睡着。最后我还是不愿意在原则问题上妥协，我就索性叫施工方的一位工人去他们家把水泥扛了回来，当时董老六气急败坏，沿途追着我破口大骂，言辞之肮脏令我不堪入耳，我以为赶紧跑回宿舍躲起来就没事了，结果他还在乡民间四处散布谣言说我拿了隔壁李婶家多少好处，又与施工方如何勾结贪污国家建材。听到这些我当时一下子就面红耳赤，从小到大我从没受过这等侮辱，真是想死的心都有了。"陈洁说到这儿一个劲地叹气，看得出她是有多委屈。

我和刘老师都听得着急，赶紧问："那当时我们在哪儿，你当天没做出什么傻事吧！"

"那天方老师他们去镇上采购物资，邱老师带他们的贫苦户去县里看病，后来我才听说你的困难户赵仕兵有个官司开庭，你和他去镇远了。"陈洁接着说，"当天下午我怄气没有出来吃饭，一个人在宿舍把眼睛都哭肿了。当傍晚时分，我已经下定决心要放弃工作离开这里，提笔准备写辞职信，没想到突然有人在敲我的门，原来是咱们食堂做饭的哑巴奶奶刘阿婆，她给我端来一碗热腾腾的荷包蛋，用手比划让我把鸡蛋吃到肚子里然后好好睡一觉。看见刘阿婆的那一瞬间，我再一次痛哭流涕，

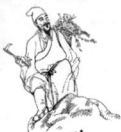

仿佛看见离开自己多年的奶奶，刘阿婆见状，眼泪也包不住往外淌。"

"刘阿婆也是一个苦命人，她从小就是哑巴，中年又丧夫，只有一个儿子常年在外打工，考虑到她的情况特殊，驻村干部一致同意请她来为我们做饭，其实是想在经济上对她给予一定的帮助。"刘老师给我说明这里的情况。

陈洁接着说："那晚刘阿婆抱着我，直到我睡着了才离开，我在迷迷糊糊中，脑子里萌生了一个想法：村里还有很多事等着我去做，还有许许多多像刘阿婆这样的困难户需要我去帮助他们脱贫，为了他们早一点摆脱辛苦的日子，我必须坚持把扶贫工作干到底，其中包括和董老六这样的破坏分子作斗争！第二天一大早，我就直接奔往董老六住处，以毫不客气的口吻大声警告他，要是再恶意诋毁我，那就是破坏脱贫攻坚，不仅得不到扶贫的一切照顾政策，甚至会因为诽谤国家公务员遭到起诉，到时候将面临法律的制裁！"

"对，说得好，对付这种人就应该理直气壮！"我为陈洁在一旁喝彩。

"当时董老六没有为难你吗？"刘老师继续问。

陈洁扑哧一笑，"诶，那家伙，懒汉再刁钻终究不是恶匪，理亏之人一听我要起诉他，而且会丧失所有扶贫待遇，态度瞬间一百八十度大转变，马上给我倒茶赔礼。我看他那一副滑稽的样儿，心里忍不住想笑。也正是通过那次，我的性格彻底有了转变，我看所有人都不再有那种畏惧的阴影心理，一遇到棘手的事件需要马上处理，我先呵呵一笑再放松心情去做，逐渐形成了习惯。"

听了陈洁的故事，我非常佩服她，佩服一个女孩子在艰难

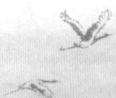

的脱贫攻坚驻村生活中，不断突破自己内心多年的抑郁症阴影，在爱与奉献中不断成长，锻造了自己坚韧的品行与勇于担当的精神。

在一次徒步入户的路上，我还听说了刘老师去镇远为困难户打官司的故事。

刘老师有一个困难户叫赵仕兵，五十多岁，往年都在浙江台州打工，月平均收入五千多，超过脱贫线，但今年一直没有外出务工，整日在家也没有务农。经刘老师上门走访时得知，赵仕兵有一个女儿叫欢欢，嫁到石阡与镇远交界的大地方村，女婿嗜赌成瘾，长期不务正业，在外面债台高筑，回家就对欢欢施以拳脚发泄。婚后不到一年，欢欢即强烈要求离婚，但女婿要赖，没有二十万元的补偿就不同意，而且还不让外家人上门看望。赵仕兵夫妇为了女儿的事整日焦头烂额，完全没有心思外出打工。刘老师知悉原委后，指导赵欢欢通过法律程序合理提出离婚，经镇远县法院调停无效只能公开庭审，但原女婿始终不肯露面，而对方公检人员认为此类民事案件太过微不足道，态度消极，置之不理良久。

刘老师见状，亲自带上赵仕兵一家和从石阡请来的律师来到镇远县，与对方据理力争，起初对方的公检人员以脱贫攻坚任务繁忙为由，说法院人手缺乏，实在无暇顾及，刘老师见状，跟他们斗智斗勇，及时掉转话机，强调2019年是全省脱贫考核的关键年份，倘若对方不尽快解决该案件，危害的不仅是我方当事人的合法利益，也会耽误赵仕兵一家务工就业创收，乃至累及我们县农村的脱贫总进度，下个月就轮到我们两县交叉考核了，到时候只要我们这边的领导跟对方县委的领导一反映，他们也会背责！

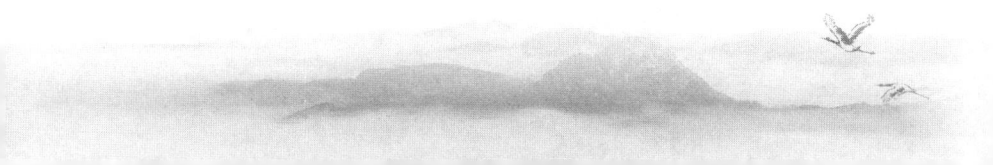

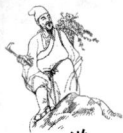

打蛇打七寸，说话说利害，对方法院被刘老师和律师这么一说，态度立马转变，并用最短时间传唤来赵仕兵的前女婿，公正合理地把双方的离婚问题解决了。虽然这只是一件非常普通的民事诉讼，但刘老师对贫困户的那份关心与尽责却让我感彻心扉。刘老师说："博文，天底下没有人自甘贫困，如果把扶贫比成你们治病，那看准病机很关键。所以国家派我们这些知识分子来驻村，我们就应该深入贫困户的生活，帮助他们排查致穷的病因，然后彻底搬掉这些绊脚石。唯有这样，他们才能在经济发展中自主脱贫，茁壮生根。"

听了刘老师的这些故事，我由衷佩服他的胆识智慧、谋略与格局。

驻村期间，刘老师还给我介绍了一个特殊的患者，那是他读师范时期的同学，江河小学乡村教师杨老师。

刘老师说，杨老师是他的知己，毕业以后他们被分配到乡下执教，刘老师在短短的二十年职业生涯中先是调到县重点中学任校长，然后进入教育局当领导。而杨老师则一直留在江河，二十年如一日坚守乡村，其实很多次都是杨老师主动把晋升的机会让给了他。他们私下约定，不管今后二人的仕途如何，都不要忘了读师范时曾许下过的誓言，那就是要把毕生的精力奉献给中国的基层教育，要把爱奉献给最贫困的山区留守儿童。

然而厄运有时却像没长眼一样专挑好人身上降临——杨老师有一次在家访的途中，不慎从山间小路失足跌至山谷，头角严重挫伤，伤口化脓感染一年多才愈合。又过了没多久，他为了给孩子们做一个篮球板，在组装的过程中被钉锤再次砸中头角原伤口，之后皮下一块瘤状凸起迅速疯长，经多次外部切除反而越演越烈，最后在省人民医院被确诊为皮肤癌。

刘老师带我去见杨老师的时候，他正在教室给孩子们上语文课，讲到"人固有一死，或重于泰山，或轻于鸿毛"。他面容憔悴、声音沙哑，但笑容可掬，充满激情。他给孩子们讲司马迁的故事，诙谐幽默地用自己额头上的肉瘤打比方，他说自己头上已经开过四次刀，用臀部的皮肤植过四次皮，虽然动手术很痛，但一想到做完手术回来就能给同学们批改作业，心里就觉得值了，而且保证以后回来都不打同学们屁股了，惹得小孩子们哄堂大笑。

我给杨老师诊病，发现他血分郁热极重，热毒蛰伏极深，这可能是引起疮口化脓和癌变的根本原因，所以我从凉血解毒，火郁发之，疏肝活血、养阴益气的思路，对他的体质全面调理，以期达到控制肿瘤生长，预防恶化、避免转移等效果。

服用一段时间中药后，杨老师说他头角皮下隆凸的地方以前经常有刺痛欲裂的感觉得到缓解，同时伴随多年的一些症状如口干不欲饮、夜寐烦躁不安、畏寒怕冷却易上火、腹泻痞满反酸等都有改善，于是他逐渐对中医治癌的思路产生认可，进而对我回乡创业行医的事迹也赞誉有加，在往后我的行医生涯中，我们一直成为很好的朋友。

2019年2月份，临近春节那几天，宁波王叔突然打电话说想再来造访我，因为他女婿已经出院回家，病情很稳定，而他想以一名中医爱好者的身份单纯来找我叙谈。我告诉王叔，自己最近参与驻村不在县城，如果不怕村里条件简陋，但来无妨。

于是很快我和王叔又在村里相见，正值寒冬腊月，很多农户家都开始杀猪熏腊肉准备过年，那几天村里几乎没什么帮扶工作，每天都有四五户贫困户来村委请我们去家里吃杀猪饭。经县领导批示，为了团结干群关系，这种饭咱们不能拒绝。于

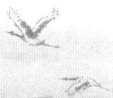

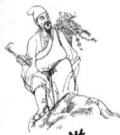

是我们驻村干部分成四五组，每餐轮番到不同的村民家吃饭。

我和刘老师一组带上王叔去各个山头吃饭。王叔第一次走这么陡的乡村山路，也是双腿吓得发抖，直叹扶贫工程实在令人震撼，有时候一条路蜿蜒盘旋直上云霄，只为让山顶上那寥寥几户人家能走上通衢大道。

那些天我把王叔安排在赵院长的家中住宿，他习惯每天早出晚归和我们在村里走访，深夜回家时，发现这个村的村民居然还保留着夜不闭户的习惯，惊讶不已。

临近过年那两天，刘老师精心策划了一场年度晚会，让每个驻村干部都自编自导一个作品，还让陈洁和邱老师为村里的留守儿童也编排了节目，在狂欢中让干群关系更加深化和巩固。

王叔看在眼里，感动在心里，临回家过年时非常不舍，一个劲儿地赞叹，脱贫攻坚是我们这个时代，这个民族最伟大的壮举！我们约定，来年他一定会带着全家一起再来石阡，再来这个村过年。

现在想起来，能参与脱贫攻坚真是人生中非常值得回忆的一段经历！倘若没有驻村，我可能永远接触不到这么多可爱的人和令人感动的故事。而王叔说脱贫攻坚是我们这个民族一次伟大的壮举，我认为一点不为过。

第 十 四 节

造访药王　对话深山

　　一天，陈洁在每周例行的研讨会上向大伙儿求助，她最近遇到一位棘手的贫困户，很不配合扶贫工作，希望我们能集思广益出出主意。我们大伙儿都好奇，脱贫攻坚已经开展一年多，目前干群关系相当融洽，怎么还会有人捣乱不配合国家政策的开展呢？

　　陈洁解释说，她这个"贫困户"家姓蔡，20世纪50年代从江西徙居至此，乃本村唯一一户外姓人。蔡家到江河村已经三代，目前户主蔡老伯年过七旬，家中老伴早逝，两个女儿远嫁，儿子常年在外务工，自己一个人生活艰难可想而知。可陈洁每次入户，要么吃闭门羹，要么被蔡伯以上山采药没空为由拒之门外，不愿和驻村干部接触，脾气古怪得很。

　　陈洁听说，七八十年代那会儿农村医疗条件匮乏，蔡伯识得很多奇奇怪怪的草药，且为人治病往往效果奇验，一度登门求医者络绎不绝，本村老一辈的人都称赞他是"药王"。但随着国家医疗卫生体系不断发达完善，乡村都普及了卫生院，村民逐渐习惯治病就要打点滴，蔡老伯和他的医术渐渐被人们淡忘，村里依稀记得他有个绰号叫"药王"的老人越来越少。

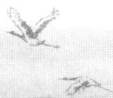

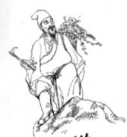

蔡老伯的经历让我想起自己的爷爷，他们都是大时代变革下的不幸者，我非常理解和同情爷爷当年的遭遇，毕生学医兢兢业业，怀揣技艺治人无数，却被时代科技的迭代所遗弃，那种孤寂与惆怅是何等的凄凉！

我告诉陈洁，无论如何希望她带我去见一见这个昔日的本村"药王"。

蔡伯家住在赵家沟九组寨子中心东南角的高椅岭上，房屋四处密林环绕，不细看很难察觉，蔡伯也很少和村里人接触，似乎有意与大家保持距离。陈洁一共带我走访了蔡老伯家三次，果然每次都见不到主人。蔡伯大门上写着"本人已脱贫，请不要来打扰"几个字颇有风骨，许多驻村干部看了都哭笑不得，我却暗自揣测，莫非世上真有高人？

陈洁给我解释说，脱贫是有数据指标的，三改一维一化家家必须覆盖到位。三改就是灶头、水、电要改造，一维就是危房要维护，一化就是院落要硬化。蔡老伯家的茅厕没有改造，厨房不通自来水和电，厅堂主体承重部位有塌陷，对这些蔡伯不配合改造，咱们村的脱贫计划就难以完成。为了不耽误整体脱贫进度，我建议陈洁先做好其他农户的工作，对于蔡伯家我想办法去"游说"。

有天清早六点不到，我双腿一蹬起床就往蔡伯家赶。隆冬的深山里，寒风呼啸着刮在脸上，头顶的启明星在天边隐约闪现，我心想陈洁每次去都找不到人，那我就去早点守他。

到了蔡伯家天才刚蒙蒙亮，我蹲在门口，原打算等老人起床后屋子里有些响动才去敲门，结果半小时过去了，屋内迟迟没有反应，蔡伯家也从不上锁，我索性推开房门喊了几声，空空然无一人，方才意识到蔡伯恐怕早就上山了。

我在蔡伯家院子周围逛了一圈，发现牛棚侧面有条通往后山的小路，心想蔡伯家少有人来往，后山又没有耕地，所以这条路一定是蔡伯走出来的，思忖着不妨沿小路走走看，说不定能遇到他。为了不在山间迷路，但凡遇到岔路口，我就径直往上行方向前进，很快就翻到高椅岭后面进入一片更加茂密的丛林中，这里乔木高达十几米，和赵家沟的生态又不太一样，植被种类丰富得多，中草药随处可见，怪不得蔡伯经常往这后山走。

那天我在山里逛了很久，快到中午时分已是饥肠辘辘，后悔出门急忘了带点干粮。不过打小跟爷爷上山寻药的经历让我多少记得些荒野求生的技能，看见不远处有棵百合，赶紧溜过去一把扯出百合根，将皮剥开就露出雪白的根块，然后就大口咀嚼着吃起来，鲜百合根虽然有些苦涩，但口感滋糯滑腻，也还挺舒服。

冬天野外能吃的不像春夏那么多，我四处寻觅，又找到一些肾蕨，赶紧连根拔出，只见根丛中系着晶莹剔透的果子，尝起来水分充足，清脆甘甜，我一连吃了几十颗才感觉体力有所恢复。

正当我准备无功而返打道回府时，恍然发现完全找不到上山的那条小路了。我突然有些惊慌，如果找不到路强行穿越灌木丛回村，一定会被荆棘刺得遍体鳞伤，而且天黑前不一定到得了家。我凭着感觉在山里乱窜，约莫过了半小时还是找不到出路，内心惶恐到了极点，我在心里暗念，菩萨保佑，土地神保佑，千万别让我遇见丛林猛兽。

我及时调整心态，稳定情绪，当感知自己的心跳逐渐平复下来之后，隐约听见一阵悦耳的声音传入耳中，好像有人在唱

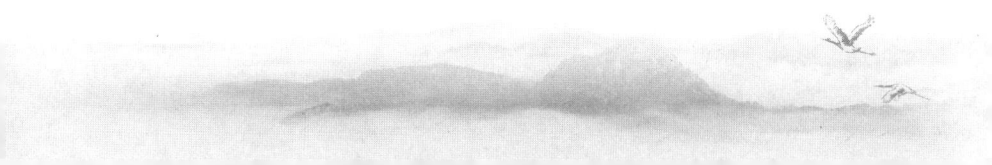

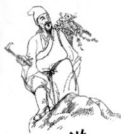

山歌，我欣喜之下赶紧闻声移步，朝声源附近边走边喊道："唱歌的人在哪里，我迷路了，能帮忙指一下路吗？"连喊三遍，歌声停了，我听见右前方有人回应："我在这里，我在这里！"

很快我就和那个唱歌的人碰上头，对方是一位中年妇女，她牵了几十只羊，正在草丛中割草，只见她梳个辫子头，身材短小、皮肤黝黑、瘦骨嶙峋，却苍劲干练，只是眼睛有些小，颧骨处的雀斑有点多。顾不上这些，我赶紧说明情况："大姐您好，我是江河村的帮扶医生，来这山上找赵家沟的蔡伯，不小心迷了路，您能告诉我下山的路怎么走吗？"

那位大姐一听我是江河村的帮扶人员，惊讶道："领导，你怎么从赵家沟走到这儿来了！"

我有些不解，"这儿？这是哪里？"

大姐说："这里是小地方村的佛顶山，您这样一个人在山里走很危险的。"

小地方村是我县最偏远的一个村庄，和镇远县的大地方村毗邻，而我现在身处的佛顶山正是两县的边境地带，属国家重点保护的原始森林，毒蛇种类众多，这些年山中所有村落通过易地扶贫搬迁项目全部撤离大山，听大姐这么一讲，我暗自捏了把冷汗，这要不是在冬天，自己恐怕早就成为蟒蛇怪兽的美食。

我看见放羊大姐的背篓里有一些紫苏叶、鸡屎藤、马兰叶、三枝九叶草等草药，心想莫非她与蔡伯有些渊源，于是我把上山的经过告诉她，并询问她是否认识蔡伯以及知道他的踪迹。

"我当然认识蔡伯呀，他老人家心可好啦！"放羊大姐一听我要打听蔡伯，激动地说："你算是找对人了，我每次上山放羊就会给蔡伯捎一些干果带到茅棚，这会儿正好要去他那里，我带你去吧。"

真是山重水复疑无路，柳暗花明又一村，原本还想无功而返，不想竟然遇到了有缘人可以带我去找蔡伯。我高兴得连连点头，帮忙赶着羊群就继续往佛顶山半腰走去。

我问放羊大姐为什么要采这么多草药，她说这些都是蔡伯教她的。三年前她开始养羊，经常在山里放羊时遇见蔡伯，有一次几头小山羊因为食积腹胀如鼓，倒在山里奄奄一息，蔡伯见了急忙用针筒在羊的肚脐周围放出很多浊气才抢救过来，后来蔡伯还教她怎么给羊群治病，如何提高羊群的繁育数量。因为她的公公有风湿，而婆婆腿脚不方便，蔡伯又逐渐传授她很多治病救人的方法，这些药就是给家里的公公婆婆采的。

通过与放羊姐交谈，我越发觉得蔡伯是一位智慧超群的老者，更加激发了我想见见真人一探究竟的心情。

我们约莫又走了一个小时，大姐带我来到一处向阳的土丘平地，约有三五亩见宽，平地周围三面环山，一面可极目远眺俯瞰整个佛顶山脉，草坪中间有茅棚，此刻正升起缕缕炊烟。走进了看，只见一位七旬老者正在生火煮食，放羊大姐说，那就是蔡伯。

我走上前去问候道："蔡伯您好"！只见他转过身来，虽白发苍苍，但行动便捷，体态匀称，而且气息调和，双目炯炯有神。

蔡伯先是有些意外，继而笑道："你是江河村的驻村干部吧，没想到你们为了扶贫工作，跑这么远来找我。"

我解释说，其实也不全是为了扶贫工作，因为我自己就是一名中医工作者，听说蔡伯深谙医道，识得很多草药，曾经在

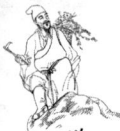

江河一带治人无数，所以很想来拜访一下他。

"年轻人，你是一名中医吗？"蔡伯有些不相信。

我自报家门，把爷爷的生平经历告诉蔡伯，然后又一口气说了自己如何跋山涉水寻中医，再弃商从医回乡创业，又是如何来到江河村参与医疗帮扶的经历，蔡伯听完向我竖了个大拇指，"小伙子，年轻有为，不简单啊，里面坐！"然后转身对放羊大姐说，"燕子，把我柜子里的黄精拿来煮给这位小干部吃！"

茅棚只有四五平米见方，里面陈设简陋，我们围着一张小方桌屈膝而坐，放羊大姐给我们端来热汤黄精吃，那口感软糯香醇，想必至少也是六次蒸晒以上。蔡伯看着我说："你的爷爷杨正江公生平的事迹我早有耳闻，没想到他的后人还能传其衣钵，恪守祖业，实在难得啊！"

我赶忙低头，不好意思地说："蔡伯言重了。"

蔡伯长吁一口道，"诶，我也有一儿子，庚午年生，年纪应该和你差不了多少，高中毕业就出去打工，就是不愿意学"，说罢一脸惆怅。

我问蔡伯为啥经常跑到这佛顶山上来，咱们好多干部去他家里找不到人，扶贫没法开展。

蔡伯笑着说："哈哈，你们非要安一个贫困户的帽子给我，可那些政策照顾我一点也不需要，我是真不想国家把经济浪费在一个糟老头子身上啊！"

这还是我参与脱贫攻坚以来头一次听说有人不想要贫困户名额的，我笑着说，"不管怎么说，把老房子重新改造一下，危房部分修缮一下，也是好的嘛。"我开导蔡伯。

"小伙子，什么叫好？"蔡伯不服气，"新的就叫好吗？华丽的东西就叫好吗？你手里的黄精又叫神仙余粮，味道苦涩微

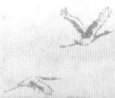

甜，黑漆漆的像煤球，比山珍海味差远了，可久服能安五脏，轻身延年。斗转星移，沧海能变桑田，房子修缮得再好终究化为尘土，真正该修缮的是住在房子里面的人。"

蔡伯的话让我感觉太有意思，在国家扶贫的大浪潮面前，有的人还在为政府的福利而争红了脖子，有的人早已活在意识形态的小康境界里。我被眼前这位老者的人格精神折服，想更深一步地和他聊聊中医与中药。

我问蔡伯："所以您每天都来佛顶山是为了躲开我们驻村干部吗？"

蔡伯说："那倒不是，我年轻时经常忙于上山采药给人治病，现在年纪大了，虽然很少有人找我治病，但我依旧喜欢经常到山里走走，看看百草在大自然中自由生长的姿态，犹如用手触摸在中医的命门上，鲜活灵动。"

"您说的是一种体察吧，把自己置身于大自然的怀抱中，充分观察物候与生命在四季轮回中生长化收藏的演变规律，以此印证中医治病之道？"我对蔡伯的话似乎心有灵犀，却难以言表。

"好高的悟性！"蔡伯向我竖了一个大拇指，接着说，"人立足于天地间，受五运六气沉浮升降之干扰而患病，诸般本草则秉日月之精华而生，受地理阴阳之偏而成其性。**中医学的理论体系其实在伏羲和神农氏时期就被发现并归纳，在黄帝时期以论述的形式总结提炼，继仲景、葛洪、陶弘景等之后，为学日益，为道日损，历代医家都只是在技的层面传承治病经验，纸上论医，自圆其说，业医者少有人能深刻体会天地间物化之理，正所谓前识者，道之华也，愚之始也。**"

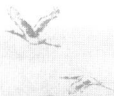

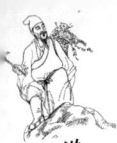

蔡伯的话说中了我这几年习医的心结，作为一名中医的临床工作，我总是习惯于套用古人治病的现成经验，却疏于对中医经典理论的底层架构加以深入理解和体悟。脏腑经络也好，四气五味也好，人与本草作为自然界的生命体，两者都有一套共通的运算逻辑，那就是升降沉浮与亢害承制，这些生命最朴实的生长规律或许将是通往上古时期智慧的玄妙之门。

"所以您就经常跑到山里学神农氏尝百草啦？"我笑着问蔡伯。

蔡伯说："何止是百草，我这一生尝过的草药起码上千种，有的是口尝，有的是身试。"

我问蔡伯："上古时期没有任何化学仪器，但《神农本草经》里描述的药性和现代药理学研究高度吻合，难道真的像传说的那样，神农氏尝尽百草，服下后他的内脏就会呈现颜色，因此什么药草对于人体哪一个部位有影响就可以轻易地知道了？"

蔡伯皱皱眉头，沉思片刻，严肃地说道："我觉得这种说法未必只是传说，看我们后人怎么理解罢了。我认为，神农尝百草，内脏呈色，可也要他能观得见呀。所以如何观得见内脏的变化是关键。就目前我的体证，我认为这个观，其实不一定是用眼睛观，而是用气去探。"

"用气去探照我们体内的生理活动？"我不明白蔡伯所说的气是什么。

蔡伯把手放到我的脐下，问我能否做到气沉丹田，我说可以试试，然后收胯松腰，含胸拔背，缓缓吸气，感受气从胸直下，续存于小腹，再触及蔡伯的手心。

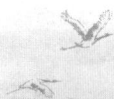

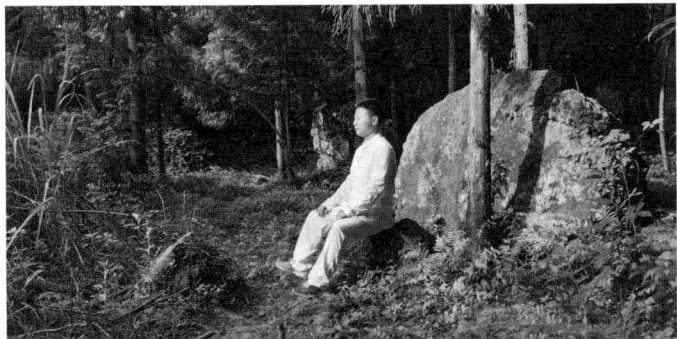

　　蔡伯问："有没有感到腹膜有一种被气体扩充的撑拉感。"
我点头默认，他接着说："这就是我说的气探法。当人在平静的
时候，呼吸调匀，可以清楚捕捉到气息在体内出入的路径，而
这些气就如同一双双眼睛，能帮助我们探视身体的内部结构。
如果你胸腔有痰，一呼一吸之间胸膜鼓胀，膜原间的气体就会
与痰邪发生碰撞，你凭借本能的感知力就可以照见胸腔内存在
异物，感知越敏感，辨析越细致，痰饮的浓稠度、分布面积、
寒热程度这些都可以用气去触探。人就是一个皮囊，大到脏腑
与脏腑之间，小到细胞与细胞之间，都充满气，只要你有足够
的专注力，周身之气任你调动，想看体内哪里都行！"

　　蔡伯这番话我先前闻所未闻，但我能理解他所说的用气来
探照内体的原理，就像现代雷达探测仪，可以借助电磁波的反
射来对标的做测绘。我惊叹在这样的偏远山村，竟还有如此充
满真知灼见的智者，若没有一定实修与证量，想必很难说出这
些感受。

　　那天我和蔡伯聊得很开心，后来我们一起走回赵家沟，沿
途他教我辨认许多中草药，还答应会配合驻村干部尽快完成三

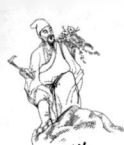

改一维一化。他说他并非不支持国家扶贫政策，只是心里对那些升级改造看得太淡，没想到给国家干部造成了困扰，也深表歉意。

我很能理解蔡伯的心境，一个毕生把精力专注在生命与自然哲学上的人，其实很少关注物质上的享受。

和蔡伯认识之后，我隔三岔五就去找他。在两个多月的时间里，他带我走遍佛顶山，教会我很多在书本上见不到的草药和寻药技巧。

黔地无闲草，加之佛顶山植被茂密、珍惜物种繁多，我和蔡伯漫无边际地在山中行走，犹如步入草药的王国，狗脊、淫羊藿、土牛膝、山药、血藤、葛藤、土人参、乌药、茜草，我的目光跟随蔡伯的指引，看得应接不暇。但蔡伯说，认药并不难，最重要的是学会找药。所以有时候蔡伯会提出专门找哪几种草药，然后带我巡山。

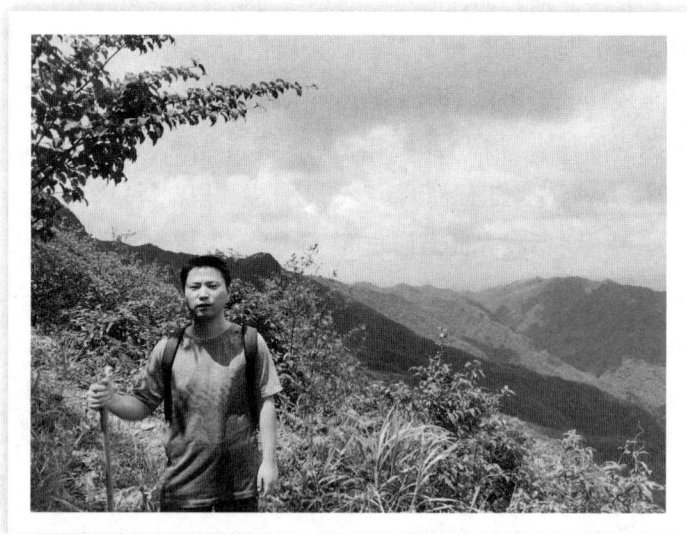

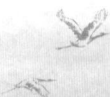

有次蔡伯说要带我去山上找七叶一枝花、八爪金龙、八角莲、朱砂莲等几味极其少见的草药。这几位药我只是偶尔听一些老药工提过，但属于临床冷门药，从未亲眼目睹。上山前，我先做足了功课：

七叶一枝花又名重楼、蚤休、草河车，其功用为清热解毒、息风定惊，主治热毒疮疡等，近年来又被广泛应用于喉癌、肺癌等肿瘤科。

八爪金龙又名朱砂根、黄金万两，可祛风除湿、散瘀止痛、通经活络，用于跌打风湿、消化不良、咽喉炎及月经不调等症，在农村属于急用常备药，对于缓解很多急性脘腹疼痛，效果立竿见影。

八角莲又名江边一碗水，学名鬼臼，攻能散瘀活血、止血止痛，常用于跌打损伤、五劳七伤、风湿关节腰腿疼痛、月经不调等，效果显著。

朱砂莲是藤类，对于肠炎、红白痢疾效果明显。

进山前蔡伯问我："如果我告诉你，这几种药都喜欢阴凉湿润的环境，你知道怎么去寻找吗？"

我看着茫茫大山，毫无头绪，只能摇摇头，乖乖请教蔡伯。

蔡伯说："寻药一定要懂看山形、辨龙脉、识水源。因为东、南两个朝面的山体，每天接受的日光照射强度大，生发之机旺盛，所以植被的共性是以解表、发散为主。而山体西与北朝面的植被，由于接受的傍晚时分太阳的光照辐射弱，植物也有生物钟，它们的新陈代谢到了傍晚都以合成为主，这时候接受的光照又柔和，所以营养含藏多，那么其效即以滋补、润下、清热为主。又比如，我们今天要找的这几味药全部喜阴，那你就得往山体朝面向西与北的丛林去寻找，而且

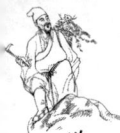

还得看水源，如果没有水源，丛林中湿度不够，供这类草药生长的土质中因菌类腐败所产生的养分匮乏，则草药也不能生长。"

"那如何判断水源呢？"我瞪大了眼睛，认真听蔡伯给我介绍一个全新的知识领域。

"找水源，就得看山的走势，辨龙脉的走向。如果一条龙脉横断，没有与任何山体续接，那这种环境绝不会有水。如果山体自身断裂，但与另外的山体在很远的地方续接，那么汇接的峡谷地带，即两条龙的交汇处，下方一定会有水源。还有一种情况，龙脉绵延几十公里没有断，那么水源就在龙身的起伏处，远处看起伏处的植被，如果郁郁葱葱十分茂盛，那也有水源，不过可能是暗水。"蔡伯边讲边指着周围绵延不绝的山脉给我比划，当时我听得并不是很明白，直到他多次带我上山以后，我才略懂其中的要领，大概里面的原理就是如果山体走势有突变，而且这种突变能给气流造成温差的碰撞，就很有可能在山体间形成水流汇聚。

那天我们按照蔡伯的预判，在佛顶山的一座子山西北朝面，而且是在一个山腰的夹沟里，先是发现了朱砂莲的藤，然后顺藤摸瓜在根丛附近果真找到了七叶一枝花和鬼臼，不到半小时，在周围的灌木丛中又看到十几棵八爪金龙。那种喜出望外的心情真是难以言表，比淘到黄金还开心。

后来蔡伯还带我在山中见识了很多黔地特有的珍稀草药，如肺形草、盘龙参、双肾草、岩白菜、回心草、地苦胆、大力子、三百棒、白味莲、接骨丹等，极大丰富了我对野生草药的认识，为今后我在临床中把地方草药与经典方灵活结合以创造更高疗效提供了方便。此外，蔡伯还在地理堪舆和野外求生一

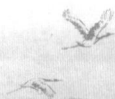

块教会我很多道理。

我和蔡伯在佛顶山采药，经常会和那位放羊大姐不期而遇。她非常敬仰蔡伯，对中医道法自然的哲学人生观很有兴趣，每次见着我们，她就跟在我们后边帮忙采药，听我们聊各种草药的功能作用，十分用心。山顶的草棚是我们每次采药歇脚的地方，有时遇到恶劣天气，突然狂风骤雨，大家就会在茅棚里聊天，等到雨停。

由于放羊大姐住的小地方村在山的另一面，我们对她的情况不是很了解，有次蔡伯问她为什么这么年轻甘于在大山里放羊，大姐才给我们道出她的人生故事：

放羊大姐乳名叫燕子，高中在大地方镇念书，认识了当地一名官员的儿子，两人情投意合，谈了一年的恋爱，由于年少无知，还未毕业就怀有身孕。燕子说她当时明知自己犯了错误，可却实在不忍心打掉肚子里的肉，那名官员的儿子先是花言巧语说会对此事负责，却等到高考毕业以后就随父亲升迁到了县城。燕子因为听信男孩的话，违背亲人的告诫，"勇敢"地让孩子在肚子里一天天长大而甘愿被学校开除，等她满心希望地坐着大巴车来到县城找男子时，对方却死活不承认燕子肚里的孩子是自己的。

她哭泣着一个人坐上大巴回到村里，一回家发现自己的所有衣物已经被父亲扔出家里，还威胁她如果不打掉肚子里的孩子，就不准进家门。

燕子说她并非倔强，只是狠不下心用扼杀一条生命的方式来掩盖自己犯过的错误。她在自家的院坝跪了一整天，父亲还是不肯让她进屋。母亲在这个封建落后的农村家庭里，丝毫不敢挑战男主人的权威，夜晚只好把她悄悄安顿在牛棚里，直到

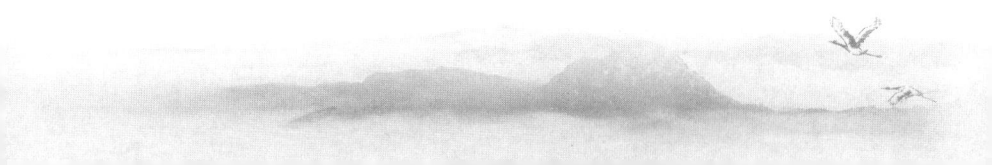

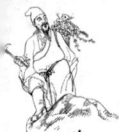

三个多月以后孩子出生，燕子的父亲才让她进屋。

燕子以为父亲原谅了自己，结果住进屋子的第二天才明白，父亲已经给自己找了邻村的一户人家，现在孩子生了，坐完月子就可以嫁过去。燕子丝毫没有怪罪自己的父亲，他觉得对方家庭不嫌弃自己已经很不错了，如果能嫁一个农民，从此过上平淡的农耕生活，再怎么也比现在睡牛棚好。

新婚没多久，燕子就察觉自己的丈夫原来患有癫痫，每周发病一两次，智力大概还停留在小学阶段。但公公婆婆对燕子很好，懂得感恩的她也非常孝敬公婆，为了帮忙维持家庭的生计，她自己到农村信用社贷款买了小山羊，所以才过上了放羊养羊的生活。

日子过得很快，燕子嫁到邻村已经三年了，去年他的丈夫因为发病抢救无效去世，尽管村里有人劝她改嫁，但她却勇敢地担当起赡养公婆的责任，依旧每日到山里放羊补贴家用。由于公婆身体不好，所以她每次见到蔡伯就很用心地请教草药方面的知识。

听完燕子的故事，我很感慨命运弄人的无奈，对燕子悲惨的人生际遇除了心生怜悯外，也对她不屈不挠的生活态度怀有几分敬佩。

蔡伯问我："博文小干部，像燕子这样的情况，你们脱贫攻坚有政策提供帮扶吗？"

我突然脑壳一亮，从情绪的沉闷中回过神来："当然有啦！多亏了蔡伯你的提醒，咱们脱贫攻坚就有一项就业扶贫的政策很适合燕子。"

"喔，具体是什么？"燕子和蔡伯异口同声地问道。

我看看燕子，然后说："你不是对中医感兴趣吗？我给你一

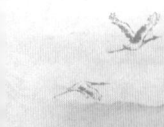

条路参考——你去跟你们村的驻村干部提出自己想学中医推拿，然后他们准会给你安排到县里的职业学校免费培训学习，完后还会推荐你到沿海城市有偿实训。一年左右，你学艺有成完全可以回到家乡的县城开一家理疗养生馆，到时候如果你需要启动资金，我支持你！"

燕子瞪大了眼睛听我给她规划，半信半疑地问："我行吗，杨医生？"

"我看行！"蔡伯鼓励道，"燕子，你还年轻，不要把大好的青春浪费在了这山里，你也不用担心你那公婆的身体，现在国家政策好了，村里的医疗服务能照顾好他们。这两年你跟我学了不少中医药的知识，如果能走出大山，造福更多的人，我脸上也有光。"

燕子很听蔡伯的话，那天回去以后就跟他们村的干部申请了就业扶贫照顾，果不其然不久就被派到江苏的一个职业技术培训学校去学习（因为脱贫攻坚时期，江苏省在医疗、教育方面定点帮扶我省）。

一年后燕子学艺归来，那时我早已不在江河村帮扶。我和燕子一起去山里看望蔡伯，蔡伯让燕子在她身上施展了几个推拿动作，直夸她学得很用心，然后问她有没有什么打算。燕子还是为了能够照顾到自己的父母和公婆，就说想在县城开一家理疗养生馆。

蔡伯开玩笑地问我："杨老板还记得当年许下过什么承诺吗？"

我知道蔡伯是想让我好事做到底，所以毫不犹豫地借了一笔启动资金给燕子，帮助她在县城开了一家养生馆。

燕子很用心地去经营她的店，一年后就把钱还了我一大半。

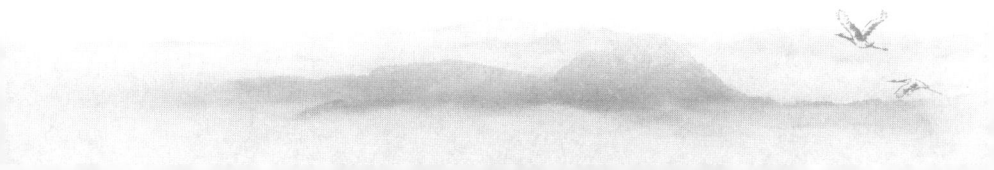

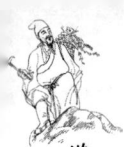

有天我突然接到蔡伯的电话，让我们去村里看他。到了山里才知道，一个月前，蔡伯上山采药不慎从悬崖跌下摔断了腿，当场晕过去，是村民把他抬到医院抢救才苏醒过来，儿子回来看望了几天，花了些钱请村里的一个大婶每天来帮忙做饭就又回广州打工去了。

我们见到蔡伯时，他已经非常虚弱，说话都很艰难。他指着燕子说："你……你要拜博文为师……"

我知道蔡伯的用意，他是想让我今后对燕子的事业能一直帮扶下去，为了不违背蔡伯的意愿，我收了人生中第一个弟子，而且比我还年长六岁。

或许燕子对蔡伯的安排另有所悟，拜师以后燕子很快就把借我的钱还清，此后一直以徒弟的身份对我十分恭敬。

本书全稿写成前几个月以后，蔡伯去世，享年七十六。我和燕子前往蔡伯坟上吊唁，然后又特意走了三个小时山路到那间茅棚缅怀老人。

这段驻村期间的往事一直铭记在我的脑海里，蔡伯在我心中是当之无愧的药王，那些和他在山间的对话至今犹在耳畔，"自从识得本草味，误入深山不知归"，我把当时与蔡伯一起采药写的打油诗摘录于下，以兹纪念：

采药人的诗

趟万水，越千山，仙鹤草飞白云端。

峥嵘里，洒热汗，王不留行马齿苋。

上重楼，观景天，一曲琵琶威灵仙。

白头翁，能首乌？薏苡当归千年健。

——2019 年 6 月 21 日立夏，纪念与蔡伯在山中的日子

朝佛记

坐地日行八万里，

咫尺攀登汗挥扬。

不经几番折肱苦，

岂敢凌绝巍苍茫。

己亥年六月十九登佛顶山朝拜有感

闲庭晒药

丹霞斜影波光粼，

山涧石畔诗书吟。

五峰旖旎苍穹顶，

草木飘香浸袖盈。

己亥年仲春与蔡伯晒药于庭院闲记

本书名为《满山芳草杏林路——守真堂行医笔记》，但在初成之际本拟题名《满山芳草故人路》，很大程度是有感于和蔡伯一起在山间行走时的启发，所谓"满山芳草"，引用的是徐灵胎墓志铭的典故，"故人路"，指的正是我爷爷当年走过的采药路，如今我和蔡伯再重走一遍。现在蔡伯也离我们远去，希望这条幽幽山谷的芳草之路，还有后人继续行走。

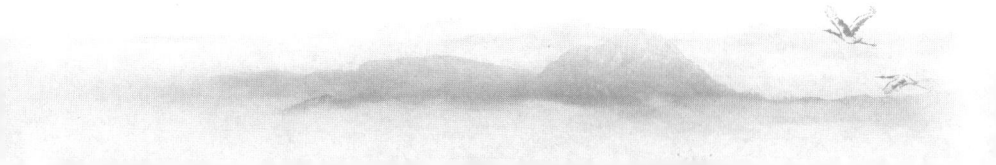

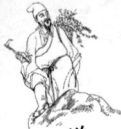

第 十 五 节

成方切用　造福乡民

　　我在江河村前后帮扶了三个多月，村里的日子既充实有序又悠闲惬意。我住的寝室由村卫生院二楼一间五平方米不到的储物间改造而成，前后采光通透。床头朝后，醒来就能看见江河小学的松林园；写字桌向前，窗外地根山隽永秀丽，蜿蜒幽静的柏油路同清澈见底的溪水一起潺潺流淌，犹如一幅世外桃源的山水画框在窗口里。

　　我每天清晨六点准时起床，习惯跑到溪沟边洗漱，看水花在溪石间飞溅，好像可以淌到心里，滋养一天的好心情。沿着山间小路走到半山，打一遍八段锦和易筋经，再站半小时无极桩。七点多的时候到村委和驻村干部们一起吃早餐，完了刘老师他们还要开早会，我则到卫生院和赵院长一起坐诊。

　　整个江河村下辖九组十一姓三百余户，人口不到三千，流量远不及我开医馆的县城，但卫生院是村民生病的唯一就诊地点，加上赵院长逢人必推荐我这个从上海毕业回来的"专家"，所以我们每天接诊的患者量都在十人以上，比起我在守真堂每天看三两个患者畅快得多。

　　贵州的乡村经济普遍落后，青壮年劳动力终年外出务工，村里的患者以老人和小孩居多。据我观察，小孩子的病单纯，一般以伤风感冒、腹泻便秘、皮肤湿疹常见。老年人的病相对复杂，往往自身伴有多种慢性基础病缠身，节气交替的时候新病引发旧疾，容易多种毛病一齐暴发，西医思维大多按症给药，很难做到辨证论治，一方通调。

虽然赵院长每天都在跟我学习把脉及辨证开方，但毕竟人过中年记忆力大不如前，家庭负担也重，短时间很难学到要领。我寻思搞医疗帮扶的目的一方面是要为老百姓实实在在解决病痛，一方面要为村级卫生院创收，所以总结了一套能迅速传授给赵院长看病的模板，比系统地教他中医经典理论来得更实在。

考虑到小孩子不乐意吃中药，我想到了一套药浴加穴位贴敷的方案。

儿科病常用经验方

方类	药物组成
风热感冒方	艾叶、柴胡、大青叶、浮萍、竹叶、荆芥、青蒿、薄荷叶、金银花
风寒感冒方	艾叶、苏叶、生姜、柳条、桂皮、五指毛桃、蛤蟆草、山柰
积食便秘方	艾叶、苏叶、鸡屎藤、莱菔子、麦芽、山楂、陈皮、马兰、半夏
皮肤湿疹方	艾叶、白鲜皮、苦参、土茯苓、地肤子、连翘、金银花、紫草、荆芥
小儿黄疸方	艾叶、茵陈、甘草、玉米须、芒硝、栀子、黄柏、大黄、苍术
安神助眠方	艾叶、合欢皮、夜交藤、柏子仁、茯苓、栀子、菖蒲、竹茹、淡竹叶
增强免疫方	艾叶、松节、太子参、白术、陈皮、黄芪、防风、灵芝
鼻炎过敏方	艾叶、荆芥、防风、苍耳子、辛夷花、花椒、细辛、麻黄
止咳化痰方	艾叶、百部、杏仁、半夏、紫菀、前胡、苏子、陈皮、枇杷叶

上表是我整理的一份儿科常见病经验用方，每个配方中各种成分等量配比，一次性打磨成五公斤左右的超细粉，于塑料

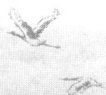

171

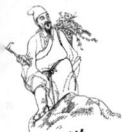

罐内封存备用。凡十二岁以下的小患者前来就诊，可直接选用一种或两种配方混合调匀，其中30克一份用纱布包好用于泡浴；3克一份用白醋调敷腧穴。

各种配方的适应证如下：

风热感冒配方适用于风热袭肺引起的发热喘息、鼻鸣浓涕、咽喉肿痛、舌红苔黄腻，常见于春夏。

风寒感冒配方适用于风寒束表引起的发烧咳嗽、鼻塞流涕、头疼咽痛，无论冬夏舌白苔滑定无化热迹象。

止咳定喘配方适用于咳嗽有痰诸症。

鼻炎过敏配方适用于过敏性鼻炎、鼻塞、鼻息肉等症。

食积便秘配方适用于小儿消化不良、腹胀便秘、厌食口臭诸症。

皮肤湿疹配方适用于小儿各种皮肤湿疹、皮癣、疔疮。

小儿黄疸配方适用于婴幼儿生理性黄疸或脾虚湿困引起的皮肤湿黄证。

安神助眠配方适用于小儿夜寐不安、夜间盗汗、夜啼不止。

增强免疫配方适用于小儿体质虚弱、经常感冒、肺痨咳嗽、发育迟缓、肌肉消瘦。

比如时值隆冬，凡有小孩因为风寒感冒前来就诊，除发烧外，还有咳嗽痰多等症，即可用风寒感冒方和止咳化痰方两种粉末混合调匀交给家长，嘱其按30克一份纱布包煎，煮开5分钟后兑成38～40℃的温水，让小孩泡浴30分钟左右至额头略微出汗即可，注意避风保暖。再用3克药粉以白醋调匀后贴敷于肺俞和天突穴即可。

如果是风寒感冒引起的鼻炎，就用风寒感冒方和鼻塞过敏方混合，使用方法同上。

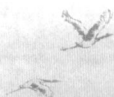

如果咳嗽半月以上，表证已解，但脘腹胀满，食积便秘，顽固咳嗽，则用食积便秘方和止咳化痰方混合使用，泡浴用法如上，穴位贴敷选择神阙。

如果患者鼻炎经常发作，而且容易感冒，可选择鼻炎过敏方与增强免疫方混合使用。

总之，以上几个基础方的适应证光单独使用就能解决婴幼儿的大部分常见疾病，倘能灵活搭配，组合给药，应用范围更广。

赵院长初时疑虑，说这药不吃进肚子里，光泡和贴能有啥效果？我就耐心给他解释：一方面小儿乃纯阳之体，脏腑娇嫩、思想单纯、既无先天隐患潜伏，又无后天七情忧心劳神，故发病多由外感六淫所致，侵体尚浅。另一方面，小儿气血充盈，百脉通畅，经络与穴位对外界刺激非常敏感，药浴通过周身毛细血管吸收后可直接开门逐寇，调和营卫，比内服汤药见效更速。而穴位贴敷也能有效激活气机，令升降有序、阴平阳秘。

在我的鼓励下，赵院长按照此方法先实验了几个儿童，效果都立竿见影，一些小孩在感冒初期，仅通过一次泡浴就能在汗出之后迅速退烧，赵院长直呼中药只要选对处方、用对途径，效果竟比激素还快！于是我们在儿科临床中广泛普及这一治疗模板，长期观察，总结出以下优势：

一、我制定的配方多选用草药而非饮片，这些草药在农村的田地间非常多见，老百姓可以广泛采集回来卖给村卫生院，成本很低。

二、中药磨粉后有效析出率提高，减少了用料，一般 12 岁以下的儿童外用药每天用量在 50 克以内，三天一疗程的成本不超过 10 元，按 30 元出售给患者，仅相当于西医一次雾化或直

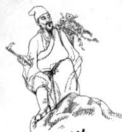

肠注射的费用，既减轻患者的经济压力，又提高了卫生院的经济效益。

三、外用药易于操作，容易被儿童患者接受，治疗起来更方便。

较之儿科，成年人的病相对复杂，是每日门诊的重头。通过一个月左右的观察统计，我发现村里老年人们就诊以消化系、循环系、呼吸系、泌尿系、皮肤科的病最为常见。

对于其中原委细心考究后不难发现，村里的这一辈老年人大多生于五六十年代，在物资极其贫乏的饥荒时期成长，饮食很不规律，所以大多患有慢性胃炎、胃溃疡、十二指肠球炎、阑尾炎、盲肠炎等消化系统疾病。又由于贵州多山地，百姓耕种必须爬上爬下，心肺负荷大，汗出劳作很容易受到山间湿寒之瘴气侵袭，引起风湿性心脏病、肺炎、肺气肿、心衰、关节病等，六经辨证认为，心肾同属于少阴而通于太阳。关节病、肺心病迁延不愈反过来会由肾脏为其病理产物"买单"，从而造成肾炎、水肿、尿路结石诸症。至于农村人为什么患皮肤科的病较多，原因很简单，每家每户都圈养家禽，环境卫生的特性为湿疹皮癣疮疖等病提供了感染源。

我针对农村的现实情况和门诊特点，花了足足一周的时间为赵院长总结出一张能在基层卫生院广泛推广使用的治病模板如下：

守真堂临证总结常见病经验用方

呼吸系统

荆防败毒散：用于风寒感冒、鼻塞、咽痛、咳嗽、低烧。

荆芥 20 克，党参 20 克，防风 20 克，北柴胡 15 克，前胡 15 克，枳壳 15 克，甘草 10 克，桔梗 20 克，紫苏叶 20 克，生姜 15 克，大枣 10 克，桂枝 10 克，白芍 10 克，川芎 15 克，羌活 15 克，独活 15 克，薄荷 5 克，茯苓 10 克。

五根汤：用于风热感冒、高烧、咽喉红肿热痛、食积感冒。

葛根 30 克，板蓝根 30 克，山豆根 30 克，芦根 30 克，白茅根 30 克，藿香 25 克，红花 15 克，大黄 10 克。

止嗽散加味：用于咳嗽痰多、不论寒热。

苏子 20 克，穿山龙 20 克，岩白菜 20 克，厚朴 20 克，前胡 20 克，茯苓 20 克，杏仁 20 克，半夏 20 克，生姜 15 克，白前 15 克，枳壳 10 克，五味子 10 克，款冬花 15 克，浙贝母 15 克，桔梗 15 克，甘草 15 克，百部 15 克，紫菀 15 克。

苍耳子散加味：治疗各类鼻炎。

黄芪 30 克，防风 20 克，白术 20 克，紫草 10 克，细辛 10 克，荆芥 15 克，苍耳子 15 克，蔓荆子 15 克，辛夷花 10 克，菖蒲 15 克，苍术 15 克，地龙 10 克，桔梗 10 克，薄荷 10 克，甘草 10 克，白芷 15 克，杏仁 10 克，柴胡 15 克。

心系统

养心通脉汤：适用于冠心病气滞血瘀引起的心慌、胸闷、心绞痛。

桂枝 20 克，甘草 15 克，桑寄生 20 克，合欢皮 20 克，太子参 15 克，郁金 20 克，黄芪 20 克，丹参 20 克，降香 15 克，琥珀 10 克，麦冬 15 克，五味子 10 克，酸枣仁 15 克，柏子仁 15 克，茯苓 20 克，瓜蒌皮 20 克，半夏 15 克，薤白 10 克，土鳖虫 10 克，蒲黄 15 克，五灵脂 10 克，甘松 10 克。

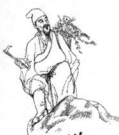

栝蒌薤白半夏汤：适用于冠心病痰阻心包引起的胸满、心慌、心悸。

浙贝母15克，木香20克，栀子15克，降香15克，瓜蒌皮30克，薤白15克，苏梗20克，法半夏30克，黄连10克，枳实10克，生姜10克，郁金20克，神曲15克，甘草10克，厚朴15克，金银花20克，苍术10克。

消化系统

建中汤加味：用于脾胃虚弱引起的中气虚，头晕贫血易疲劳，时常小腹冷痛四肢不温。

桂枝20克，白芍40克，黄芪20克，当归20克，白术20克，甘草10克，生姜20克，砂仁15克，山药20克，熟地20克，五指毛桃30克，山茱萸20克，麦冬15克，五味子10克，党参20克。

四合汤：用于胃炎、胃溃疡、肠炎引起的胃痛、胃酸、腹痛、腹泻。

高良姜20克，香附15克，乌药15克，百合45克，丹参45克，檀香10克，砂仁10克，吴茱萸10克，生蒲黄15克，五灵脂15克，茯苓15克，半夏15克，瓦楞子10克，仙鹤草20克，败酱草20克，黄连5克，甘草5克。

椒梅汤：用于肝脾不和引起的脘腹痞满，胃胀、反酸、腹泻或大便不爽。

乌梅15克，白芍15克，黄连5克，川楝子10克，郁金15克，枳实15克，花椒10克，北柴胡15克，茯苓10克，厚朴30克，生姜15克，甘草10克，半夏10克，党参10克，甘松15克，木香20克，大腹皮10克，莪术10克，黄芪15克，地龙 5 克，地榆 10 克，香橼 15 克，佛手 15 克。

宣清降浊汤：适用于反流性食管炎阴虚热证、反酸、烧心、咽干。

苏梗 20 克，旋覆花 15 克，代赭石 15 克，射干 20 克，淡豆豉 15 克，桔梗 10 克，栀子 15 克，降香 15 克，瓜蒌 30 克，法半夏 30 克，黄连 5 克，枳实 20 克，生姜 10 克，威灵仙 15 克，郁金 20，神曲 15 克，甘草 10 克，沙参 10 克，浙贝母 15 克。

开宣通痹汤：寒证反流性食管炎，症见反酸、腹胀、心胸痞闷。

瓜蒌 30 克，金银花 20 克，柴胡 10 克，菖蒲 10 克，川芎 15 克，香附 15 克，厚朴 20 克，枳实 20 克，生姜 15 克，射干 20 克，栀子 10 克，豆豉 10 克，甘草 10 克，郁金 15 克，半夏 20 克，苍术 15 克，紫苏梗 20 克，浙贝母 15 克，降香 10 克。

资生汤：常用于老人或幼儿，因为脾胃虚弱引起食谷不化，纳差，水湿中满。

党参 20 克，白术 20 克，薏苡仁 30 克，砂仁 15 克，甘草 10 克，黄芪 20 克，神曲 15 克，麦芽 20 克，藿香 10 克，佩兰 15 克，芡实 15 克，莲子 15 克，山楂 15 克，干姜 10 克，大腹皮 15 克，茯苓 20 克，甘松香 10 克，桔梗 15 克，使君子 10 克。

通魄汤：适用于老年人因中气下陷和肠胃湿热引起的里急后重、大便难。

干姜 15 克，黄连 15 克，乌梅 15 克，木香 15 克，青皮 15 克，槟榔 15 克，山楂 30 克，白术 50 克，莱菔子 20 克，甘草 10 克，黄芪 20 克，防风 10 克，厚朴 20 克，枳实 10 克，瓜蒌仁 20 克，肉苁蓉 20 克。（七天剂量）

白头翁汤：用于内外痔、便血、肛瘘。

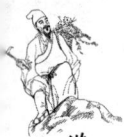

槐花20克，薏苡仁20克，金银花20克，十大功劳叶20克，黄芪20克，土茯苓20克，苍术20克，地榆15克，白头翁15克，侧柏叶15克，蒲公英15克，秦皮15克，赤芍15克，黄芩10克，枳壳10克，甘草10克，葛根30克，升麻10克。

肾系统

癃闭畅通方：用于急慢性前列腺炎引起的尿频尿急尿不尽。

萹蓄20克，瞿麦20克，车前子15克，滑石15克，大腹皮20克，栀子10克，琥珀10克，甘草10克，虎杖15克，威灵仙20克，楮实子20克，刘寄奴20克，山药20克，山茱萸20克，王不留行20克，沉香10克，川楝子15克，益智仁15克，土鳖虫15克，水蛭10克。

痛风方：直接降尿酸和治疗痛风引起的关节疼痛。

土茯苓50克，萆薢25克，薏苡仁30克，威灵仙30克，泽兰15克，泽泻15克，秦艽15克，赤芍15克，补骨脂20克，仙灵脾20克，菟丝子20克，附子10克，甘草15克，山慈菇30克，半夏15克，白芥子15克，细辛10克。

荆防肾炎汤：用于慢性肾炎引起的下肢浮肿、尿蛋白。

荆芥15克，防风15克，白芷10克，北柴胡20克，前胡15克，川芎10克，羌活10克，独活10克，槐花15克，地榆15克，半枝莲20克，白花蛇舌草20克，桔梗15克，枳壳15克，赤芍20克，茯苓35克，水红花子15克，大腹皮15克，猪苓10克。

排石通淋汤：用于肾系结石。

海金沙25克，金钱草30克，石韦20克，车前子15克，萹蓄15克，瞿麦15克，沉香15克，木香15克，琥珀10克，鸡内金20克，郁金15克，泽泻15克，木通15克，刘寄奴20克，王不留行20克，天花粉20克，乌药10克，甘草10克，延胡索15克，制附子5克，赤芍15克。（七天剂量）

缩泉饮：适用于老年人肾阳虚引起的尿频尿急。

金樱子20克，覆盆子20克，桑葚子15克，补骨脂20克，山茱萸20克，枸杞子20克，苍术15克，五倍子10克，党参20克，黄芪20克，山药20克，熟地20克，丹皮10克，泽泻10克，肉桂5克，炮附子5克，甘草5克，茯苓5克，干姜10克，何首乌10克。

妇科

温经汤：宫寒痛经、四肢冰凉、月经不来。

吴茱萸20克，白芍15克，丹皮15克，当归15克，川芎15克，麦冬15克，阿胶15克，甘草10克，半夏20克，生姜15克，桂枝15克，党参15克，菟丝子20克，益母草20克，桃仁15克，红花10克，水蛭10克，土鳖虫10克，熟地20克，延胡索10克。

保阴煎：崩漏、月经淋漓不尽、胎漏。

续断20克，山药20克，白芍20克，生地20克，白术20克，乌贼骨20克，黄芪30克，山茱萸30克，仙鹤草30克，断血流30克，红药子20克，地榆20克，黄芩10克，甘草10克。

散结方：适用于乳腺结节、小叶增生、普通的脂肪粒、卵巢囊肿，尚未化热阶段。

柴胡20克，赤芍15克，川芎20克，川楝子20克，延胡索20克，香附10克，青皮15克，皂角刺30克，路路通20克，海藻15克，山慈菇15克，昆布15克，甘草10克，连翘20克，

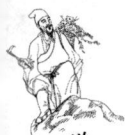

猫爪草 20 克，浙贝母 20 克，天花粉 20 克，白芥子 20 克，鹿角胶 15 克，当归 10 克。

完带汤：适用于妇科感染引起的白带多、下阴瘙痒等症。

海螵蛸 30 克，白术 20 克，苍术 30 克，苦参 15 克，蛇床子 20 克，败酱草 30 克，甘草 10 克，龙胆草 10 克，黄柏 10 克，牛膝 20 克，土茯苓 30 克，薏苡仁 30 克，樗白皮 20 克，红藤 20 克，忍冬藤 30 克。

内分泌系统

龙胆泻肝汤加味：用于肝经湿热引起的口干、口苦、神经性皮炎、带状疱疹、面部痤疮。

龙胆草 15 克，连翘 15 克，生地黄 15 克，泽泻 15 克，丹皮 15 克，车前子 10 克，木通 10 克，当归 15 克，栀子 15 克，甘草 10 克，黄连 10 克，黄芩 10 克，茵陈 30 克，薏苡仁 30 克，藿香 15 克，白蔻仁 15 克，菖蒲 15 克，天花粉 20 克，浙贝母 15 克，紫草 5 克。

养阴方：用于更年期阴虚燥热、盗汗、咽干、干咳。

沙参 20 克，玉竹 20 克，麦冬 20 克，五味子 10 克，玄参 15 克，楮实子 15 克，地骨皮 20 克，桑白皮 15 克，知母 15 克，十大功劳叶 20 克，熟地 15 克，酸枣仁 15 克，川芎 15 克，茯苓 20 克，甘草 15 克，白芍 15 克，百合 20 克，山药 15 克。

玉屏风加味：治疗气虚引起的自汗多、免疫力低、心气不足易疲劳。

黄芪 30 克，防风 20 克，白术 20 克，五味子 15 克，甘草 15 克，麦冬 20 克，玉竹 20 克，茯苓 30 克，山茱萸 30 克，仙鹤草 30 克，十大功劳叶 20 克。

温胆汤：用于心肾不交或痰火扰心引起的失眠。

黄连10克，姜半夏30克，夏枯草20克，茯苓30克，天花粉20克，郁金15克，合欢皮15克，甘草10克，菖蒲15克，远志5克，竹茹15克，浙贝母20克，枳实10克，酸枣仁30克，夜交藤15克，知母15克，地骨皮10克，钩藤15克。

疏肝理气方：疏肝理气、健脾柔肝，调节肝功能、适应证很广，兼能降血脂、血压、胆固醇。

北柴胡10克，白芍20克，枳椇子20克，白术15克，茯苓15克，丹皮15克，香橼15克，佛手15克，青皮15克，麦芽20克，枳实15克，薄荷10克，生姜15克，天花粉30克，葛根30克，当归10克，甘草10克，茵陈10克，栀子10克。

降压方：针对各种类型的血压偏高。

钩藤20克，杜仲20克，牛膝20克，楮实子20克，桑寄生20克，天麻20克，甘草10克，葛根30克，丹皮15克，泽泻15克，山楂10克，桃仁15克，红花10克，郁金15克，丹参20克，菖蒲15克，远志10克，水蛭5克，川芎10克。

洗刀散：老年人眼睛干涩、红肿疼痛、眼翳、迎风流泪。

荆芥15克，防风15克，羌活15克，桔梗10克，薄荷10克，白术15克，柴胡20克，石膏20克，黄芩10克，连翘10克，金银花15克，栀子10克，甘草10克，滑石10克，大黄5克，芒硝5克，当归10克，川芎10克，白蒺藜15克，木贼草15克，蝉蜕10克，白芍15克，青葙子15克，决明子15克。

皮肤科

过敏煎：寒冷性荨麻疹或湿疹。

当归20克，黄芪20克，荆芥10克，甘草15克，桂枝15

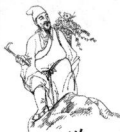

克，白芍 15 克，防风 15 克，白术 20 克，茯苓 20 克，生地 20 克，豆蔻 10 克，白芷 20 克，白鲜皮 20 克，丹皮 10 克，郁金 15 克，银柴胡 15 克，徐长卿 20 克，半夏 10 克，蝉蜕 15 克，夜交藤 20 克，乌梅 10 克，丹参 15 克。

凉血解毒方：银屑病以及各种癣症。

生地 30 克，赤芍 15 克，白鲜皮 20 克，防风 15 克，白蒺藜 20 克，苦参 15 克，薏苡仁 30 克，乌梢蛇 30 克，土茯苓 20 克，凌霄花 15 克，紫草 15 克，青黛 15 克，地龙 10 克，桃仁 15 克，丹皮 15 克，川芎 15 克，何首乌 20 克，甘草 10 克，桂枝 10 克，威灵仙 15 克，蜈蚣 10 克，全蝎 10 克，白僵蚕 15 克，蜂房 15 克。

痛症

益肾蠲痹片：治疗风湿性关节炎、腰椎颈椎骨刺等骨质病变引起的疼痛。

制马钱子 80 克，麻黄 30 克，甘草 30 克，川乌 30 克，制乳香 20 克，制没药 20 克，土鳖虫 60 克，全蝎 60 克，蜈蚣 60 克，血竭 60 克，姜黄 60 克，牛膝 60 克，葛根 120 克，当归 120 克，川芎 60 克，红花 60 克，苍术 90 克，山茱萸 60 克，桂枝 30 克，附子 40 克，白芥子 30 克，千年健 60 克，路路通 60 克，威灵仙 150 克，黄芪 200 克，牛大力 80 克，千斤拔 80 克，骨碎补 50 克，补骨脂 50 克，狗脊 60 克。

注意，此方中所用制马钱子 80 克是批量制备药物时的用量，具体一次服用量要小得多。

桂枝加芍药知母汤：用于风湿性关节炎、尪痹、痛风、热性风湿。

桂枝 20 克，麻黄 5 克，制附子 15 克，防风 15 克，知母 15

克，白芍20克，细辛10克，独活15克，川芎15克，薏苡仁30克，苍术20克，土茯苓30克，秦艽15克，山慈菇15克，白芥子15克，威灵仙15克，牛膝20克，甘草10克。

头痛方：治各种偏正头痛，寒能温之，火郁能发之。

川芎20克，天麻20克，葛根20克，钩藤20克，白芷20克，全蝎15克，桂枝10克，细辛10克，桃仁15克，延胡索15克，缬草15克，藁本20克，蔓荆子20克，羌活15克，当归15克，赤芍15克，甘草10克，菖蒲15克，薄荷10克。

肩臂疼痛方：肩周炎、手臂麻木等症。

柴胡20克，桂枝20克，桑枝20克，赤芍15克，当归15克，黄芪20克，海桐皮20克，姜黄10克，延胡索10克，鸡血藤30克，葛根30克，威灵仙20克，羌活20克，乳香10克，没药10克，延胡索15克，甘草10克，生姜15克。

模板中每张经验方都由古代名方和近世老中医的经验所融合，每治一个患者我就教赵院长使用技巧。

比如在面对许多老年人有消化道溃疡、糜烂、息肉、慢性炎症，时常腹痛、消化功能退化时，我常教赵院长用四合汤和椒梅汤交替使用。

四合汤由已故名老中医焦树德倡导，此方用于治疗各种胃脘疼痛，不论虚实寒热均有效。原方本来包含了四个经典小方：良附丸（高良姜、香附）、丹参饮（丹参、檀香、砂仁）、百合汤（百合、乌药）、失笑散（蒲黄、五灵脂），我又在此方的基础上加了仙鹤草与败酱草、吴茱萸与黄连、半夏与瓦楞子三个药对，起到止酸、止泄、止呕的效果。其中吴茱萸配黄连出自《丹溪心法》中的左金丸，仙鹤草加败酱草借鉴《朱良春用药经

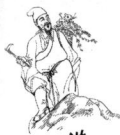

验集》，半夏与瓦楞子同用学自《施今墨对药》。

如椒梅汤出自《温病条辨》，原方本就是乌梅丸与半夏泻心汤的化裁合并，一方寓四法：一是黄连、黄芩配乌梅、白芍酸苦泄热法对应心胃肝胆郁热，如消渴、心烦；二是干姜、川椒、半夏辛散通阳开结法对应中焦虚寒证，如下利、大便不成形；三是枳实、人参、半夏合黄芩、黄连苦辛开泄法对应心下满闷、板结、痞硬；四是乌梅丸法对应的气上冲胸、饥不欲食、吐蛔等症。当代名医刘渡舟、蒲辅周等对此方善加运用，别出心裁施于胃肠神经官能症、癔症、抑郁症等疑难杂症上，疗效显著。而我又在原方的基础上加了地榆、莪术、黄芪起到修复胃肠道黏膜的作用；甘松、木香起到解郁安神的作用；郁金、川楝子、香橼、佛手起到理气和肝的作用。这些都能在《朱良春用药经验集》《颜德馨用药经验集》《朱进忠用药经验》中找到影子。

两方都能治胃痛，我在教赵院长应用时，四合汤的应用指征突出一个"痛"，椒梅汤突出一个"胀满"。许多老年人终年脘腹疼痛，泻痢不止，西医单从消炎论治甚至连痛也止不了，来到卫生院我就教赵院长先开四合汤，把患者疼痛止住后，再用椒梅汤从厥阴、阳明整体调整六经气化功能，因该方中又加了地榆、莪术等修复黏膜的药，可令患者得到根本治愈。

仅两张方，就把村里许多几十年的老胃病治得心服口服。我在村里名气日增，赵院长经营的卫生院也效益可观。短短三个多月的驻村生活很快就结束，临走时许多老百姓对我大加好评，他们把地里种的，家里养的，农村能产的值钱的东西都往我这里送，让我也真实体验了一回陈洁曾被感动得落泪的心情。

赵院长总是如饥似渴地想让我给他多讲一些方中的奥义，可每一张方都融汇了好多本名家著述的经验，直到脱贫攻坚结束，我也没能给他演绎完所有的经验方。

比起我为村里所做的付出，收获对于我来说可能更大。我不仅认识了蔡伯，学会了很多野生中草药的应用，丰富和拓展了我在临床中用药的思路，而且通过每日大量看诊，促使我对以往所学的知识不断反刍、提炼，逐渐形成了自己的经验体系，并在脑海里萌发了两个想法——一是我希望有一天能把这些好用的方子通过剂型改良之后，走进千家万户，便于患者使用；二是我愿意在更多的公共场合、中小学校、老年中心宣讲正确的家庭养生观，让更多的老百姓知道生病以后该如何借助中医的外治疗法和成药从根本上解决病痛，而非完全依赖卫生机构的被动治疗。

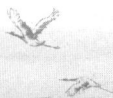

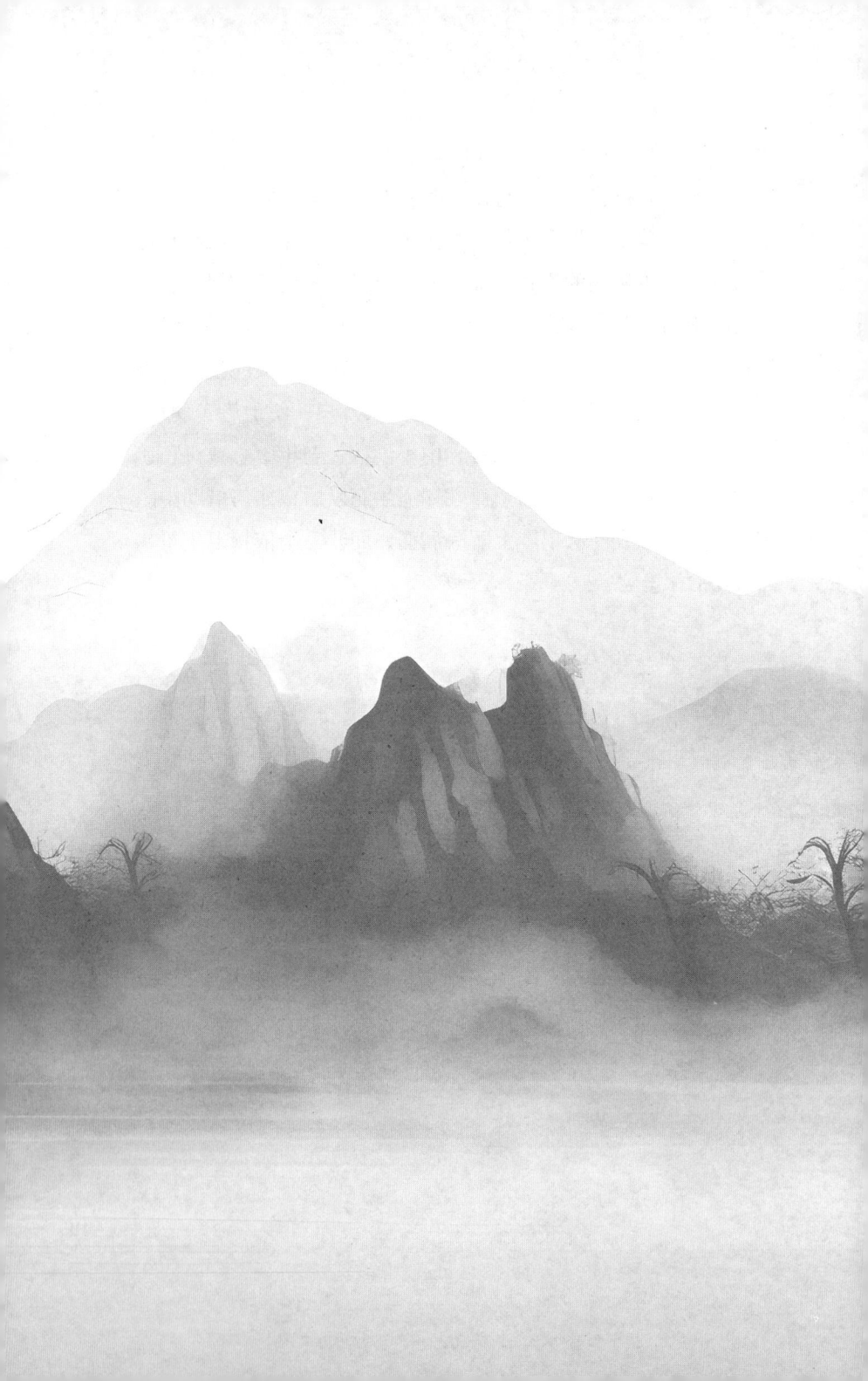

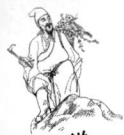

第 十 六 节

研发成药　振兴村医

2019 年 5 月以后，为了迎接国家对我省脱贫验收考核，县里要求各村扶贫组要提前到各乡镇村庄交叉预检，我看脱贫攻坚接近尾声，便正式离开江河村回到守真堂每日上班。

驻村其实是一件既帮助别人，也成就自己的事——帮扶期间我和驻村干部们结下了深厚的友谊，他们都来自不同的国家机关，那时候我每周回县城一趟以解决医馆的诊务，这些在村里认识的新朋友就会给我介绍很多亲友同事前来就诊。直到离开江河村的时候，我在群众中已是小有名气，医馆的门诊量已经能达到每日 10 余人次，靠我一个人的精力，同时要兼顾看病、抓药、熬药、经营多重任务，多少有些应接不暇。

另一方面，我离开村里以后，赵院长依旧延续我教给他的模板用中药给患者看病，工作的效率、治病的疗效，以及卫生院的经营收入都比其他村卫生院更为突出。交叉预检让更多领导看到江河村卫生院的变化和进步。

赵院长也是一个非常重情义的人，逢卫生局的领导去他那里考察，他就会提到我的医术渊源和对村里的贡献，其中一位中医股的领导对我印象尤深，多次向市县卫生部门举荐我为民间名中医，央视大型纪录片《了不起的中医》摄制组来石阡时，又极力推荐让我参与采访，都被我一一拒绝，为此他还一直有些失落。

我执意拒绝这些荣誉其实是有原因的，一方面我觉得自己福德太浅，不愿意暴露在公共媒体上；另一方面，我在前书《跋山涉水寻中医》中也讲过，我在 2017 年考取过一次民间医师确有专长证，但后来按相关法规规定，持有老专长证的从医者必须再接受一次专长面试，通过以后获得《中医（专长）医师资格证书》，才具备行医资格，方能备案开馆。但贵州直到 2019 年上半年还没有举行过一次民间医师考试，所以我不愿意在这种情况下成为众矢之的。

这种情况是历史原因给整个民间中医行业造成的普遍现状。在《中华人民共和国中医药法》（以下简称《中医药法》）出台以前，相关卫生法规定只有具备大专以上临床专业学历才具备考执业医师的资格，而考试内容的西医占比又比较多，绝大部分民间中医生活在农村，靠跟师或家传掌握一技之长的医术，但既没有学历也不擅长笔墨考试，长期处于尴尬行医的状态。

《中医药法》出台以后，国家鼓励民间中医申请专长考核，其中有一些条款很有意思，比如申请医术确有专长考核的考生，需要提供的证明材料中有这样一条：

经多年中医医术实践的，还应当提供医术渊源的相关证明材料，以及长期临床实践所在地县级以上中医药主管部门或者所在居委会、村委会出具的从事中医医术实践活动满 5 年证明，或者至少 10 名患者的推荐证明。

而且，在每位患者的推荐证明后，还要附患者的身份证复印件、住址、电话、病历、图片、影像等相关详细资料。

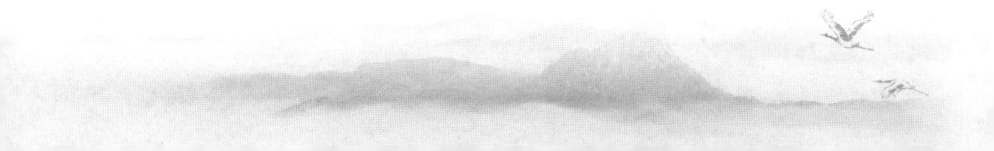

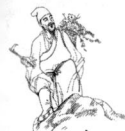

也就是说，其实国家卫生部门早就深知部分民间中医在无证的情况下长期从事临床实践活动，但执法的重心不再和从前那样一味严厉打压，而是尽量鼓励那些确有专长的人，赶紧申请考核，获得认可后合法化行医。

所以我也一直密切关注着《中医药法》出台以后贵州省第一次民间医师考核，在此之前，尽量低调行事，避免给社会、家人以及信任我的相关部门领导添乱。

政策总是要等到它该落实的时候才来，但医馆的工作每日还是要进行。

江河村的医疗模式很快在县里的乡村诊所传开，许多同行通过赵院长找到我，想索要成方和学习模板的使用技巧。我权衡了一下利弊，虽然这样会让守真堂的经验外流，但如果能把我的治疗经验复制到基层的各个角落，让中医药能更广泛地服务于基层老百姓，其实是拓展了守真堂行善的力度，针对那些使用守真堂经验方的村医，我也会定期给他们分享临证经验，这样相当于也是在做帮扶。而且我始终坚定一个信念，卖给农村患者的药，一定要很便宜，我供给村医的成方宁可少赚或者不赚，也要把利润留给村医，让他们以极低的价格帮助农村的患者看好病，同时还能有可观的利润，这样乡村医生才能持久生存下去。

但如果要在乡村卫生院中广泛推广守真堂的成方模板，就必须和药企合作规模化制取成方，一来守真堂不是制药企业，不能自行生产成品药，二来我也没有那个精力和实力买大型设备来整天为别人做药。而找药企代工，每加工一款处方光是起订量就得好几万，守真堂有这么多经典好用的成方，如果一一制取，耗资也不少！

犹豫之际，正好那阵子我在看陈存仁的书，在他写的《银元时代生活史》和《我的医务生涯》中，陈存仁说他从他的老师丁福保那里学到很多理财的门道。丁氏是有名的慈善家，爱好收藏、囤地、编书。他经常捐资刊印佛经，建学校、医院，研发新药，同样的药在租界可以卖几个银元，换个包装在贫民区只卖几文钱，具有典型的劫富济贫的侠义心肠。陈受丁翁的影响，在早年的时候也喜欢买地、编书、制药。陈在二三十年代的上海中医界名望很高，也许他对中医学理论的研究和造诣不及同时期的陆渊雷、丁甘仁、章次公、恽铁樵等深刻，但他在中医历史上的贡献是不可磨灭的，倘若他当时没有这么高的学识、身价和社会地位，很难担任前去南京政府请愿取消"废除中医法案"之重任。据我总结，陈氏与丁翁二人有很多共同之处，其中看病、制药、编书三者是核心，三者都是行善，又都能赚钱，还能互相提升社会影响力，虽然我不敢媲美前贤，但要想振兴中医，咱们做中医的这代人首先应该被社会认可，如果自身都是一副穷酸样，再谈中医如何的好，恐怕很难令别人信服，世间法就是如此。

思虑再三，我觉得如果能让中药更好地在乡村医生中推广，古方的智慧不再被尘封和埋藏，令它们可以变成治病的利器便捷地走进千家万户造福百姓，这其中的意义更大，远远超过金钱所带来的价值，所以不管如何，我对研发成药在所不惜。

为了不给自己造成太大的经济压力，我有计划地按外用药和内服方分三个批次加工。2019年下半年，我跑了南阳、亳州、西安的一些中小型药厂，先把儿科的药浴包和穴位贴按风寒感冒、风热感冒、皮肤湿疹、肠胃调理几个方面做了四款泡浴和贴敷的成品。这是我最希望早日看到的，因为我拟定的儿科常

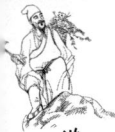

见病外治模板，选药无任何毒副作用，使用方便，易于被婴幼儿接受，而且成本极其低廉，最终落到农村的患者手里，单次治疗的费用不及10元，一旦在村医之间普及，能碾压西药对农村医疗市场的霸权地位，令无数婴幼儿免遭过度使用抗生素的危害。

然后是一些老年保健类的产品，如我在山里跟蔡伯学到的很多贵州山区特有的野生药材雷公藤、祖师麻、八角莲、四片瓦、川乌、马钱子等，对风湿病、颈肩腰椎疼痛效果独特，但药理数据显示其肝肾毒性还是较大，为了能合理发挥我们当地野生药材的价值，我委托一些药厂把这些藤类药提取成外抹的药油，并命名为"九分蠲痹液"，九分二字，指的是清宫秘方九分散，据载由醇亲王府传抄出来。古时候宫中杖刑之伤常用此药。凡跌打损伤、伤筋动骨、红肿疼痛用之效果显著。本方力大专攻，有土鳖虫、蜈蚣、制马钱子、乳香、没药、牛膝、自然铜等主要成分。其中马钱子透达关节，振颓起废远胜常药，为伤科镇痛之最。再结合贵州的藤类药物一起提炼成药油，作为外用，安全便捷，非常适合在农村推广。

最后就是如何把一些常见病的经验用方制作成丸剂和提取剂。原本内服中药生产做成品加工会受到非常严苛的监管，但《中医药法》专门颁布有几个条款针对此项问题开了绿灯：

第二十六条　在村医疗机构执业的中医医师、具备中药材知识和识别能力的乡村医生，按照国家有关规定可以自种、自采地产中药材并在其执业活动中使用。

第二十七条　国家保护中药饮片传统炮制技术和工艺，支持应用传统工艺炮制中药饮片，**鼓励运用现代科学技术开展中**

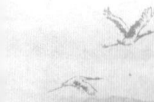

药饮片炮制技术研究。

第二十八条　对市场上没有供应的中药饮片，医疗机构可以根据本医疗机构医师处方的需要，在本医疗机构内炮制、使用。医疗机构应当遵守中药饮片炮制的有关规定，对其炮制的中药饮片的质量负责，保证药品安全。医疗机构炮制中药饮片，应当向所在地设区的市级人民政府药品监督管理部门备案。

根据临床用药需要，医疗机构可以凭本医疗机构医师的处方对中药饮片进行再加工。

第二十九条　国家鼓励和支持中药新药的研制和生产。

国家保护传统中药加工技术和工艺，支持传统剂型中成药的生产，鼓励运用现代科学技术研究开发传统中成药。

第三十条　生产符合国家规定条件的来源于古代经典名方的中药复方制剂，在申请药品批准文号时，可以仅提供非临床安全性研究资料。具体管理办法由国务院药品监督管理部门会同中医药主管部门制定。

前款所称古代经典名方，是指至今仍广泛应用、疗效确切、具有明显特色与优势的古代中医典籍所记载的方剂。具体目录由国务院中医药主管部门会同药品监督管理部门制定。

第三十一条　**国家鼓励医疗机构根据本医疗机构临床用药需要配制和使用中药制剂，支持应用传统工艺配制中药制剂，支持以中药制剂为基础研制中药新药。**

医疗机构配制中药制剂，应当依照《中华人民共和国药品管理法》的规定取得医疗机构制剂许可证，或者委托取得药品生产许可证的药品生产企业、取得医疗机构制剂许可证的其他医疗机构配制中药制剂。委托配制中药制剂，应当向委托方所在地省、自治区、直辖市人民政府药品监督管理部门备案。

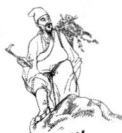

医疗机构对其配制的中药制剂的质量负责；委托配制中药制剂的，委托方和受托方对所配制的中药制剂的质量分别承担相应责任。

第三十二条　医疗机构配制的中药制剂品种，应当依法取得制剂批准文号。但是，**仅应用传统工艺配制的中药制剂品种，向医疗机构所在地省、自治区、直辖市人民政府药品监督管理部门备案后即可配制，不需要取得制剂批准文号。**

医疗机构应当加强对备案的中药制剂品种的不良反应监测，并按照国家有关规定进行报告。药品监督管理部门应当加强对备案的中药制剂品种配制、使用的监督检查。

归纳起来，中医药法关于医疗机构自主研制成药的核心精神就是，鼓励民间自主研发，但要委托有资质的厂家，并向相关监管部门报备，工艺不复杂的可以不需要申请批准文号。守真堂的经验处方只在内部合作的几个乡村诊所使用，而且又是用传统工艺配制，因此很多合法合规的小厂都能接单制作。

结合农村基层常见病种，我把慢性病常用的处方做成丸散剂。

如益肾蠲痹丸，就是根据朱良春老前辈治疗风湿痹症、腰椎骨质病、强直性脊柱炎的经验制作而成，国医大师的经典原方中含有全蝎、蜈蚣、乌梢蛇、蜂房、土鳖虫等比较贵重的药品，我将其适当换成贵州当地野生多见的藤本植物如钻地风、牛大力、千斤拔、金毛狗脊等，尽量节约用料，再制作成丸剂以后，最终交到百姓手中，一个月剂量的花费还不到百元。由于朱老曾用此方治疗过数十万人的顽固性关节疼痛，我也在临床中应验再三，针对偏远山区农村常见的风湿病效果非常显著。

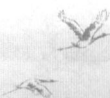

又如止嗽散出自清代程国彭的《医学心悟》，其方平和，用药周全，针对咳嗽不论外感内伤、新旧老幼都好使。但考虑到农村基层的很多百姓常年患有老慢支、慢阻肺、哮喘，那么原方的力量似乎略有不足，所以我又在原方中加入一些能扶正固本之品如穿山龙、松节、岩白菜、肺心草，然后委托药厂用高倍打粉机将其研成超细粉。"治上焦如羽，非轻不举"，将散剂交给肺系疾病的患者服用，效果其实比汤药好，又节约用量，再合适不过。

针对农村慢性消化道炎症和心脑血管疾病的老年患者比较多，我又号召老农把贵州山野田埂最常见的桑叶、葛藤、绞股蓝、野山药叶、玉米须、何首乌、女贞子、菊花、栀子、红藤、鱼腥草、蒲公英、马兰等草药收集起来，再加上一些能降脂、降压、降尿酸、治肠炎的中药饮片，委托厂家做成袋泡茶。

对于治疗急性病的常用处方，为了便于患者快速服用，我则委托厂家提取成颗粒剂。

比如我在前文中提到，同村的二伯因心衰找我治疗，但在一天晚上因农村停电，吸氧机罢工，心衰加剧而亡。我对此事一直心怀芥蒂，心想咱们传统的通脉四逆汤、炙甘草汤、参附汤、三甲复脉汤等很多急救固脱的处方虽然管用，但情况紧急时，再等熬药已经来不及了，所以最好能提取成颗粒剂。我拟定的养心通脉汤，全方由瓜蒌薤白半夏汤、丹参饮、参麦饮、失笑散等几个经典方组成，又参考了石恩骏、朱良春、颜德馨等诸多前辈治疗冠心病的经验，加入琥珀、甘松、桑寄生、合欢皮等调畅气机、破瘀定痛之品，然后按照10：1浓缩提取。凡遇到有急性心绞痛的患者，无须辨证，直接用此方的提取剂30克加开水速溶口服，在危重症面前，一分一秒都关乎生死。

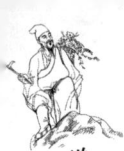

其他如荆防败毒散、五根汤、温经汤、小建中汤、寿胎丸、洗刀散、完带汤、白头翁汤等，都是在农村很常用的处方，我都一一提取储存备用，后来新冠疫情期间物流中断，各乡镇好长时间进不了中药，这些成方提取剂帮了村医的大忙。

这一年我把守真堂的所有收入都用于成药的研发，我能回忆起小时候爷爷背着急救箱，带上我走村串户去给人治病，如今我和他在做同样的事——有时自己开车去村里义诊，汽车后备箱的药，包含了一个村老人、小孩、成人几乎所有常见病的成方，不管丸剂、散剂、泡的、抹的、喝的，足够应付全村人的各种毛病。

每次到乡里做完义诊，就会有更多的村医主动找我合作。大部分村医都是中西医临床专业毕业，踏入工作岗位后觉得用中药治不好病，于是逐渐习惯用西药，但是在基层，往往西药能治的病种更少，因此基层卫生院的经营状况逐年下滑。村民们吃过守真堂在义诊时发放的中成药，绝大部分反馈良好，这让村医们对中药产生新的认知和兴趣，凡是要用守真堂成方的村医，我都会细心为他们讲解成方的应用技巧和指征，很多人又把压箱底的中医学教科书找出来从头温习。不管远近，一些村医遇到解决不了的疑难病时，就会亲自带着患者来我这里看，一时间守真堂成了一些村医经常汇聚的根据地。

有一次，村医周大哥晚上十点多打来电话，说同村有一位五十岁出头的大婶，月经停了一年，下午的时候因为和丈夫呛了几句嘴，情绪激动得厉害，于是一下子崩漏不止。周医生讲他从下午到晚上已经给患者服用了三次我拟定的保阴煎成方提取物，但患者依旧出血，问有何对策。

这个案例颇有意思，我当即想起张锡纯在《医学衷中参西

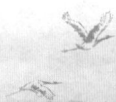

录》中多次提到他有时在农村为人治病，患者元气脱泄，危在旦夕，好在家中备有山茱萸几两，于是速速取来浓煎顿服，遂得以保全性命，转危为安。我当即告诉周医生，崩漏不可怕，保阴煎也对证，只是小剂不堪重任，成方颗粒剂虽然是按10∶1浓缩提取，但实际有效量估计只有6∶1，那么保阴煎中的山茱萸含量更低，我建议保阴煎提取剂一次须用200克以上，但考虑到患者是因为暴怒气厥导致的崩漏，所以止血的同时佐少许柔肝、泄肝之品更妥（这也是张锡纯镇肝熄风汤的思路），可以加五分之一的龙胆泻肝汤混合服用。周医生听后当机立断找来这两个处方，几分钟之内就按我的建议给患者服用好汤药，半小时以后患者不再出血，心情平静地睡去，第二天一早醒来已无大碍。

还有一次，那是七八月份的雨季，石阡连续下了一个多月的大雨，龙塘坳村的李医生打电话说他那里接诊了一位先兆流产的孕妇。患者自怀孕50多天以来，一直觉得精力困顿，腰酸隐痛，当天早上在家抬水洗衣物，突感下身来血，明白这是流产的先兆，原本想来县城医院抢救，但一连三十多天的大雨把村里的大路冲得泥泞不堪，家里有经验的老人建议暂时不要驱车赶往县城，应静卧休养，避免长途颠簸，否则胎儿恐将难保，遂请来村医李医生上门解救。

我告诉李医生可以用守真堂的寿胎丸放手一搏，此方就是根据张锡纯的寿胎丸和泰山磐石散等几张经典名方糅合而成，曾多次被用于抢救一些因孕酮太低导致先兆流产的孕妇。事不宜迟，我让李医生赶紧给患者冲服颗粒剂，短时间内即可止血，若长期服用可升高孕酮，促进胎儿发育。于是李医生照我的建议给患者调理了三天，血果然止住，患者继而主动要求续服中

第十六节　研发成药　振兴村医

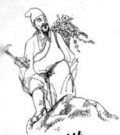

药一月，第二年足月产下健康小宝宝，患者全家对李师兄感激得无比尊敬，而我得知此消息，也甚感欣慰。

2019 年，守真堂在工作和经营上有了一个质的飞越，我时常感慨，当年毛主席指导革命从农村包围城市的思想，对于我们中医人来说依旧非常实用。我写本书的目的，也是希望全国的中医爱好者通过看见我一点一滴把守真堂发展屹立起来的经历，能保持对中医的这份热爱，不要气馁，坚持理论学习与实践救人相结合，相信皇天不会辜负有心人，中医造福了华夏子孙几千年，也一定不会辜负我们这些薪火传承人。

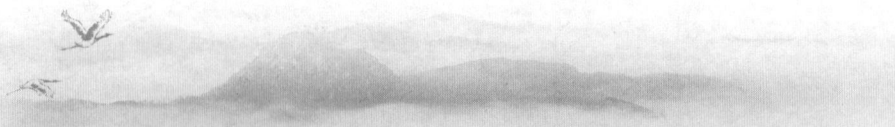

第 十 七 节

临证亲见　病家怪相

　　医馆自创立以来，经历了一年多的沉淀和磨砺，不管门庭如何冷清、患者如何质疑、有时候经济上多么拮据、碰到多么无能为力的危难重症，自己始终坚持不懈埋头死扛，终于从2019年下半年开始有了非常稳定的门诊量，直到我写本书时已积累了近四万例病案。虽然我在小县城行医接诊的病种不算复杂，但面对的人事与人性可谓多种多样，令为医者感慨万分！这一节我主要探讨自己在临证中亲眼见到的种种病家怪相。

　　第一类患者，常年靠吃西药维持生理指标量化值域的患者，不相信疾病是能彻底治愈的。

　　比如伴有高血压、糖尿病、甲亢、甲减、痛风、失眠、抑郁症的人群，西医往往一查出此类病就用种种严重的预后警告病家，如不终生服药必将恶症缠身。于是乎此类患者永远认命自己与生俱来就应该与疾病为伴，不去反思病从哪里来，该从何处治，每日不嫌麻烦定时定量服用西药。

　　我们同村有位大伯因冠状动脉堵塞做了搭桥手术后，长期服用阿司匹林直至胃穿孔出血来找我治疗，当时他还在服用噻嗪类降压药，经常感觉下肢无力、易疲劳、食欲降低，生活质

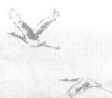

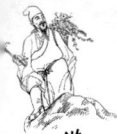

量很差。我劝他说其现在的状况就是长期服用西药耗气损阴、败坏脾肾导致的，无论冠心病也好、高血压也好，不管是原发性的还是继发性的，只要把病根找到都可以通过中药得到根治，原发的调理周期短，因其他基础病继发的调理周期较长而已。患者以为我是好大喜功，称西医这么厉害都不敢轻敌，他若贸然停药岂不是用生命在开玩笑，故而一边吃中药养胃一边马不停蹄地吃那些所谓终生不能停的保命药，两年后死于肾衰竭，其子女还大赞西药有功，因为自己的父亲长期服用阿司匹林，临死前心脏病从没复发过。

其实病家是无知的也是无辜的，主流医学日复一日地在各种公共场合宣讲按时吃药的重要性，导致越来越多的疾病被人们认为患上后理所当然该终生服药。

第二类患者更奇葩，他们把主流医学供奉为神殿，来看中医只是觉得自己身上的大毛病都由西医承包，还剩点小毛病就用老祖宗留下的土办法解决就行了。每次前来就诊，先炫耀自己曾经去过协和、湘雅、华西，或者某地的三甲医院，自己身上的病被某某专家定义为川崎病、桥本氏、克罗恩、梅尼埃……属于迄今尚未被医学完全认知的疑难病，所以自己的体质很特殊，中药处方要格外小心，开完以后还得请他们的西医主治医师审核，不能和他们吃的西药冲突。说着还会拿出自己正在吃的进口药给周围的患者看一下，似乎觉得自己即便是个患者，也是比普通人"高贵"一等的那种。通常这类患者我是来一个拒绝一个，身病好治心魔难除，因为即便能用中医帮他们恢复健康，在他们眼里中草药也是低级落后的，何苦非得去给祖师爷丢这个脸。

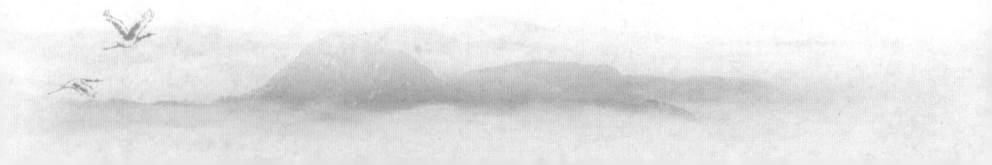

第三类患者，过度迷信保健品对身体的好处，认为身体好

就得多吃名贵滋补品。

我曾治疗过一个4岁左右的小患者，腹胀如鼓却瘦骨嶙峋，皮肤白皙毫无血色，每月发烧数次是常事，轻则感冒流涕，重则终日咳喘。看过西医无数，都说是营养不良导致抵抗力差，必须多吃有营养的东西补身体。家长每周必杀一只鸽子炖汤给小儿喝，一日三餐外随时补充各类营养品，蛋白粉、益生菌、燕窝、鲍鱼，应有尽有。

来找我治疗时，我观小儿从眉心到整个脸颊、颈部全部长满小瘊子，遂警告家长目前小儿消化功能太差，这些高蛋白的东西最好少吃，因为超过了他的吸收能力，蛋白质在体内蓄积，将会引起颈部的淋巴结肿大，而且还会刺激体液免疫反应，以后小儿会很容易皮肤过敏。若要小儿安，三分饥与寒，当务之急是先恢复小儿的脾胃之气，而调理脾胃首先得给胃肠道减压。

家长虽然口头答应愿意配合中药调理，可哪里忍心不拿好吃的给小儿吃，据后期走访发现大人的喂养方式丝毫不变，我只好主动放弃治疗。

有位患者是在医院工作的男性，自诉因想准备生二孩，体检时查出精子数量偏少，于是就整日吃各种滋补品，什么海马、鹿茸、海参、羊肉、狗肉、梅花鹿肉，凡是能吃的无所不用其极，谁知不作不会死，患者先从少精症变成死精症，仍觉得补的力量不够，变本加厉又请专家开了龟龄集、冬虫夏草等更高级的滋补品，一月以后又从死精症变成无精症，这才惊慌失措跑来找我救治。我观其脉象伏数，舌质红绛，知是血分热极，热毒败坏精血所致，一连用了数十剂凉血解毒、透营转气的处方才将其生化指标调理正常。

还有一次，一地产开发商携夫人来求诊，双方备孕二孩多

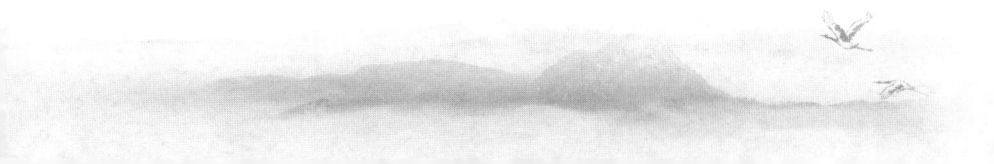

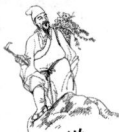

次，均因为中途胎儿生长畸形自然流产，女的被查出来有卵泡发育不良，男的被查出精子畸形率太高。在为其诊脉时，我发现他们的手掌均青瘀发红，脉象濡滑、舌苔黄腻，和前例类似，都是气分郁热夹湿浊之邪淫浸血分，血质秽浊，自然精卵生化流程从原材料准备上就不过关，我按照前例思路给他们夫妻俩调理了两个多月，终于令其如愿以偿怀得龙凤胎。妊娠期间，女的隔三岔五就问我燕窝能不能吃、阿胶能不能补、石斛又是哪种好……其实他们夫妻双方都营养过剩，属于湿重痰郁之体，我尤恐这些滋补品在孕妇体内敛邪留寇，影响胎儿发育，苦口婆心多番制止，终于等到胎儿足月顺产我才如释重负，后来患者再来询问我各种山珍海味的相关事宜，我再不干预。

第四类患者，容不得身上有半点病理瑕疵，以至于用西医的手术刀把全身整治得体无完肤，却从不曾想过，身体发肤受之父母，岂能轻易毁伤？

我曾经治过母亲的一个同事，按理说也是知识分子，她因为乳腺结节引起胸痛找我看病，经诊脉发现其左手寸关部脉象浮紧有钩状，我问她颈部和胸胁是否受过伤。这位阿姨反馈，她之前因甲状腺结节、子宫肌瘤和胃息肉，做过手术切除，现在因鼻息肉也正准备开刀，乳腺结节因为还不是很大，所以再等两年才去动手术。

我跟她探讨，说干嘛执意要去动手术呢？今天切这里明天切那里，咱们就不能主动调整身体平衡，让它不要长这些东西出来吗？

对方斩钉截铁地讲，不除掉这些赘生物，难道等它们癌变吗！

我念其是长辈，耐心劝导，这些增生性的结节就是气机郁滞后，痰邪凝聚所致，通过中药疏肝理气和软坚散结的方法完全可以慢慢消去，最重要的是找准身体易长这些增生组织的内在原因，通过身心同调，改变自己的体质，才能从根上规避各个地方长肿瘤的风险。若是发现一处切一处，这叫被动治疗，不仅破坏身体的经络和气机升降，造成更加淤堵的风险，而且完全不能预防癌症，因为癌细胞不仅可以寄宿在肿瘤上，在淋巴液、骨髓、皮肤等任何身体组织都可以附着，所以说切掉增生即能斩断癌变是不科学的一种说法。

但根深蒂固的思维模式哪里会因一两次谈话而改变，之后这类患者还是会到处去检查，哪里的医院能早点给她动刀子就赶紧往哪家医院跑。

对抗治疗的观念也早已深入农村。我们邻村有一位娄姓患者，年仅42岁就诊断出小细胞肺癌，他先到贵阳肿瘤医院做了一个月化疗，医院见其白细胞太低，建议其休息一月再回去接着做，全程要做五次以上，才有希望将癌细胞赶尽杀绝。

所以娄某一回石阡就找我，希望借中药之力迅速升高白细胞，好继续赶赴化疗的战场。我建议娄某不妨保守治疗，先服用一段时间的中药看看疗效。娄某说主治医生鼓励其还年轻，要有信心和癌细胞做决斗，只要通过中药把体质养好，做五六次化疗就能把癌细胞一扫而尽，后面的人生还很长，依旧可以活得很精彩。

灵芝、太子参、沙参这些扶正之品升白细胞确实挺快，娄某的白细胞一升高就跑去肿瘤医院放化疗，吃完五百块的中药，再去省城做一万五的化疗，完了又回来接着用中药升白细胞。每次见面我都感觉他体质每况愈下，于是不忍心地劝娄某歇一歇，不要跟癌细胞那么较真。娄某还安慰我说，杨医生，我扛

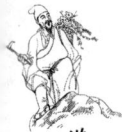

得住，医生说我现在身体内癌细胞的数量已经减少了百分之七十了，再做两次就把它们全部干掉了，到时候我就安心来你这里把身体养结实。但目前我不能懈怠，这样明年过了春节我才可以回到工地上继续上班给俺娃挣学费。

谁知娄某的化疗一做就是半年，直到那年冬天娄某的肺癌转移到了骨髓，肿瘤医院说他的体质已经不适合放化疗这个战场，让他淘汰出局在家好自休养，临终前娄某打了个电话给我说："杨医生，我今年夏天为了多挣点钱，就去工地上班没按时放化疗，要是我那两个月按时去医院治疗，是不是现在都好了？"

人之将死，其言也善，我想骂他不该一直和身体较劲，但话到了嗓子眼又咽了下去。第二年春天，娄某的儿子代替他去了贵阳的工地，因为看病借的钱还得接着还。

第五类患者，对自己身体上的症状过于敏感和小心，一有不适就求助医生，想利用药物来掩盖症状。不反思生活方式，不改变作息规律，不提高身体素质，生活一成不变，终日对一点点感觉神经上的扰动而忧心忡忡，渴望舒适却无限放大病痛。

自从《跋山涉水寻中医》出版以后，我经常收到读者的来信，除了学术交流者外，有的还抱有问诊的需求，这类患者他们会在信中用长达数页的篇幅述说自己诸多不适的细节，并强调找过多少书上的名医治疗无效，然后想来我这儿试试，踩过几次坑以后我再也不敢接招，因为他们懂一定的医理，一旦接诊，就会不停追问自己身上每一个症状的原因，每天都会多冒出若干症状，逼你不断为他修改处方。

我承认这类亚健康人群身体上的确存在诸多毛病，或许他们没有癔症和神经官能症，仅仅只需要多加强一下锻炼，放松

交感神经，让脑垂体多分泌些多巴胺，可能就啥都好了，但他们终其一生都在不停地寻找医生，把生命的质量全权交给药物，殊不知药物对这类患者是最无能为力的。

第六类患者，爱慕虚名胜过爱惜身体。

我曾经接诊过一个14岁左右的初中女孩，她的父母想让我为其调理下肠胃。我看这学生长得文质彬彬、清秀可爱，就是有些表情冷漠、目光呆滞，不爱言语，问诊全由父母代替回答。从大人口中得知，他们都是教育局领导，孩子是全校前十名，最近几次成绩有些下滑，所以又给她请了私人家教，孩子从来都挑食，他们本来都习惯了，但这次已经好几天不吃饭，实在没辙，想开点中药调理下。

我给小患者把了下脉，觉得这个女孩的情况已经是郁证相当严重了，何止是厌食，就连基本的睡眠、大小便、月经、第二性征发育等都受到严重影响。我劝家长，希望他们不要只关注孩子的成绩，可以多培养些孩子的业余兴趣，双休日多带孩子外出散散心，她吃饭自然就香了。

这对教育部门的领导夫妇一下子惊呆了，忙说他们家孩子怎么可能有心理问题？她可是要考重点大学的，目前教育系统的子女哪家不是暗地里竞争，谁要是没考好，就会在背地里招人笑话。好在他们家孩子懂事，从没给他俩丢过脸，别看她还在念初中，他们都安排好了让孩子今年暑假去英国交流，日程安排得可紧啊！一提到自己孩子成绩有多棒，大人眼睛里都冒着金光，但在我看来，坐在对面的这个女孩，内心其实是很矛盾的，她既沉醉于父母对自己的赞扬，又很排斥父母的种种安排。

原本我想说自己就是个反面教材，打小只顾学习，高中时

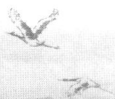

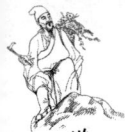

身体严重透支，然后又用了很多年才把身体养好，青春对于一个孩子是不可逆的，不要在他们该发育身体和树立正确三观的时候，只喂养教科书一种口粮，最后培养出来的只能是千篇一律的人格和乏味的人生。不过又一听，这家两口子走的像是崇洋路线，我也就懒得劝说了。后来据说这家领导被刑拘，孩子当年的留洋计划被迫取消，重点大学梦日后还能否圆满也不得而知。虽然患者的家庭际遇各不相同，但父母利用孩子的成绩来满足自己的虚荣心，全然不知对孩子身心灵的戕害有多大，确是一种普遍现象。

我还治过一个七〇后患者，她的丈夫肝炎转成肝硬化，全家建议找我调理。可此君前几年喜欢看《罗辑思维》，把某人视为精神领袖，也跟着恶言诽谤中医，临终依旧信仰坚定，要与落后迷信的"巫术"划清界限，绝不求助于一度被自己蔑视的中医，就算死也要死得高贵。

医圣张仲景是一位临床实践家，他在两千多年前写的《伤寒论·序》中感慨：

怪今居世之士，曾不留神医药，精究方术，上以疗君亲之疾，下以救贫贱之厄，中以保身长全，以养其生，但竞逐荣势，企踵权豪，孜孜汲汲，唯名利是务，崇饰其末，忽弃其本，华其外而悴其内，皮之不存，毛将安附焉？卒然遭邪风之气，婴非常之疾，患及祸至，而方震栗，降志屈节，钦望巫祝，告穷归天，束手受败，赍百年之寿命，持至贵之重器，委付凡医，恣其所措，咄嗟呜呼！厥身已毙，神明消灭，变为异物，幽潜重泉，徒为啼泣，痛夫！举世昏迷，莫能觉悟，不惜其命，若是轻生，彼何荣势之云哉！而进不能爱人知人，退不能爱身知己，遇灾值祸，身居厄地，蒙蒙昧昧，蠢若游魂。哀乎！趋世之士，驰竞浮华，不固根本，忘躯徇物，危若冰谷，至于是也。

　　时过境迁，我列举的这几类病家和医圣探讨的那种不爱惜生命的患家不尽相同，他们或坚持盲目吃西药，或坚持频繁体检，或执迷于买保健品，或相信手术万能……从他们身上，我看到的是一个时代社会大众普遍焦虑的心理——人们都怕死，因为生存环境在恶化，而主流医疗技术在最普通的流感面前都无法保证给人以安全感。有些专家经常在主流媒体上呼吁大众应该怎么吃，潜台词也很关键——那就是一旦得了这些病，我们专家都无法保证能治，所以听了专家的话最好老老实实照做！

　　我经常一个人待在诊所看书到很晚，然后沿着龙川河畔漫步回家。我把每天临证观察到的社会病相图以一个医者的身份记录下来，我在等一个时机，希望有朝一日能向公众传递一些更接近治病真相的价值观和生活态度。

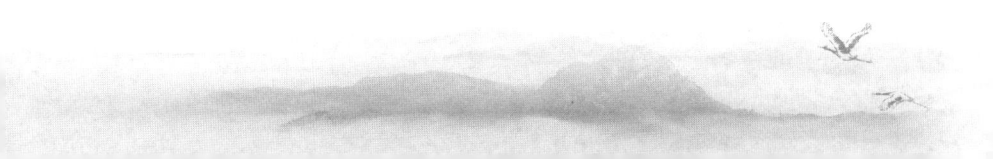

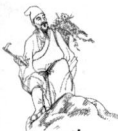

第十八节
公益讲座 不遗余力

作为一名中医大夫，我在县城里行医，找我看病的大多数是中年病患，内科杂病居多。慢慢赢得一些患友的信任后，他们就带自己的孩子来找我看病。所以在很长一段时间里，我接诊的小孩都不是一手病源，都是在小诊所、大医院久治无效之后，家长才想到来找我这样的中医试一试。

有一年春季，我陆续接诊了百余例久咳不愈的小儿，据家长反映，这些小儿都是在冬季的时候感冒"好了"，然后就一直会有顿咳的现象，我开始关注这些家长在小儿感冒之初都给喂了什么药，他们嘴上所说的感冒"好了"，却又何以落得个久咳不愈的后遗症？

绝大部分家长反馈，小孩子感冒一般都会发烧，家长情急之下都会将其带到社区卫生院做直肠给药，力争当天把烧退下来，然后再开一些退烧的西药回去吃。家长口中所谓的"好了"，不过是把发烧的症状强行压下去，至于后面的鼻塞、腹泻、厌食，甚至是久咳不愈，他们完全没有想过是这次错误治疗的后遗症。

所以从 2019 年下半年开始，一有机会，我就会在县里的一些公共场所，学校、企业、机关单位不遗余力地去搞公益讲座，以中医学的角度评价各种常见病的治疗误区，其中尤以小儿专题报告《不要再用错误的医疗毁了下一代》广受社会各界欢迎，一时间在县城引起一定的轰动，限于本书篇幅有限，我把这份专题报告的核心观点整理如下：

中西医临床所站的思维层面不同，不仅治法大相径庭，预后效果也是天差地别。我们从感冒入手，深入浅出地带大家去分辨小儿常见病到底该怎么治，也要让大家知道，如果我们的医疗在小孩身上用错了手段，将会贻害一个生命终身。

现代医学普遍认为感冒是由于多种病毒（其中以鼻病毒为主）侵袭人体合并呼吸道细菌感染引发一系列炎症与免疫反应，炎症反应的明显症状就是体温升高，因为体温升高可以活化免疫反应，对抗病原微生物。我们的临床医疗，对感冒病毒至今没有任何有效的对抗方法，一般选择直接开抗生素消灭引起感冒并发症的细菌，从而减缓因感冒而带来的一系列症状，但对于真正引起感冒的罪魁祸首（病毒），并未对它们起到一丝一毫的杀伤。

事实上，这种做法是呆板的，完全没有考虑到小儿成长发育过程中自身免疫系统构建的需求，反而通过大量抗生素的使用致使小儿自身的免疫系统受到了一定程度的抑制。

以风寒感冒为例，中医认为，小孩子感冒是因为外感风寒，引起体表的水液气化凝滞，从而出现体表散温障碍，体温升高，同时体表经络群壅滞，出现鼻塞鼻涕、气喘痰鸣的症状。我们中医不否认在人体的体表附着了大量的微生物，一旦体表气化功能失常，这些微生物也会在体表的黏膜大量壅附，也不否认在患儿的鼻腔、呼吸道等黏膜可能存在炎症。

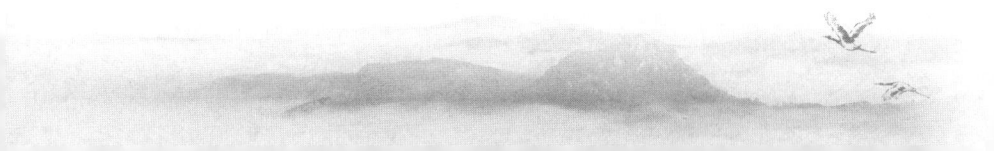

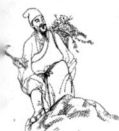

但中医的治法，不会直接开清热解毒、杀菌消炎的草药作用于这些微生物。因为我们认为这些症状（发烧、咽痒、咳嗽、鼻涕）是由于体表的水液气化壅滞造成的，按照经方的思路，我们会开一些能够辛温解表的中药去打开毛孔和汗腺，开一些补充体液的中药去增加血流量，同时开一些促进外周血液循环的中药去加快代谢（其实就是经方之首的桂枝汤加糜粥）。这样一来，不仅体表的毛孔打开，经络疏通，热量得到散发、体温得到下降、同时许多病原微生物在被自身免疫物质"打败"后被排出体外。

更重要的是，这种顺势而为的治病方法，并没有抑制人体自身的免疫反应，中药在这个过程中，只是加快了代谢，促进人体自身的免疫细胞尽快到达战场，分化、形成记忆淋巴细胞，当第二次遇到同样的病毒感冒，人体就不会有任何反应。那么在这样的每一次治疗中，实际上我们是在帮助小孩不断建立他的免疫防御系统，这样的小孩到了12岁以后，基本都会很强壮，几乎很少感冒。这就是为什么成年人同样受风寒，就很少发烧，因为人体的免疫细胞在每一次免疫反应中，针对敌对的病毒都会产生记忆抗体，当同样的病毒再次入侵人体，就直接把病毒吞噬掉，而我们的身体不会有明显的病理反应。

如果把感冒比喻成小孩子提高免疫机能的模拟考试，反观西医的治法，每次在感冒的时候，都会直接用抗生素把细菌消灭，相当于你从来不让自己的孩子和这些病菌做模拟对抗的机会，孩子这次因为某类流感病毒感冒了，服用抗生素好了之后（这种好只是表面上的，只是把感冒的症状给掩盖了，而致病因素依然在体内继续发生着），几天不到，还会因为同样的病毒再感冒，为什么呢？因为免疫系统的功能在大量抗生素的使用下

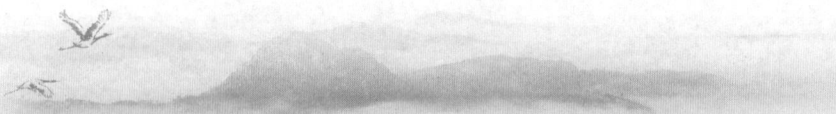

受到抑制，现如今它对抗感冒病毒的能力已经被大大地削弱了。用中医的思维治好则不然，这次好了，可能几个月甚至半年孩子不会再感冒，原因就是孩子对同一类病毒已经有了体液免疫的战斗经验。

这就不难理解为什么许多小孩冬季得了感冒，用西药强制退烧后一直到来年春节咳嗽都不会好呢？原因是，抗生素只能杀死细菌这一类型的微生物，但炎症反应和微生物被杀死以后形成的病理产物即痰饮还停留在胸腔，尤其是一些大剂量的抗生素在杀伤细菌等微生物病毒的时候也会抑制人体自身的代谢反应，小孩子脏腑娇嫩，稚阴稚阳，在受到这类抗生素的打压之后，想要再靠本能反应把胸腔的痰液逆向沿呼吸道排出体外就很难，久而久之就会在淋巴循环迟缓的络脉和体内深层的腔隙中蓄积。

储留在胸腔的痰饮只要影响到肺部的张合，人就会本能性地咳呛，通过膈肌的压缩在胸腔内部形成高压，然后把痰饮排出体外。体质好的孩子，也许还能把痰邪祛除干净，咳嗽也就自然消失。但如果感冒初期家长给孩子用的抗生素剂量过大，严重抑制小孩自身的生理气机，导致痰饮潜伏的部位很深，不仅会导致孩子长期咳嗽难以自愈，还会使这些伏邪潜藏在肺部深处，为日后形成结核、纤维化，甚至是肿瘤埋下隐患。

20世纪40年代，青霉素出现在中国医药市场，当时被认为是救世圣药。起初麻疹的患儿一见发热便用青霉素消炎，但有的体温始终降不下来，到第四天即出现内闭。内闭是中医术语，即体温突然低落，双目闭合，牙关紧闭，意识昏迷，四肢厥冷，此时若仍用青霉素，一个无辜的生命便结束了！由于这样用药不知有多少患儿死于非命，但死者却无怨言，因为"盘尼西林"

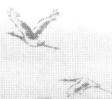

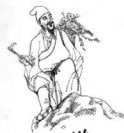

（青霉素）是进口的，已经用过好多了。后来多少年后，医生才知道麻疹不能用青霉素，至于为什么不能用抗生素，直到今天又有多少人明白这个道理呢？

岂止是不可用抗生素，一切通过对抗性降低体温的药物与办法都是在压制人体的正常排异反应，必然会使病邪内趋入里，使病情恶化。例如，发疹期间体温升高时，用激素和其他化学药物退热，或用酒精擦身、冰袋降温……都是破坏排异反应的行为，必定会造成毒气内陷，或引发肺炎、胃炎、肠炎而死，或引发痈肿、败血症，或出现昏厥内闭……种种凶险都会发生。

再看中西医如何治咳。

西药的机理一般是镇咳，举个例子，很多西药其实是对呼吸中枢起抑制的药，通过作用于延髓，刺激神经从而达到抑制平滑肌收缩，强行抑制咳嗽反应。表面上看，咳嗽好了，但实际上这样导致很多痰饮在肺里排不出去了，就好比在人的身体里养了一个内贼，随时可以为害我们的身体。

为什么有的人一感冒就咳得很厉害，一连咳好久都不好，这就是咱们中医讲的肺部有伏邪。如果痰邪长期潜伏在小孩子体内，但又不能通过正常的咳嗽反应排出体外，严重阻碍到正常呼吸，就很容易诱发小孩哮喘。主流医学其实未必搞明白了哮喘发作的病机，只是一味使用抗过敏和镇咳药，抑制平滑肌收缩，甚至认为哮喘不用治，小孩子到了青年就会自愈。这样做的结果就是，人体为了自我保护，在一些发炎的组织内会逐渐形成肉芽组织，去包裹痰邪，逐渐纤维结缔化形成结节（缺乏弹性的瘢痕），通过结节包裹炎性细胞，让机体忽视掉这个部分，从而不咳。这些结节有的可能是良性的，一辈子不会恶化，顶多只是影响到人体的肺通气功能，有的就没那么幸运，很有可能转变为恶性肿瘤，造成严重的危害。

很多小孩子用的止咳糖浆和喷雾剂都带有一定的激素，就是这种镇咳原理。这些激素被器官吸收以后，除了会引起小孩虚胖，还有就是气虚，肺气不足，心肺功能不好，长大以后很容易猝死。这不是骇人听闻，西药往往只针对症状，普通药物研发的周期短，临床观察时间不长，所以很多药物用上十几年以后，发现副作用太大，又禁止使用了。

中医认为，咳嗽是一种肺气不宣、肺气上逆的表现，外在的原因可以是受风寒或风热之邪干扰导致肺气郁闭，内因则是肺部有痰或者阴虚气燥，导致肺的开阖功能失调，两者共同作用从而产生咳嗽的症状。其实中医认为，在没有其他脏腑气逆干扰的前提下，咳只是人体的一种本能反应，企图通过咳呛的过程把肺部的异物排出体外，从而达到气机升降无碍、呼吸顺畅的目的。而且小孩子肺脏娇嫩，痰饮在体内不会潜伏很深，其实通过一些宣肺解表和化痰理气的中药，用泡浴的方式舒张毛孔，宣通肺气，开门逐寇清除痰饮和外邪，这种因势利导的办法不仅效果快，而且斩草除根，不会留下什么后遗症。

再来谈谈小儿鼻炎的形成机制与中西医治疗的高下区别。

现在大城市的小孩，从小就得鼻炎的太多，不可否认这与大城市的空气质量不高有一定关联。但空气中的粉尘只是一个诱因，孩子的鼻窦、鼻黏膜等腔隙内部长期处于慢性充血的炎症，这个才是内因。大多数家长带小孩去医院检查，就把病因归咎于先天的鼻中隔狭窄或有息肉等问题，然后通过手术介入，事实上，我没有见过任何一例鼻炎患者因为手术而彻底痊愈。

很少有父母会去追问，为什么自己的孩子鼻子会长期发炎，为什么我们那一代人五官正常、四肢健全，生下来的孩子却会

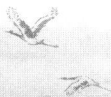

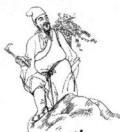

有先天缺陷？其实慢性鼻炎根本和先天无关，如果是先天的问题，为什么等到三四岁、六七岁了才开始感到鼻塞鼻涕头痛。其实真正的原因，也是在感冒之初，使用了错误的治法！

前面提到，普通的感冒就是体表的太阳经群气化功能壅滞，人的头面五官全部位于体表，所以体表的气血循环凝滞势必会导致鼻腔内部的微丝血管肿胀充血，但还算不上发热发炎，顶多就是呼吸有阻塞感而已，同时还会伴有四肢肌肉酸疼乏力、项背强痛等，这些都是属于感冒的正常症状。如果按照前文说的中医的方法去治疗，解表发汗不仅带走了体内的病毒，体表的气血循环也得以恢复如初，不仅快速退烧，且鼻塞、身疼等附带问题也一并而解。若是使用抗生素对抗治疗，鼻腔内的血液仍旧郁滞在原地，血管长期充血，稍微遇到外界粉尘的刺激就会加剧发炎的程度，最终形成慢性鼻炎。

我想说一个观点，给小孩子治病这件事是失之毫厘谬以千里的。单从一个感冒讲，如果从一开始的治疗思路都是错的，则会造成很多不良慢性病，严重影响孩子的体质。但如果从一开始，我们用的就是正确的治疗方法，那可以说这个小孩一辈子基本不会得什么大病，不用怎么操心就能健健康康茁壮成长。

又比如小儿荨麻疹，西医目前还未确定其明确病因，只能查过敏原，通过让孩子回避过敏原和在过敏反应发作时用相应的激素控制症状反应。有的孩子第一年检查有三四十种过敏原，第二年去查有上百种过敏原，说明孩子的体质在不断恶化，对越来越多日常生活中的普通微生物无法适应，但西医只能看着孩子的病情这么发展，无法主动干预和从根本上改变。

中医则认为，荨麻疹是血分有郁热产生的一种风证。过敏原只是诱因，它们能诱导人体的免疫机能亢进，引发皮肤风团。

换言之，如果小孩子的血不那么热，那么这种风团就不会被诱导出来。郁热从哪里来呢？"食火"——中医叫"积食郁热"。说白了，就是吃得过多，或者过于高营养，超过了脾胃消化吸收功能的最大限度。这时候很多食物不能被及时消化吸收，就会郁积生热化火，邪火再潜伏在血液，不断被各种致敏原诱发，从而导致荨麻疹。所以中医治小儿荨麻疹，只需要给血分之热邪以出路即可，方法非常简单，那就是健脾消食，把孩子的脾胃功能养护好，荨麻疹就能自愈。

和荨麻疹类似，紫癜、系统性红斑狼疮、贫血，等在西医看来找不到原因的大病，都只能长期通过药物控制指标，压制症状，家长若被告知自己的孩子得了这样的大病，简直犹如晴天霹雳、方寸大乱。

但其实，再严重的病，都有因果和端倪。一般对于这类血液病，中医认为是热毒入血引起的，我们通过研究中医的温病学相关理论，都能从中找到治疗方法，逐步凉血解毒、一步步透营转气，再把血分的毒素排到体表，仍然是通过汗腺或者胃肠道排走，最终达到彻底根治的目的。给孩子治疗的时候，我们就会发现，其实这些孩子很多都属于营养过剩、长期过食肥甘厚腻的滋补之品，确有长期便秘，才会导致体内的毒素一层一层深入血分，引起后患。我们一边治疗、一边告诫父母把不相关的营养品停掉，同时注意保持小孩的排泄功能稳定，这样恢复起来就会很快。

人自降生到这个世上，就开始与疾病做斗争，医疗原本是要服务于我们，让我们的孩子能茁壮成长。但现实是，很多临床一线的医生，他们治的是症状，而不是生病的人，他们只把消灭症状当作自己的工作，却忽略了给患者带来健康才是医之

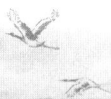

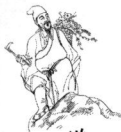

本职。

我没有专门从事过幼儿健康的研究，我只是想把临床中给小孩子们诊病的所见所闻以及反思总结出来，然后面向大众分享一些我认为正确且实用的治疗方法。真的听明白了其中的道理的人，自然而然对孩子的医疗选择就有了分辨能力，有的听众听完我的讲座后争相抢购我曾经研发的小儿药浴产品，中医药治疗儿科病的优势正越来越受到宝妈群体的认可，消费者的习惯反过来又促使一些公立医院对儿童中医专科的建设加快步伐，周边邻县的很多私人医院也不断引进守真堂的产品。

很多时候，守真堂做的一些选择其实并不被利益所驱使，在我心里，哪个阶段该做什么，完全取决于临证的所思所感，如果觉得一件事能有益于苍生，付出的时候就很充实！

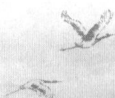

第 十 九 节

事故纠纷　锤炼韧性

　　每当同行相聚，大家闲聊时谈及最多的话题就是我独立行医时有没有遇到过事故纠纷。因为同行之间最清楚彼此的苦衷，医疗都会有风险和意外，体制内的大医院有一套完整的免责声明并受法律保护，只要医生没有违规操作，当一般患者在治疗过程中遇到意外时，医生可以不担责。但个体经营的医生就没那么幸运，我们通常在事故面前处于劣势，不管有没有违规作业，患者服药期间产生很多突发状况都可以找医生买单，大部分医家为了息事宁人都会花钱消灾，最终赔偿多少完全看个人的斡旋艺术。

　　我在 2020 年前也经历过几次不大不小的纠纷，那时候还未遇到我的妻子，医馆大小事务都由我一个人处理，我的父母年事已高，这类事件也不便告知老人。因此在创立守真堂的前三年我一个人的确承受了很大的心理压力。我把处理这几起事故的经过记录下来，望今后有志踏上中医这条职业人生路的同仁有所借鉴，这是从医难以避免的一道坎，不仅需要智慧去化解，更需要勇气去面对，最重要的是无论如何不要气馁。

　　第一次遇到的事故，纯属意外，但至今想起来还令我有些

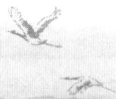

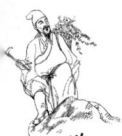

胆颤。

那是 2019 年的一个冬天，一个 40 岁左右的中年妇女来找我开中药，说自己剑突下心窝处有些刺痛，我看此人体质臃肿肥胖，舌苔水滑胖大、脉象沉濡无力，寸脉尤微，心想此等患者，体型结合脉象，心阳不振，水饮凌心，很容易有冠心病，所以一边把脉一边还在询问对方有无时常感觉心胸憋闷、心悸短气。其实患者当时绝对有此类症状，但患者一口咬定自己很正常，只是这两天突然心窝处隐痛，所以我就简单地开了几味温中散寒、理气止痛的中药，让她回去煎服，没做多想。

谁知第二天一大早就接到患者丈夫打来的电话，要求我上门去他们家看望患者，因为那位妇女昨晚喝了一次中药，今早起床突然感觉心里发紧，呼吸急促，恶心想吐，难受得要死。我心中喊冤，患者才吃了一次我开的常规平和的中药，哪里会第二天就导致如此异常反应？但没办法，人家认定这种突发情况是吃了我开的中药引发的，我再不情愿还是得亲自去一趟人家那里。

正当我收拾好银针准备出发时，患者丈夫再次打来电话，态度变得十分凶狠，"你小子赶紧给老子往县医院赶，我们现在已经坐上了 120 的车，要是我老婆有啥三长两短，我让你吃不了兜着走"。

刚开诊所才一年多，头回遇到这样的事，没有任何处理经验的我一时惊慌失措，被患者家属这么一吼，顿觉胆战心惊。抵达医院后，只见五六个家属围在急诊室门口，一个个用眼神死死盯着我，好在公共场合他们也不便做出啥过激行为，但七嘴八舌都是些责备的话。

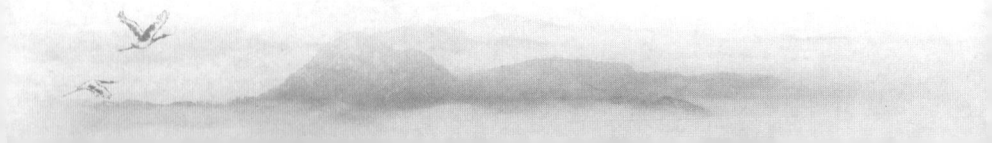

患者做完 CT 后在留观等待结果，躺在病床上呻吟呐喊，

时而欲作呕吐，时而捶胸抱头，情形的确凄惨，我也怕若是心梗痛死了人让自己背官司，赶紧走进去给她按摩，先掐内关，再捋膻中，慢慢的，患者感觉胸部没有那种揪得很紧的感觉，呼吸稍微顺畅一点，我又沿着她的胆经往下按，见她眉头逐渐舒展，就再让她翻过身，找到背上的心俞穴，用大拇指以拨法松解脊上韧带。半个小时以后，CT的结果也出来了，患者胸腔一切正常，急诊医生开了点消炎药后建议其回家休养。

但患者的家属却要找我讨个说法，我一再强调她这个问题应该是平素就有痰饮郁塞在心胸，再偶食生冷，以致中焦气滞，胃脘痞满，造成寒凝冷痛，跟服用我开的中药没有关系。但其家属哪里同意，声称倘若没有服用我的中药这一切都不会发生，所以呼叫120的费用和一切检测支出都要由我买单。

那次我一共花了近2000元才将此事平息，虽损失不大，但总觉得挺冤枉的。事后我总结了一些应对此类突发事件的经验，并规范自己在日后的行医过程中严格遵循。

第一，务必保存处方签，而且处方签中尽量不用任何有肝肾毒性的中药，避免今后对簿公堂时，给药物鉴定方留下把柄。

第二，叮嘱患者服用中药期间一定要停用一切西药，并忌食生冷，否则一切中毒反应和意外损失后果自负。不可能患者同时服用中药和西药，中毒以后就都把责任推卸给中药。但开药的医生谁没有事前提醒，谁可能承担的责任就更大。

第三，患者服用中药期间突发某些不适，如果特别严重的一定要及时送往医院抢救，在医院尚未确诊之前不要探访为好，因为除非误食有剧毒的中药如斑蝥、马钱子、六轴子等，常规中药处方一般不会引起太强烈的不适症状。若在患者病情尚未确诊就去医院探望，患者家属只会把责任和情绪一股脑地往我

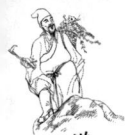

们身上推。

第二次事故纠纷虽然没造成什么损失，但这类案例也很典型，让我看懂很多事态人心，并懂得如何与患者沟通，引导其一步一步走出焦虑。

那次是我县一个电视台的播音员来找我看病，她的症状主要是月经量少，周期紊乱，心烦易怒，夜寐不安。年纪不到40岁，却提前显示了更年期歇斯底里的征兆。尽管当时我才开业不到一年，但处理这种月经类病症还是比较得心应手，给患者诊脉，见其双尺细涩无根，断定曾经半产漏下，必定是早年小产过多导致元精亏虚，气血生化无源，故选方温经汤再加了一些枸杞子、菟丝子、肉苁蓉、巴戟天等温补之品，煎好之后令其带回家每日服用两袋。

结果这个播音员翌日一大早就仓促来电，质疑我到底给她开了什么药，他们早上单位组织体检，查出她血压高到180mmHg以上，被体检医生警告这是非常危险的，她强烈怀疑是我给她开的中药把身体吃坏了，并要求我马上把昨天开的处方传给她的体检医生，让专家审核。

尽管我对要把中药处方发给体检医生审核这一说法很不开心，但有了前一次应对纠纷的经验，我满心配合地把前一天给她开的处方发了过去。

十分钟过去了，这位患者或许是又在哪里听到了一些专家警告，她变得更加焦虑，一连三次来电，要么问我给她开这些药有什么依据？以前是不是没治过她这种病？要么问我到底是哪里毕业的？有没有考取医师资格证？是否在临床见习过？要么诉说她头晕得厉害，感觉身体非常难受，需要去重庆进一步确诊，并担心自己会死在路上……

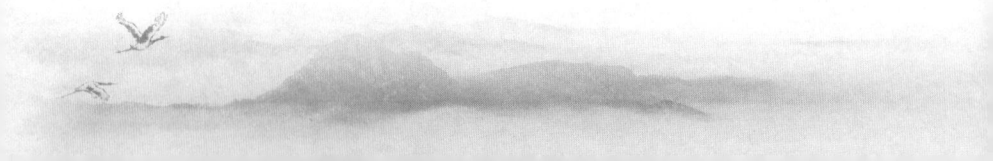

我一个上午就在不停听她打电话，不管我再怎么解释高血压不会因为服用一两次中药而形成，她完全听不进去。忍耐到了极限，我开始反驳她，体检医生看得懂中药处方？你昨晚才吃我的中药一次就把身体吃坏了？你不要量一次血压高就以为自己得了多大的病，请你平静下来多测几次再说！

事实证明，在患者恐慌的时候和他们辩驳毫无意义，播音员马上把我认定为无证三流庸医，觉得我医坏了她还不想承认事实，于是马上带着自己的老公到诊所，恐吓要把我这家"无证经营"的店给曝光。此时不管我再怎么解释有关血压陡增的诱因、生理病理意义，劝她无须恐慌，都无用，他们就是要求退药加赔偿。

有了前一次应对突发事件的失败经验，这一次我坚决不退让，让他们去投诉我，我则自己在家写了一份高血压形成机制的小论文，准备应诉时用来为自己辩解。谁知这对夫妇只是在医馆闹得厉害，后来一直就没出现过，此事也就不了了之。

通过这次事件我再一次反思，既然患者潜意识认定自己服用中药后身体但凡出现异常就是中药引发的，但我们又是合理合规处方，那看来还是有必要准备一套话术来和患者沟通，以消除他们的恐惧和质疑，尽量以和为贵，不要惹来官司是非为好。

所以那次以后，我总结了很多话术，比如"先生您好，您现在身上突然出现的状况具有偶发性，我们暂时无法确定是否由中药引发，您可以先停药观察一天，如果停药以后不良症状消失，续服中药又再次引发相同的不适反应，反复试验均如此，那估计您可能对我们的某种中药存在过敏反应，这种过敏反应不会对身体造成多大伤害，可以给您换处方继续调理"。

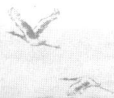

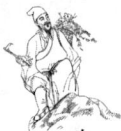

但如果患者停用我们的中药以后，不适的症状持续不能消失，这时候可以建议："您不妨先喝一些绿豆水解药，如果确实是由中药引起身体出了问题，通过绿豆解除药性以后症状肯定会消失。您现在喝了几天的绿豆水，仍然会有腹痛或头痛的症状，说明可能另有隐情或诱因，建议您不妨到医院做个详细检查，尽快查明病因。"

任何的隐性疾病都不可能是一两天形成的，一般明事理的患者找到突发症状产生的原因之后都不会再来纠缠中医。

最后一次纠纷，纯属对方有心讹诈，此类电话诈骗事件我在同行中多有听闻，不妨道与各位读者听听。

那是一次在网上接诊了一位安徽合肥的患者，患者从哪里获取到我的微信已无从得知。对方是一个女的，想向我求治色斑，然后发来一张脸上带有斑块的照片，问我能否调理。这种患者我一年都很少遇见一个，很多中年女性有较充实的经济收入，都会直接去美容院做保养，不管能否治本，见效确实比吃中药快，所以我就很奇怪，这个大城市的患者怎么会向一个贵州的民间中医求治色斑呢？

不过当时我没多想，就从中医的角度告诉她通过疏肝理气、活血化瘀、益肾补血的思路调理内体，慢慢的皮肤上的斑应该能化。对方当时非要问多久能见效，我就应付性地回答说可能要一个月。于是那位神秘的患者非常爽快地转了一个月的药费给我，说期待我的疗效。

很快一个月过去了，突然有一天我收到对方的微信图片，那是一张劣迹斑斑的脸，肤色萎黄、色斑淤青，患者非常气愤地在微信里谴责我是骗子，说用了我的药以后脸色不断恶化，要求我给个说法。看着照片里那一张萎靡的老脸，我也很自责，怎么也想不明白到底是哪里出了问题，还致电道歉，于心不忍的我还说可以把一个月的药费全部退还给她。

对方见我已经上钩，继续不依不饶，说自己已经被我毁容，必须去做整形手术，补充营养和激光消除色斑，然后让我赔偿她 24000 元，相当于之前一个月药费的 30 倍！

我依旧没有醒悟，只是觉得自己没这么多闲钱，而且万一对方后期没完没了怎么办，所以傻乎乎说可以继续给她调理不用收费，直至给她调好为止。

对方早就料知我有可能想回避"责任"，于是开始不断在网上搜索守真堂的工商线索，然后恐吓说，我这个是诈骗团伙，销售假药，现在把她毁容了就想不了了之，还说自己家有亲戚在公安系统，如果我不给她转账就立马报案。

我真是涉世未深，被她这么一说真有些内心瑟瑟发抖，犹豫好久到底要不要给她转账。那家伙见我迟迟不回消息，也是心急露了马脚，才过了一个多小时就用一个阜阳的手机号打给我，声称是合肥公安局的，接到报案说我涉嫌诈骗和非法医疗，要求我提供身份证号和银行卡号供他们核对信息，我一下子彻底心慌，如实"上告"了这些信息。对方又提出目前正在和我们贵州这边的公案系统对接，一会儿我的手机上会收到验证码，那个需要提供给贵州警方，让我收到后务必及时转发给他……事情进展到此，我也就啥都明白了，由于内心还有余悸不想再跟对方纠缠，我拉黑对方后如释重负地昏头大睡了一个下午，方才平复心情。

虽然这件事严格来讲属于诈骗而非纠纷，也给我很多启发：

第一，患者找我们治病，对于其任何时候要求我们保证治愈期限，都绝不做承诺，这本身就是一个不合理的要求，病是

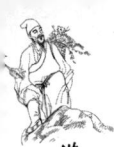

动态变化的，人也是吃五谷杂粮有七情六欲的，病程发展瞬息万变，根本不是我们医生能把控的。

第二，对于凡是服药及病程周期长的患者，一定要在中途追踪服务，及时发现问题调整治疗方案，不要贻误患者病情。同时也相当于先发制人，不给恶意找茬的患者留把柄。

第三，对于任何索赔都不要草率答应，坚信只要没有违规作业，事故责任就不会由一方承担，对于损失应该找权威机构认定，关于赔偿应当达成书面协议，以免留下后患。

经历了这几次小的纠纷以后，在今后的行医路上我格外小心，也十分注重与患者沟通的技巧，尽量用严谨的言语和设身处地的关怀换取医家的信任，后期虽然也发生过多次病家服药后反应剧烈的情况，但因为沟通坦诚最终都非常和谐地处理过去。那些开馆之初曾经心理上受过的煎熬，终究没有摧垮我对中医的热爱和坚守祖业的执着，德不孤必有邻，也希望看到更多的同行一起把中医这个行业发展得兴旺蓬勃！

附：

论高血压的形成机制和正确治法

我个人认为，现代医学将高血压定义为一种疾病本身就是不科学的，因为人体的血液瘀滞、元气虚弱、脏腑功能衰退等都会使血压升高，血压超过常态只能属于一种症状。

高血压发病的原因，我个人总结有以下：

如果是收缩压高于正常值，主要跟血管内的血质黏稠有关，因为血管的直径不变，黏稠的血液就会比正常血液的流速要缓慢，尤其对于毛细血管来说，血液就更难以通过，处于血管末

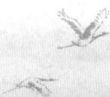

梢的组织就会出现缺血的现象，末梢神经就会通知中枢神经，而中枢神经就会命令心脏增加泵血压力，以使毛细血管的血压和供血能力恢复正常。这是人体的自然调节功能。而心脏只有一个，距主动脉较近的组织器官就必然会出现供血过多的情况，所以高血压患者多数都有"气粗力壮"的表现。

如果是舒张压高于正常值，主要跟血管外的组织间隙壅遏有关，也即心脏泵完一次血之后，血液靠推动力的惯性平稳前行，血管即便扩张到最放松的状态依然要受到外周组织液过度挤压，从而出现低压偏高。而人体的组织间隙臃肿一般和肥胖、水肿有关，因为组织液内的物质没办法被静脉很好地吸收回流送回肝脏处理，说明患者有一定程度的阳虚。

不管血液浓稠也好，体质臃肿也好，根本原因都是患者肝、脾、肾功能的衰退，身体内产生的代谢中间产物如血脂、胆固醇、甘油三酯、尿酸等不能彻底分解并排泄，垃圾储留所致。

然而，西医发明的降压药物，是抑制中枢神经的功能，使中枢神经向心脏发出减小泵压的指令，这就是过量服用降压药会使患者病情变成低血压的原因。而长期服用降压药物，就会使动脉末梢的血管和组织长期处于供血不足状态，毛细血管就会变脆。当患者情绪过分激动时，血压陡然增高，就会导致脑血管破裂而发生"脑卒中"（脑溢血）。

有人会问：既然血管末梢会脆裂出血，为什么手指脚趾尖的血管和脏腑的毛细血管不会破裂呢？这是因为人在激动的时候血液不会向四肢流动，使得多出来的血液汇聚在躯干和头部，此时手脚冰冷就是证明。而且，躯干的肌肉也会因为激动而收缩，同时心脏跳动加快，使大量的血液只能向大脑汇聚。由于脑部的毛细血管长期处于缺血状态失去弹性，就必然在血压陡

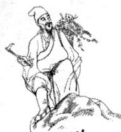

然增大时发生破裂。现代西医所测量的血压都是主动脉的血压，好像至今还没有人测量过毛细血管的血压，这就是高科技旗号下的一个不科学之处。

另外，由于心、脑、肾对于精血的需求量最大，倘若患者长期熬夜或是房事过度就会造成元精亏损，髓海空虚，人体也会自动加大血液压力和流量来解决心、脑、肾对血液能量的需求，而人体的心脏只有一个，满足了心、脑、肾的供血要求，自然就会使其他脏腑组织的血压增高，这就是血液不黏稠的人也会患有高血压的原因。这就说明，高血压在很多时候其实是人体调节自身功能的正常反应。这也说明，治疗高血压应该以恢复脏腑功能为原则，而不应该用刺激中枢神经来抑制心脏"泵压"的方法进行治疗，不能只重视技术指标而忽视了生命的根本。

现代医学发明了稀释血液的方法，但是，由于患者过去血液黏稠，血管内径就会因垃圾的淤积而变小，虽稀释了血液却不能消除淤积，即便使用了消除瘀血的药物，却没有从根本上消除产生垃圾的因素，尤其是没有恢复血液中应有的营养成分，所以人体不久就会回复到原来的不良状态，这也属于治标不治本的情况。

利尿类药物会使得脏腑组织供血不足，阴虚加重；血管扩张类药物使得血管壁变得没有弹性，一旦（因为休养一段时间以后）真阳鼓动，机体活力逐渐增强，人体便通过增加血压的方法使衰弱的组织尽快恢复正常。由于血压增高，已经脆而弱的血管就会因为难以适应比服降压药时期更大的压力而发出疼痛的信号，这就是高血压患者经常出现头痛的原因（与静脉曲张患者也会疼痛的原理是相同的）。

临床上我治疗高血压，如果患者处于年轻力盛的早期，通过控制饮食，注重休息，保精节欲，增强锻炼，加速代谢就能治愈。若处于中后期，就必须利用"扶正祛邪"的原理，通过服用养肝补脾温肾的思路治疗。服药期间，患者整体生理机能恢复，外周供血增加，但血质没有完全净化，所以血压甚至会比之前更高，但这只是暂时的，待元气恢复，体质完全改善，血压必定下降到正常值。

现代医学认为，膳食中经常摄入过量的盐，是导致高血压的主要因素之一，而且，高血压会导致心力衰竭和肾脏疾病，同时还会导致冠心病。这些认识其实存在因果倒置的错误。

正常人一般不会吃很咸的食物，很多患者口味重，其实是脾肾两虚所致——肾虚一定嗜咸，肾"在味为咸"，脾虚则饮食无味，也就非常想吃味道浓厚的食物。所以脾肾两虚才会造成高血压和嗜咸，对此因果关系（或父子关系）必须搞清楚。

高血压会导致心力衰竭似乎是正确的，因为心脏长期处于过度劳累和营养不足的不良状态，必然会导致心脏功能的丧失。不改善血的质量，长此以往，确实导致越来越多的脏腑供血质量下降，进而器官功能衰退，这也是为什么西医谈血压色变，因为西药无法解决这些根本性的问题。但是，元精亏损才是导致冠心病、肾功能衰竭、脑血管疾病和高血压的主要原因，只有脏腑功能逐渐恢复，元精得到了补充，才可以使高血压降到正常水平，同时也就治愈了心、脑、肾方面的疾病。对此因果关系也是不应该混淆的。

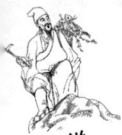

第 二 十 节
阡城医脉　薪火相传

在我的本地患者中，由医患关系发展成为朋友的不在少数。其中有一位蔡哥就属于此例，大家因看诊认识后不仅志趣相投而且性格类似，转而在生活中成为好友，经常在龙川河畔喝茶畅饮，谈古论今，竟然还捋出一条令人震撼的阡城医史传承脉络图，令我等晚生赞叹不已。

蔡哥原本是阡城一成功的房地产商人，却被顽固的失眠困扰多年，迫于身体原因提早退出商界，经常四处寻医治疗不懈，十几年来中西药从未断过，但睡眠丝毫没有改善，每当凌晨两点必醒，继而彻夜难眠，久而久之高血压、脂肪肝、神经衰弱、气虚乏力的继发毛病接连而至，给他的生活带来诸多不便。

经朋友介绍后蔡哥来到守真堂找我，初见面时他并没有像常人那样一见我年轻就心生疑虑，反而以一个优秀商人的思维视角这么评价我："小伙子，这两年经济这么萧条，你却敢把门店开在河边，而且只上午坐诊，可见你病源不愁，资金流有保障，你是有真本事！"

我谢过蔡哥的夸奖，然后给他辨证论治，见其体型肥胖，左关滑实，右关沉濡，舌苔胖大水滑，知其太阴脾虚，厥阴肝

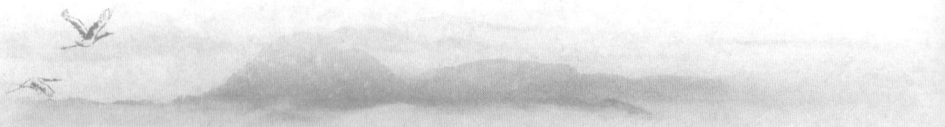

实，再结合丑时睡觉易醒，断其失眠主要源于阳明气血藏不入厥阴，故予温病方椒梅汤，其中半夏选的是我们当地的野生鲜品，一两（一定要久浸去除毒性），当晚蔡哥即能安稳入睡至凌晨五点。

蔡哥非常好奇我给他治病的原理，说以前西医认为他可能是尿动力不足，晚上憋不住尿才会醒过来，一些老中医呢又认为他是心肾不交，得从安神定志的角度去调，但不管别人治愈多少此类病症，一遇到他就丝毫不管用。蔡哥好奇心重，每天我一上班就来诊所找我唠嗑，足足耗了我整整一个星期的时间才勉强整明白（其实就是本书所讲的六经气化原理）。从那以后蔡哥就成了诊所的忠实粉丝，隔天带一两个朋友来诊所看病。

一天，蔡哥不好意思地说，知道我一般不上门看诊，但他的父亲已经87岁了，毕竟年事已高，而且肺气肿和冠心病严重，膝关节也肿痛致脚不能落地，所以还是想请我亲自去一趟他家。我二话没说，立即和他骑上小电动车就往家里赶。

蔡哥家离医馆不到五分钟的路程，他的父亲是典型的肺心病和膝痹。我开好方子以后，蔡哥就招呼我坐下来喝茶陪老人家闲聊。房子是三十年前的老房子了，他们家虽算不上书香之家，但墙上挂了很多老照片，我起身四处观看，突然觉察到有一张老照片是老人家20世纪50年代在铜仁一中读书时的合影，一中以前在县里边的招生很少，一般只有全县的前几名才可能有机会去读，我惊讶地说："蔡哥，您老爷子以前还是学霸呀！"

蔡哥虽然十五岁就辍学经商，学历不高但崇尚学问，对自己的父亲很是崇拜，他得意地说："那可不是，我爸以前还是铜仁一中的学生会主席，毕业以后考上西安电子科技大学，

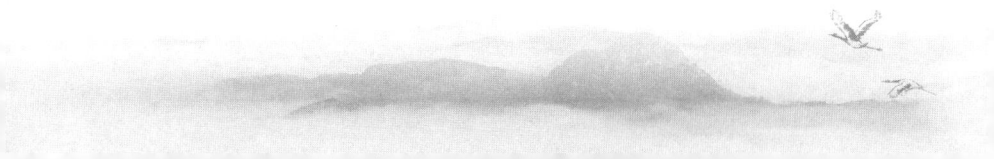

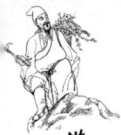

五六十年代的大学生喔，可厉害嘞！"

"啊？伯父毕业于西安电子科技大学？那个年代的大学生怎么还会回到石阡呢？"我有些不相信。

"诶，说起来造化弄人，我爸以前就爱捣腾那些电子元件，据他说曾经在大学期间的实验室里上课，不小心触电从桌子上跌倒摔成了脑震荡，后来没有毕业就返回石阡了。"

正当我感慨伯父命运多舛时，蔡伯伯打断我们的谈话，"老五（蔡哥在家中排行老五），那些陈芝麻旧事少提了！你这朋友不是中医吗，你们从我那高中校长李显光方面摸索摸索，兴许能找到些石阡中医的历史脉络，那个更有历史价值"。

"李显光是何许人物？"我和蔡哥不约而同地问道。

蔡伯伯喘着粗气，开始向我们娓娓道来，"这李显光可不简单，他是俺们石阡走出去的文化名人，他12岁时与我县徐登廉等徒步从石阡走到贵阳考入省立一中，1941年考入国立中正大学，1947年任省立一中训导处主任，又曾任贵州省一、二、三、五届人民代表，铜仁市历届政协常委、全国物理学研究会委员。一生两袖清风，极为正派"。

"这个李校长的确不简单，那他与咱们石阡的中医历史有甚关系呢？"蔡哥问道。

"诶……老五，你忘了吗？"蔡伯伯长吁一口气接着说，"上世纪五十年代，我任咱们城关社区区长的时候，与石阡的另一位区长李显鋆在杨家巷位置开了石阡第一家联合中医诊所，当时主要由李显鋆老前辈牵头，把他爷爷的很多徒弟都汇聚一起联合坐堂，一时阡城医风蔚为壮观，在周边各区县引起哗然！"

"那这位李校长显光和名医李显鋆是兄弟关系吗？"我问蔡伯伯。

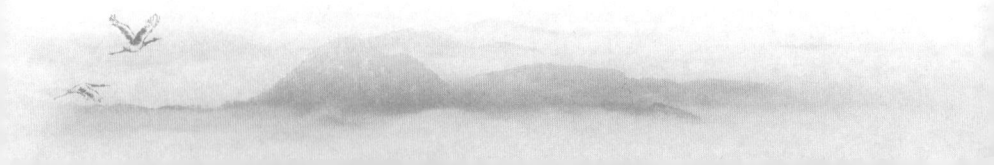

"是的，没错，他们是同一个祖父下来的堂兄弟。我当时年纪尚轻，只知道李显鋆前辈医术高超，而且有很强的号召力，据当时联合诊所的安医生介绍，安的父亲曾经是国民党的高官，在中华人民共和国建立以后怕受政治牵连，所以转而跟李显鋆的爷爷李光联学医，当时整个联合诊所的中医生全是李光联的门徒，所以李氏又被誉为石阡中医的开山鼻祖。你们年轻，应该去追溯一下李家的历史，这在咱们石阡中医界应该意义重大。"蔡伯回忆起往事来，依旧非常清晰，我见他说话极其吃力，就跟蔡哥提议通过其他渠道再去搜寻这段石阡中医历史。

蔡哥也极有兴致想一探究竟，于是径直带我找到他的另一位好友，阡城的历史爱好者老吴。这位吴哥是七〇后，他在我诊所河堤上游的第一家民宿开了间老街茶坊，是地地道道的阡城本地人，熟悉我们这儿的历史，也很热爱石阡的文化民俗，大家去他那里喝茶就是冲着想听他讲石阡的故事。听我们询问名医李光联的事迹，他马上表示曾在县志上有所浏览，而且还与李家的某位后人是发小，于是一边翻开县志指给我们看，一边拨通电话让他那位发小把家谱带来给我们参考。

我和蔡哥翻开县志一看，不禁被李光联的身世吓一跳，其中这样记载：

光联公。字璧辉，号绍年，大斌公次子，配室黄氏，生三子一女，长子明谦（真甫），次子明讓（恭甫），三子明诚（实甫），女適郭姓。公生于道光二十八年戊申年（1848年），十月三十日辰时，殁于民国十四年（1925年），四月十一日午时。享年77岁。

公天资聪慧，为人正直，博学好施、居家孝友，诗书传世，

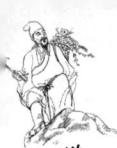

孝友立家，常以"文章千古事，孝友一家春"为座右铭。

公少随父大斌公往返湘桂经商，所过梧州常德等处，均题咏记之。常警老宿，斌公闻有大器，思有以成之，欧业归家，继其所学，探讨五经穷究诸史，丙子游贵山书院，扩克知识，业已有成，归与郭小卿，徐相之互相切磨，地城遭乱两次失城，书笈散亡，学者无书可读，文风陋矣，公与郭、徐以身提倡用栅费结余贰佰两，清太守赵尔巽嘉之，又指廉壹佰两，购十三经二十二文史等书藏之。

清光绪二十年（1894 年）乡试甲午科第二十四名举人，次年 4 月入京应进士，悉庭签丧权辱国的马关条约，深为忧愤，在康有为的倡导下，与众举子联名上书，请求变法，即史称之为"公车上书"，变法失败后，意冷心灰，诰封奉直大夫，两试春官，公以慈母高堂，不忍远离为由辞官不受，返阡设馆于家中"万卷书楼"之上，继续从教、从医教医四十年，学者数千人，成名不少，如贵大教授杜湘竹，诗书画名人夏贯之，名医邱子尊，陈恒益，李恭甫，李实甫，席斌轩，吕勋臣，滕汉忠，姜云章等，著有《中医要览》和《小茅园诗草》七卷四册，该书已于民国八年（1919 年）由省文通书局代印，现省图书馆文献部尚存一套。公对石阡文化，教育和中医事业有杰出贡献，阡人钦其功德，联名逞准省府入祀文庙乡贤祠以示敬仰。

民国十三年（1924 年）二月十九日，本庄匪首曾文斌，勾引简玉章，毛丙权等万余匪徒大抢城乡居民，捉去千余人物赎，公亦被捉，时已七十七岁，殁于绥阳属之罗毛坝（碑文记吸于遵义香庐山告终焉）。后用计搬回，葬于城南吴家湾半坡村。

看到此处，我和蔡哥、吴哥无不为之震惊，石阡竟然出了

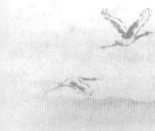

一位甲午年间的举人，和康有为等一同参加过公车上书，变法失败后弃官从教与从医，虽然没有名垂千古，但不得不说他对石阡人民健康的庇佑是无可估量的。

正当这时，吴哥的朋友拿来家谱，我们又在李氏后人中看到其医术的传承脉络：

李氏中医

李显光　李崇富

从十九世纪七十年代起至今一百年间，尤其在旧社会缺医少药时代，石阡这个边远偏僻山城竟然有医有药，使患众如获福音。二十世纪初，这座水乡山城已发展成为有自己培训的为数不少的中医和比较齐备的药房，在长达百余年的救死扶伤中，发挥了极为重要的作用，追本溯源，不能不推崇到李氏门中的一些老中医。

一、李光联老先生，字璧辉，号绍年，生于清道光二十八年（戊申1848），卒于民国十三年（甲子1924），享年七十六岁，先生笃行好学，侍亲至孝，堂作"文章千古事，孝友一家春"联，以作家训。甲午年（1894）举于京，戊戌在京举子联名上书变法时亦名列其中，屡次赐官不受，以庠序之教为乐，始开私塾，继长龙川书院。治学谨严，诲人不倦，出其门下者数百人，蛟蚓互杂，俱有所就。元擅古风，著有《小芳园诗稿》七卷，计二万余言，印发门生。

先生而立之年，因母苏太夫人年高养疾，苦无医药，偶得土方服亦无效，便从京购置医书，自己苦钻苦学，边学边用，亲身侍母汤药，两表陈情，经五六年之久，太夫人之病得以复苏。而其医术亦与日俱进，求诊于门下者，日不暇接。时正主

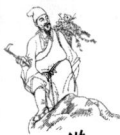

龙川书院，教医两顾，颇感艰难，乃从受业中有志于医道者授之以术，传讲《灵枢》《素问》等医经，并以药店为见习地，让弟子亦学亦医，从而在石阡开创了系统的中医理论和临床实践相结合的教学方法。后在医学上都有所成就者不乏其人：李恭甫、李实甫、邱子尊、吕勋臣、陈恒益、席斌宣、姜云章，诸先生即其中佼佼者。

鉴于有医无药之难，乃于民初继开和仁和堂药店（该药店创于大斌之手，约光绪初年，时开时停），其后次子恭甫复其业，再后由其孙显周、曾孙崇富经营，直至解放。远近投医者，长年络绎不绝。石阡中医开创与发展，光联先生实有功焉。解放后，其孙辈李显周、李显荣，邱子尊之子邱克昌，陈恒益之子陈贤英、陈贤湘，吕勋臣之子吕晏群，席斌宣之子席伯孚，曾孙李崇富、李崇琳均以中医服务于人民，盖其流也。旧室行医，皆居义诊，先生处方独特，每方仅七味药，对症而下，毫不含糊，积多年之经验，有手抄验方一本，惜于解放后散失。

二、李明让，字恭甫，系光联之次子，生于清光绪四年（1878），卒于民国二十八年（1939），廪生，民国初曾任石阡县经费局长，从事医务三十余年，每诊必详，对患者关怀备至，继业仁和堂三十余年。一生方便群众，有钱无钱都可得药服，故深受群众欢迎。

先生喜诗文，晚年组织《商乐诗社》，相互吟诗为乐，所作诗稿，惜解放后散失。

三、李明诚，字实甫，系光联之三子，生于光绪十三年（1887），卒于壬辰年（1952），清末廪生，民国初选为省参议员，在省期间，受聘为贵阳市立医局医师，在筑十二年，医技上颇受群众称颂，即筑老中医王聘贤、何玉书、程云琛等老先生亦称颂。一九二五年至一九二七年，署后坪县知事（沿河县后坪区），时后坪确为蛮荒之地，乡人患病者唯有求卜拜佛，先生于诊断的同时，还从濯水、万县等地购适当药物以解乡民缺医少药之困，乡民多感激之。

后坪县知事，后十余任，十之八九多遭杀戮，而先生一家独能安然离县，送别时还有置明镜清水者，济世之功，不可谓无。一九二七年回籍后，曾任石阡救济院长，兼任中学教师，但主要时间及梢力，仍专注于义诊。一般人称绝症求诊甚多，起死回生不少，从医四十余年，由于精通脉理，诊中析以切脉为主。家中亦常备一些很难购到又是特效药以救济重病人，故群众颂不绝口，先生除书写有温泉门上的"沂水春风"外，还写有很多诗稿和"医学要览"，惜解放后全已散失。

将清李氏一家医术的传承脉络后，我、吴哥、李哥对阡城医脉产生了浓厚的兴趣，大家不约而同产生了对李氏门徒后人一一走访的想法，于是我们又拜访了李光联学生陈恒益的后人，也是我们石阡当代的中医泰斗级人物——陈贤英老前辈，在2022年的时候，央视还专程到石阡采访过他多次，经老人允许，他在网络上公开的资料，我们可以转载如下：

石阡中医领路人，党员模范——陈贤英

陈贤英，生于1937年，石阡县知名中医专家，15岁开始跟随父亲陈国鋆于陈际春堂习医，1984年参与筹建石阡县中医医院，医院成立后任院长直至1995年5月退休，虽然退休多年，仍时刻牵挂中医医院发展，希望自己能够再为医院出一份力。

父亲陈国鋆，晚清秀才，贵阳师范学校毕业，民国石阡曾

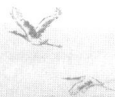

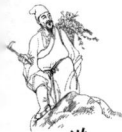

任一区区长，系石阡开明绅士和中医名医。一生重教崇文，曾倡导和筹办石阡中学，系五人成员之一，近而立之年弃教从医，**师从石阡一代名中医李光联**，创办"陈际春堂"药号，研制"雷激散""薄云散"，功效独特，苦研岐黄、悬壶济世，德高望重，名震四方。

陈贤英行医几十年如一日，持之以恒，勤学钻研和乐于为群众服务，其行医的足迹遍及全县大部分地区。经他诊治恢复健康的病人，不计其数，在县内和周边地区声誉较高，每天慕名上门求医就诊者络绎不绝。在其影响下、全家六人除一人外均从事医务工作，并颇有建树。

陈贤英1985年入党。退休前是县十一届人民代表，县政协第1至4届委员。贤英受父辈言传身教，爱党爱国爱家，作风正派、廉洁自律，业务精湛，乐善好施。2018年是石阡县的脱贫攻坚之年，为实现"三保障"的医疗保障，全县医务人员开展了家庭医生服务，使老百姓足不出户就能享受到医疗服务。陈老作为一名退休老党员，更是在这个时候身体力行，以83岁的高龄坚持每月两次下乡义诊，为全县的脱贫攻坚和推动全县中医事业的发展作出重大的贡献。

其主要成就：

临床实践经验上，引用草药鸡矢藤止痛，油罐草治疗肝炎，矮地茶止咳、止哮喘，齐宁清暑解表，朝天贯止痢疾、白带过多等症，蜘蛛香消饱胀，一枝黄花清热解表，虎杖治疗痢疾肝炎等，均收到良好的效果。

理论上，1983年，在国家级刊物《中医杂志〉上发表"加味犀角地黄汤治疗肢端青紫证2例"文，在省级刊物《贵阳中医学院学报》上发表"运用阳和汤的点滴体会"文，在地区学术研讨会上交流了"治肝汤"治疗黄疸、臌胀经验体会。

教学上，曾先后在县"五七"农大红医办班，县卫校医士班上教授中医基础理论及临床经验知识，为石阡培养了一大批农村医务人才。

我们这支阡城医脉寻根爱好者的队伍越来越庞大，许多李氏门徒的后人——浮出水面，但为尊重其个人隐私，不便将其生平事迹公诸于众。

2022年清明前夕，李氏门徒邱子尊之子邱克昌老中医，时龄95岁，李氏门徒陈恒益后人陈贤英，时龄86岁，与他们的徒弟安医生、李医生、吕医生等诸多阡城老中医（平均年龄70岁以上），相聚在与守真堂一墙之隔的邱家老宅，正在讨论《伤寒论》和《金匮要略》要义。

当天，我带着守真堂的几位学徒，还有蔡哥、老吴和许多阡城的中医爱好者自发组织前往县城境内的吴家湾半坡村李氏宗族墓群祭拜先贤。望着李老前辈家族的墓志铭，我们驻足沉思，既欣慰阡城的医脉还在薪火相传，又对这把接力棒如何传递下去而倍感沉重。

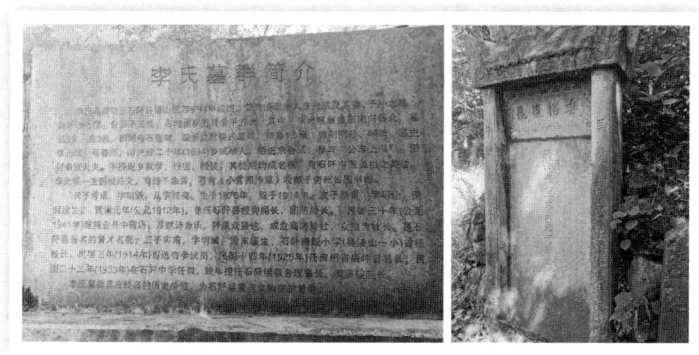

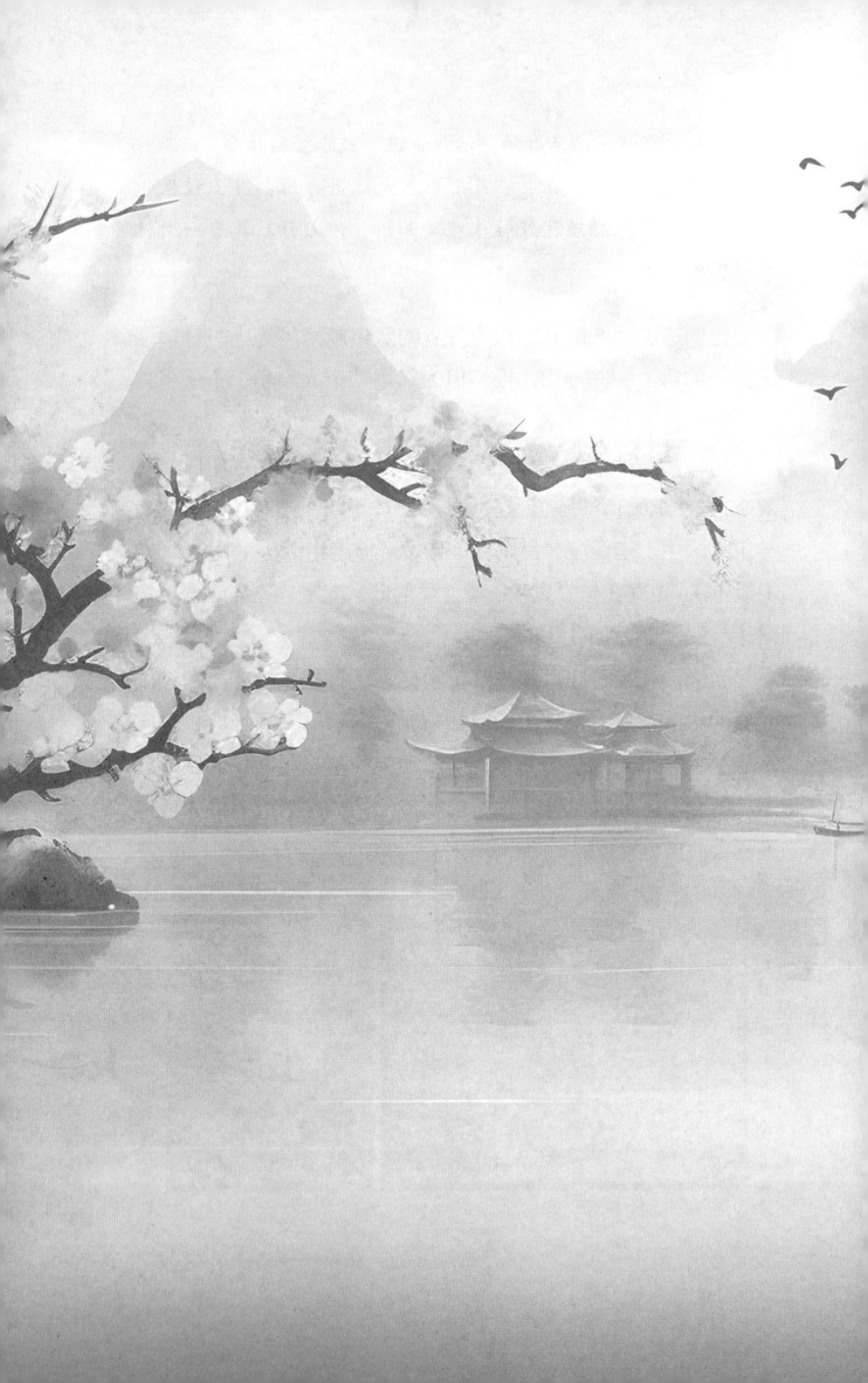

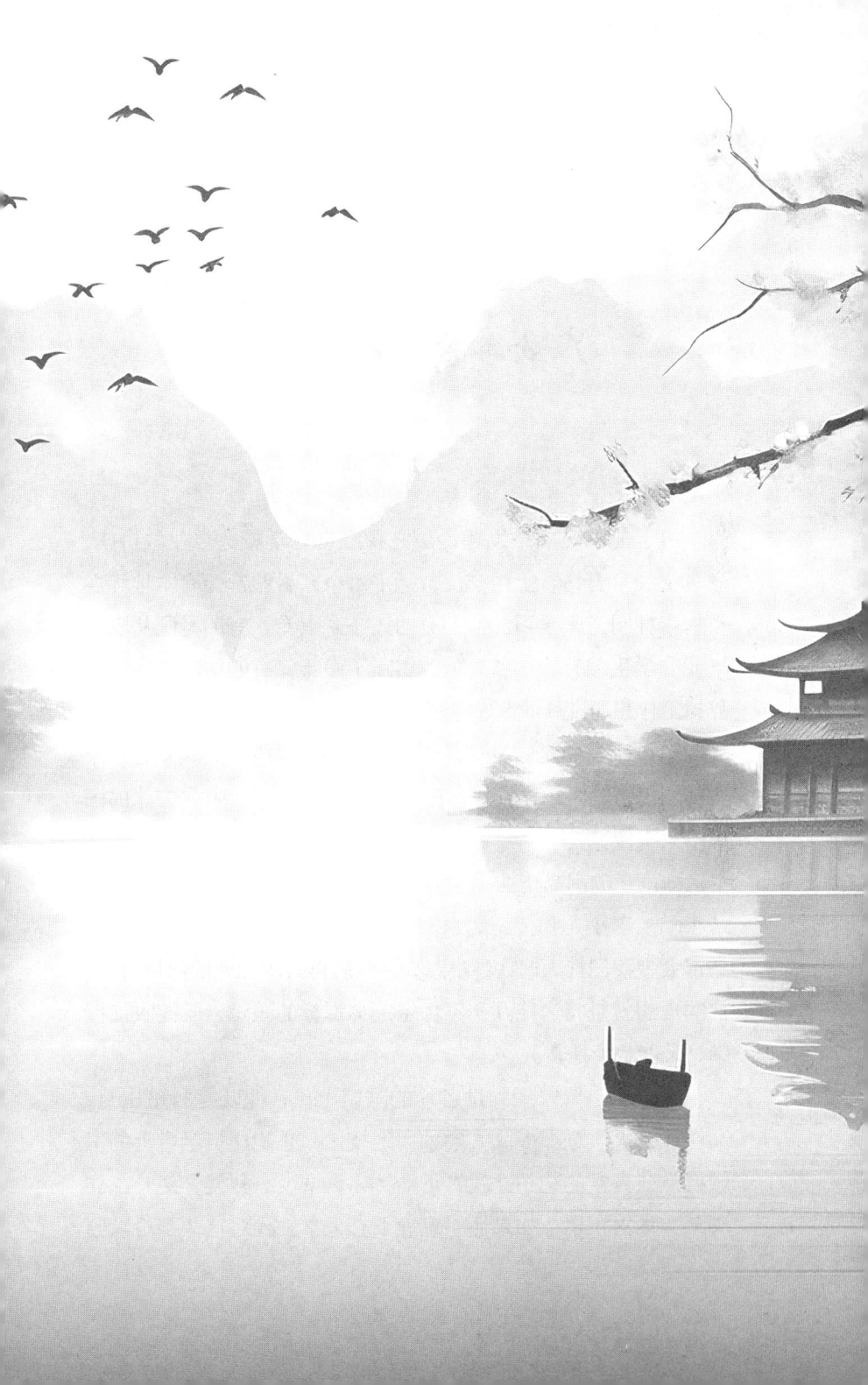

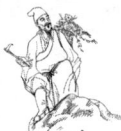

第 二 十 一 节
广交善缘　待人有方

　　由于前书在网络发售，加之我经常到学校、企业做讲座，守真堂经常有访客上门交流，几乎每个寒暑假都会有本地和各省的杏林同道来学习。他们有的还在念大专，有的是刚从院校毕业的学生，有的在私人医馆实践了多年，有的中年弃商转而辞掉工作想通过拜师专攻中医。

　　2020 年暑假是守真堂最热闹的时候，那段时间共有五六个杏林同道常驻医馆，我特意在医馆附近租了一层 80 平方米的民房给大家住。

　　海南来的阿晶毕业于上海中医药大学，他有一腔狭义热情，从小酷爱李小龙和传统武术，学习咏春拳术多年，每天早上阿晶都会带我们打一遍咏春小念头，然后再去医馆外的河边背书。他的理想就是将来能开一家像宝芝林那样的医馆，既能收徒授拳，又能救死扶伤。

　　甘肃的小覃曾经到过各地的医馆上班，他既是科班出身，又在社会上学过很多高人的独门绝技，一心想用自己身上的本领换点守真堂的绝招。我告诉他，守真堂没有秘笈，经验都靠脚踏实地去积累，如果他愿意静下心来学，我对这些都可以倾囊相授。

海哥是山东人，他曾经在上海的某家动漫公司做漫画设计，因为高压的工作拖垮了身体，已经自学中医十几年，那年刚好下定决心辞掉工作来医馆见习。他在我们几个当中最年长，虽是半路出家，但对四大经典的钻研很下苦功，毕竟是为了自己身体健康而学医，初期在几个年轻人心目中树立了很好的榜样和鼓励作用。

小苏是我县一个偏远山村的孩子，他在学校听了我的讲座就痴迷于中医。高中毕业后考上了贵阳交通职业技术学院，虽读的是大专，但人很机灵，逢寒暑假必来医馆帮忙，跟着我们一起学习。由于是农村长大的孩子，独立能力很强，医馆的水电维修、后勤保障、派送中药由他通通包揽，所以大家都叫他小灵通，学起东西来领悟能力很快。

我上午坐诊就让这些客人旁听，小苏帮忙熬药。下午找几辆摩托车，两人一组，领着大家驱车前往山里采药，回来就在医馆外的河堤边加工炮制，晚上再与大伙一起看书学习。那段时间也是我开医馆以来感觉最充实的日子，带大家进山采药，重温蔡伯传授给我的寻山经验，晚上给大家讲习经典，迫使我把过去学过的理论不断"反刍"。每天来往守真堂的患者看见我们用的都是野生药材，大加赞誉，守真堂汇聚了一堆热爱中医的小青年在小县城一时被传为佳话。

刚开始，对于这些远道而来的客人，我不仅管吃管住，提供他们来回的路费，待得时间长的还给生活补助。因为我也是"跋山涉水寻中医"走过来的，我非常能体会他们求访阶段的不容易。这几个朋友家庭经济原本就不好，再加上这两年疫情对宏观经济环境的影响，在外面找工作也不容易。不管他们是出

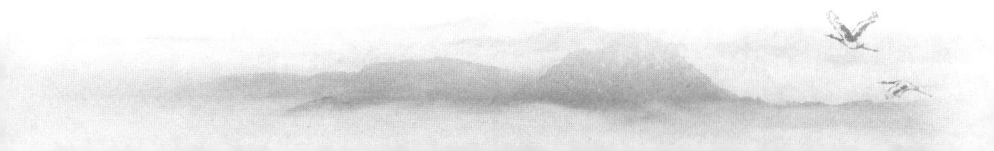

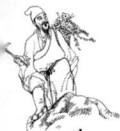

于对中医的赤诚求索，还是对经济萧条的一个暂时回避，只要他们是以学习的名义来守真堂，我都愿意把我的经验和知识分享给他们。

但我先天不是一个优秀管理者，我只喜欢和大家谈论医学，在教大家看病经验的时候沉浸于自我价值感的体现，对生活从不过问，对守真堂的经营也一度疏于管理。

甘肃来的小覃多次以父母年迈多病为由向守真堂借钱，守真堂接连几月经营上出现负盈余，资金主要流向日常开销和外债。家属多次叮嘱我，必须趁早立定守真堂外来参访人员的接待规范，我总是嗤之以鼻，认为这样太形式主义和商业气息。

果不其然，不久之后小覃越发变本加厉，他提出自己的一指禅手法师承于某海派名医，如果总是让他免费给患者调理不免糟践了他一身绝学，诊所完全可以用他作为招牌开展推拿业务，而理疗所得则应与他按比例分成。

时间久了，海哥也以老大哥的身份自居，做事一意孤行，每次集体上山采药均以自己身体不适为由拒绝出勤，晚上看书共修全凭自己的兴致，既不提出啥时候走，也没有一个来参访的学习态度。

师徒和道友关系不分，令守真堂管理混乱，一时间财务亏空，一些道友待的时间越长越没有感恩心。我这才听从家属的意见，拟定了《守真堂收徒章程》和《杏林道友来访制度》。

《守真堂收徒章程》

第一，凡来守真堂拜师学艺者，必须呈交拜师帖，留待考察三个月合格后具备拜师资格。

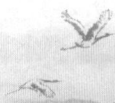

第二，学徒拜师需举行拜师仪式，交拜师费。拜师后需要留宿医馆学习的学员，应当缴纳学员食宿费。

第三，学徒跟师期间，如留宿医馆，每日应严格遵循作息规范，并自觉负责医馆内外卫生的清洁。

第四，学徒应严格按照师父每日拟定的课程学习，不得师心自用，用功散漫。

第五，学徒跟师时限两年，两年后如愿意继续跟诊学习，医馆会适当予以学徒生活补助。

第六，医馆只负责教授学徒传统中医经典理论和临床实践经验，没有义务帮助学员拿到行医资格证书。

第七，如有需要考取师承或确有专长证书的学徒，跟师两年以后，中医基本功扎实者，师父会教授一技之长，以供申报专长考试备用。

第八，学徒在守真堂求学期间还应遵守医馆的其他一切管理规范条例，如屡次违反，超过三次警告不悔改者，守真堂有权将学徒逐出师门，且不退学费。

《杏林道友来访制度》

第一，凡外来人员到守真堂交流学习，必须说清因何理由造访，逗留时间多长。未得到堂主允诺贸然来访，恕不接见。

第二，医馆对来访人员概不提供餐宿，如想寄宿医馆的同道，每日应缴纳生活费用。

第三，道友在守真堂交流期间，有任何秘方、绝技要向患者展示，纯属个人意愿，不得向患者收取任何费用。

第四，道友参访期间，若与医馆学徒同吃同住，不能扰乱学徒们正常功课。

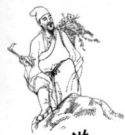

规则一制定，小覃和海哥不久就主动离开了守真堂，我知道有些细则的确针对他们二人，但我更希望为留下来的人营造更为规范的学习环境。最后小苏、阿晶长期留在了诊所，小苏请来自己的父母作为见证在守真堂拜了师，日后成为守真堂的一名得力干将和好帮手。阿晶则按照外来访客的标准向守真堂缴纳了生活费，前后待了三个多月，临走时我们把酒言欢，畅所欲言。阿晶回去后在海南也开了一家医馆，我们约定以后我有了小孩，一定送到他那里学习咏春，而他也会把小孩送到我这里来学习中草药。

春去春又来，守真堂每年都会迎来一批批的访客，经营这几年，我深切体会到读书不难看病难，看病不难经营难。因为疾病永远不会简单照着教科书上总结的病理规律去发展，读医书和临床治病很多时候是两回事；而人心多变更是变幻莫测，远远比疾病更加难以捉摸。经历这些波折之后，我真正明白为什么老祖宗讲医不叩门、法不轻传，这不是过分保守，因为有一些经验和技艺是需要师徒朝夕相处方能口耳相授以心会意的，如果我们太过于随意地公之于众，不但得不到他人的重视，反而会自取其辱，作践了珍贵的道法。所以拜师收徒不仅仅是一种形式，更是对学徒的警示和鞭策，对授业者责任感的加持，和对千古道法的敬仰。

往后几年经常有人来守真堂拜师学艺，我始终秉持先跟诊三个月接受考察的原则去谨慎收徒。尽管我很欣赏每一位求知者内心那份勇气和执着的精神，但我也必须看他们的悟性、心性以及个性，有的时候并不是他们不够优秀，而是师徒传承更需要默契和缘分。

八年前我在江西谭老师那里求学时，和尊生堂的一些学徒朝夕生活在一起，建立了深厚的友谊，其中有一位谭师兄，比我年幼几岁，是谭老师的侄儿。他因为自幼体弱多病长期饱受失眠的折磨，初中没毕业就辍学去谭老师的诊所做学徒。我俩在谭师的诊所一见如故，就像打小一起长大的兄弟一样情同手足。

突然有一天，我在静坐中想到他，正好微信里也响起他的视频。我们相谈甚欢，回忆起往事感到无比欣慰，也得知他这些年一直在杭州做电商客户，由于疫情对经济大环境的影响，他务工的厂方迫于经济压力辞退了许多工人，小谭有很长一段时间都在寺庙里静养。我在微信里见到他弱小的身躯显得很是憔悴，内心惋惜，当即邀请他来守真堂调理身体。

小谭来到诊所以后结合汤药、正骨、站桩等多种方法调养体能，日渐恢复，睡眠也随之改善。来之前还想着等春节以后就回去杭州找工作，但医馆的生活让他重新找到了学习的动力，不久他写了一封长长的微信，向我表达了渴望留在守真堂的愿望：

博文哥，这些日子来守真堂生活，对我内心的改变很大，我在心里默默做了个决定，现已得到家人的允许，所以我现就迫不及待地想告诉你：我要重新开始学习中医并且要以此做为今后所从事的职业。

做出这个决定，在我脑海里考量得很久。因为我这个年纪学中医可能有点为时已晚，如果再花费几年时间而学无所成的话，那我以后的人生要何去何从？所以做出这个决定让我考虑再三。最终让我下定决心的原因有以下三点：

第一点是博文哥你在中医方面有很高的造诣，能做为我学

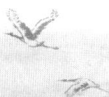

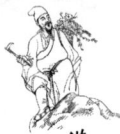

医路上的引路人，并且以你的能力而言，要做为我学医的老师可谓绰绰有余，这点也是我做出学医决定的根本原因。

第二点是我身边有很多亲人都正在承受病痛的折磨，而我却无能为力，我对于自己的无能痛心疾首，所以我对学习中医其实是有着强烈的渴求，怎奈自己因失眠导致身体素质太差，所以对学习中医这件事情可谓心有余而力不足。而现在这个问题出现了转机，就是今年博文哥你联系我来守真堂亲自为我治疗，经过一段时间的药物调理，外加我自身的精神内摄，失眠情况已经出现好转，因此我可以断定我的失眠问题一定能得到解决。如若身体康复，学中医便可不为身体问题所影响，而能成为可行之事。

第三点原因是与我心中的一个理想有关，就是我希望通过中医而接引有缘众生修学佛法，通过治愈患者疾病建立其对我的信任，进而向对方介绍佛法内容，若是听者具有学佛善根而对佛法生起信心，并能安住于佛道中修学，此事便是功德无量。古时医圣张仲景于《伤寒杂病论》序言中告诫医者：

行医上以疗君亲之疾，下以救贫贱之厄，中以保身长全。

今时我借鉴圣言亦对自身行医志向有感而发：

上以接引有缘众生迈向佛道。

下以救治害病含灵摆脱病痛。

中以运用所学医术保身长全。

最后我希望自己能学医有成，以此实现自我价值及人生理想！

其实我在 2018 年创立守真堂的时候，就曾联系过小谭，希望他能来帮助我，当年宁波有个王叔邀请我去杭州为他女婿治

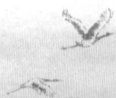

疗白血病的时候，我也联系过小谭，希望能跟他见一面。那时候小谭十分纠结，他拒绝了与我见面，当时的理由是，他的生活质量非常差，他根本没有体力和脑力再去接触中医的知识。我见他如此颓丧，认为时机未到，也就不好勉强。现在他终于能战胜病痛对心灵的摧残，坚定而自信地主动提出要重新走上学习的道路，发心宏达，令我十分高兴。

这里还收录两篇徒弟小苏写的跟师心得，征得小苏同意以后，附于文末，是他们陪着守真堂在成长，一路走过那段令人怀念的岁月：

一梦初心旧时事
——纪念在守真堂学习的日子·苏云军

守真堂，梦想启航的地方，更是真正意义上人生开始的地方。第一次了解到守真堂，了解到杨博文老师，是高中班主任黄老师拿了一本杨师的《跋山涉水寻中医》一书来给我阅读。当时看的第一印象就深深吸引了我，从此我对这本书，对杨师，对守真堂，对杨师这种求学在路，孜孜不倦，囊萤映雪，精益求精的专博精神，除了敬佩之外，更是心向往之。

《跋山涉水寻中医》讲述了杨博文老师的中医成长经历；幼时在祖父身边开始感受中医，常随祖父负箧屣行于山野沟壑之间，耳濡目染，敏而志学。之后由于天意弄人，杨师以优异高考成绩但却未能进入到中医院校继续深造，但大学期间仍不忘初心，经常惦念和回忆与祖父赤脚行医的岁月。如杨师书中所讲："迷途识返，未来可追！"大学期间，涉猎中医书籍千余种，精求不倦，终有所得。杨师在书的结尾说：与其说是我创立守真堂，倒不如说是守真堂赋予生命接下来的意义。更有对

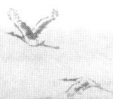

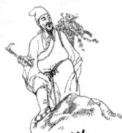

联曰：承祖业济苍生不务名利守拙志，启轩岐穷医理探赜索隐真性情。而杨师这些年确实在这样亲身努力践行着这个大愿。从我骨子里透出的还是对中医学、对传统文化的热爱，对像杨师这样立志将传统医学发扬光大的中医人充满了无限的敬佩和仰慕之情！

人生有大愿力，而后有大建树。使老人得到安心、亲朋之间信任、少年获取关怀，这是孔子的愿力；使一切众生皆能成佛，这是如来之愿力。医虽小道，实济世活人之一端。说则容易，践行却难！但是，有了一个原则便有了一个指导，有了方向。做好一件事，写好一篇文章亦是这样，只有在无数的经历和实践中去积累，去感知，于至精至奥，神妙无穷的医理中，窥得人生一二。

把脉问病理中得，背篓肩担采药去。在守真堂的日子里，闲余时光便和老师一起上山采药。石阡三四月间的气候早已温暖，正值春暖花开，山上各种植被早已沐浴着春风欣欣向荣，满山遍野透着绿色，把大自然装扮得水色秀丽。我们感受着微风的气息，拿着锄头，背上背篓便一路轻快奔山里去。杨师认为要有好环境才有好药，譬如麦冬、天冬，需要种在阴凉的地方，最好旁边有潺潺小溪流。它润肺，止咳嗽的效果就特别好，这正合了凉利之药生于湿地的道理，麦冬、天冬便是生津润肺之品。

如咽门肿大的烟客，肺咳痰带血，舌光绛少苔，用的就是麦冬、天冬二药，新鲜的各一抓煎水加蜜，服用半个月后，咳痰带血就好了。

山涧溪水伴随着淡淡草药香，在空山谷荡之中，一条小溪飞流而下，最让人痴迷，流连忘返。闭上眼睛，仿佛一切都是那么悄然，只有那无穷无尽的溪流不停地向下踊跃，就跟时间一样没有停留。在此时，越是仰望天空，就越有一股按捺不住的激情从心中飞出。以大自然为跳板，遨游在霄汉之中，山谷的回声呼喊着未来几多的美好，只叫人醉在其中。

朦胧的远山，笼罩着一层轻纱，影影绰绰，在缥缈的云烟中忽远忽近，若即若离，就像几笔淡墨，抹在蔚蓝的天边。

奔走了一天，跋山涉水也有不少的收获，返回来时背篓里已是装满了药材十余种。如：仙鹤草、狗脊、蒲公英、益母草等。一路上老师边走边给我们讲解所采药的药性，比如仙鹤草，其功效有收敛止血、补虚止痢、解毒。仙鹤草因具有收敛止血的功效，故可用于寒性出血、热性出血、创伤出血、湿热便血、崩漏下血的治疗，疗效非常显著。仙鹤草也具有补虚止痢的功效，可用于大肠湿热、血痢、久病泻痢的治疗。满满的一天非常充足，更与自然做了一次很好的交流。

在这辛丑之年快要过去之际，回忆往事，让人身临其境，心悦神怡。老师诸多悉心教导，一幕幕浮现在脑海，除了留恋之外更是心向往之。中华优秀中医文化，博大而精深，杨师毕生所学，毫无保留，倾囊相授，是我之幸也。再精湛的技术，优秀的文化皆在于传承，越传越博、越广，无穷匮也。传而不承，实则传而无用，传而有承，是谓传也。

故余虽愚，感师不嫌，我便用最真诚的心，对待杨师说的每一句话，对待每一本书。师德之深，如沧海，如泰山，言语未足尽表也！

> 发愿志达事无难，跋山涉水为哪般？
> 当时只是平常事，过后思量情亦然。

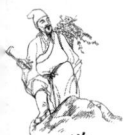

梦想从来不怕太迟

——再续"守真堂"之行·苏云军

作为一个专科生，没有什么文凭，更没有读过几本像样的书，眼界不宽，心量不高，今日之文也只是在"守真堂"的学习感悟，名师指点、偶有所得。就好像叫花子突然捡到金元宝而沾沾自喜，又如范进中举后的百般吆喝，欣喜若狂。半天逼出一个字，七拼八凑成一文，也都是吹毛数睫，鼠目寸光，只能是贻笑大方了。

五一小长假后，杨师的诊所也要开诊了，我再次按捺不住心里的激动，人还没有走，心却早已经到了守真堂，我快速拿起早已收拾好的行囊，直奔杨师诊所而去。杨师诊所的格局和其他诊所是不同的，门前一幅直抒胸臆的对联，刻在两块严严实实的木板上，放眼望去对句精巧、字字珠玑，也是杨师自己所作。走进诊所，就给人一种心情怡然的感觉，只见两旁也高挂着一幅对联，联曰"虚邪贼风，避之有时"，病还未治便教你如何防病，左右两边也都挂满了一些名言佳句及内景图。再往里走，就会看见一张长方形的诊桌，桌子长约两米，宽一米，桌上放着几本医书和两盆兰花盆栽。诊桌上方挂着药王孙思邈的《大医精诚》，我每次去都不由得会看上一看，默默读上一读。

开诊第一天就忙得不亦乐乎，来抓药的抓药、看诊的看诊。杨师把完脉看完舌苔，心里已早知其病情，然后又询问患者，"还有哪些不舒服吗？"患者常说"没有了，杨医生你说的真准"。尽管很忙但也乐在其中，看完所有的病患，杨师便给我解说一些常见病的病因和一些开方常识，并把药方拿给我看，找出其中用得最多的药，然后翻开《小郎中学医记》查看其药性和作用。

不一会儿，只见走进来一对母女，其父亲在后面，直说："杨医生，麻烦您给我女儿看一下。"杨师回答："你女儿什么情况呀？""她整天不爱说话、不爱和人交流，胃口不好，生理期也不正常，有些想法也比较激进，去医院检查说是抑郁症。"杨师问后得知，这位女孩在读高中，而是还是我们县最好的中学，在学习成绩方面也是名列前茅。把完脉，把药开好后，他们并没有急着走，而是问吃药能不能让她走出抑郁。杨师坦白说："吃药只能调理她的脾胃，让她的胃口变好，吃饭更香，如果要彻底走出来，家长的辅导是必不可少的，当然最终还是要靠自己。"说完就给患者一些心理辅导，大约讲解了5到10分钟的样子，最后说，做家长的也不要只顾着忙工作，也要多陪陪孩子。女孩的父亲说："讲得好！这位医生说得太对了。"听完这位女孩的病情后，我不由得想起自己高中的时候也曾郁郁寡欢三年，深感其中的痛苦和无奈，找过学校的心理咨询师，但都没能逃出抑郁的魔爪。正如杨师所说：最后走出来还得靠自己。试想，在今天这个繁荣的时代，物质生活如此富足，为何一些中学生还会抑郁？可见，在孩子的成长过程中，身体的辅导和心灵的陪伴是多么重要。

缘分就是出现在你走出去的路上。上一次来守真堂，就结识那么几位高人，这次也不例外。杨师说，他的一位师弟，也就是我的师兄，要从上海那边过来和他一起学习。人还未到却早已知音，他是学中西医结合专业的，但更擅长于针灸，更是练得一身好功夫，"咏春拳"，一听是上海中医药大学毕业的，还是习武之人，我别提多高兴。

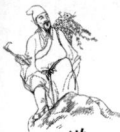

记得那天中午我还在床上午休，杨师便带着师兄来到了诊所，我迷迷糊糊起来，只看见一个帅小伙，高个子，一身英雄气概、容光焕发，好不精神，杨师给我们互相做个简单的介绍。坐了那么久的车，想必师兄也累了，杨师领着他去吃过午饭，他便躺在床上休息了。到了下午，师兄休息好后，杨师便给他说了一些理疗之类的，看看缺少些什么东西。师兄说，目前没缺什么，如果要练"咏春"就得买一个木人桩。说干就干，话音刚落他就在网上了解起来，一番筛选后毅然买下了。

若要扎针，就先要拔针。师兄说，他以前学针灸的时候，也是从拔针开始。从拔针中你就可以知道下针的深浅以及扎针的手法。师兄下好针后，时间一到就会来叫我拔针，经过几天的拔针后顿时感觉手感好了很多，也认识了很多常用的穴位。在闲暇时，就会取来一根针，撕下一块硬纸壳，慢慢试着扎起来，你别说师兄的方法还真管用，几天下来，原本不能扎进去的硬纸壳，现在很容易就扎进去了。我的这位师兄，不止是针扎得好，还有拔罐、点刺放血、推拿手法、艾条温灸，无所不通，无一不尽其妙。被他治疗过的病人也都陆续来找他，所以他一天也忙得不亦乐乎。

在这里不得不提起一个人，那就是我的师娘。师娘个子高高的，温柔大方，待人温和，那纯净、明亮、炽热的眼睛，恰似一泓清泉，发自心灵的深处。乌黑的头发，淡淡的柳叶眉，标准的瓜子脸，那稳重端庄的气质把内心淳朴展示无遗。我的这位师娘，是上得厅堂下得厨房的才女，她做的饭菜可谓一绝，每次都是做很多个菜，都被我们一扫而光，吃过后我常跟师兄喃喃细语地说："好饱，师娘做的饭菜太好吃了。"

每一段路都是一种领悟，在守真堂的日子里，是我最快乐最满足的时候。看着杨师治愈一个又一个的病人，解除他们的痛苦，我的心也就定了，不再是那么杂乱，"收拾好旧山河，"对自己说了一句，"梦想从来不怕太迟"。

接到了开学的通知，背上需要的衣物及一些书籍，踏上期待已久的学校之路，心里是何等的高兴，开学之余也祝愿祖国安康，人民幸福。

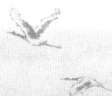

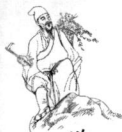

第 二 十 二 节
新冠肆虐　携手共对

2022 年 12 月中旬，随着对新冠疫情封控管制的放开，一时间全国多地暴发新冠流感，守真堂每日接诊人数猛增至六七十人次，而江西的谭老师日均门诊人数更是多达数百例。我和谭老师以及其他杏林同道每天都在微信群里互相沟通治疗心得，大家各抒己见阐述对新冠致病机理的认识和应对策略，我们总结出如下规律。

大部分初期患者多以发热、头晕头痛、周身酸疼、鼻塞为主。发热的程度以越年轻越明显，老年人反而不严重或不表现为发热。针对这类人群，治疗以疏风散寒，宣肺化浊为重点，尤其是对于青少年和婴幼儿一定要预防高热造成的病情恶化。谭老师在这方面经验颇丰，他以小柴胡汤、沙参麦门冬汤、葛根汤、桔梗甘草汤、竹叶石膏汤几个经典方简化后合用如下：

柴胡 60g，黄芩 30g，姜半夏 30g，红枣 20g，炙甘草 30g，葛根 40g，石膏 60g，麻黄 10g，桂枝 30g，白芍 30g，桔梗 20g。

谭老师将此方提前熬制装袋，患者如无其他基础疾病的情况下，一旦感染新冠求诊上门，马上就能喝到中药，一日内均能退烧，效果极其显著。即便如此，那些日子谭师也是非常辛苦，因为尊生堂门诊人群中婴幼儿占比很大，有的幼儿一旦感染上新冠以后马上高烧至 39.5℃ 以上，且伴随惊厥、抽搐等现象，普通的基层门诊根本不敢接诊，而当地的人民医院早已是人满为患，一号难求。谭老师从不拒绝此类危重人群，不管孩子的家属如何惊慌失措，他总能在嘈杂的环境中沉着应对，以其丰富的临证经验，从容不迫地运用各种外治疗法相互辅助，让高热惊厥、面红肢冷、浮阳外越的婴幼儿，立马转危为安。一个、两个、十个、二十个，凡是重症都往他那里送，他把担子都揽在自己的肩上，即便诊所请了三个医生，可病家不放心，谭老师也放不下。那些日子我每日打电话给谭老师，从他那沙哑的声音中，我感觉到其元气透支非常严重，想用胸腔提气来说话都很艰难，感动之余，我写下《赞江西谭师赋》：

> 日诊阳性上百例，
> 医者仁心担道义。
> 苍生与共乃家师，
> 妙手回春真大医！

　　谭师的处方并不是随意用了几个经典方组合，这里面其实是有深意的。新冠病毒从呼吸道黏膜入侵人体，与体内免疫系统开始全面交战，正邪相争时人体会有发烧、头痛等症状，这时候若敌强就有可能由卫分入气分，即从胸腔走少阳入阳明，引起寒颤、高热和便秘，因燥热伤津，热毒入血，可能进一步诱发心力衰竭，即疫毒由气分入营血，从阳明入少阴。

　　结合本书前文阐述过的六经生理体系，竹叶石膏汤（阻断阳明高热、热毒入血、邪伤少阴）——小柴胡汤（入少阳三焦网膜，鼓舞正气，既防邪热由卫分入气分，又能托里出表，助

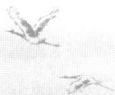

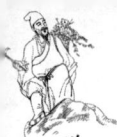

推太阴出太阳）——沙参麦门冬汤（化痰润肺，清理胸腔战场）——葛根汤（托邪外出，从太阴到太阳，把胸腔的寒湿疫毒通通带出体外）。所以三方组合非常巧妙，完全建立在六经气机升降规律的基础上，有意识地因势利导，祛邪外出。

另一方面，我这边接诊的阳性患者也日益增多，起初每日十多例，几天后就猛增至日均 70 多例。我从大部分患者的舌相中观察到苔白而腻的现象非常普遍，一个外感证，能在一两天之内令患者舌苔变得厚腻，没有食欲，说明疫毒属湿属寒确信无疑，不但袭肺而且碍胃，如果不除湿辟秽，那么疫毒就很容易藏伏盘踞，后期定会引起若干并发症，贻害无穷。所以从守真堂开始接诊治疗新冠患者的第三天起，我便总结了自己的协定处方，主要以荆防败毒散、柴胡桂枝汤、大腹皮散为主加以化裁如下：

荆芥 20g，党参 20g，防风 20g，北柴胡 15g，前胡 15g，枳壳 15g，甘草 10g，桔梗 20g，紫苏叶 20g，生姜 15g，黄芩 10g，姜半夏 15g，大枣 10g，桂枝 10g，白芍 10g，川芎 15g，羌活 15g，独活 15g，薄荷 5g，大腹皮 15g，厚朴 15g，苍术 15g，茯苓 10g。

按照我对六经生理模型的思考，虽然新冠病毒是传染病，其毒株变异快，但它侵入人体以后致病的发展规律仍然不出六经升降出入的法则。首先，病毒通过附着在呼吸道黏膜并潜入肺部，引起人体的免疫反应，如发热、头疼，因为战场主要聚集在胸腔（太阴），是太阴的开出了问题，才导致的太阳表证伴随出现（鼻塞、头痛），此阶段毒邪尚且影响到人体卫分功能。

病情接下来会如何发展呢？

一种激进情况是，病毒复制快但人体的免疫机能也较为亢

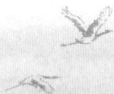

进，对抗病毒的战场从胸腔很快扩展至整个淋巴组织液（少阳），此时人体会从阳明调动气血，即卫分证发展为气分证，患者症见持续高热、便秘、烦躁。继续发展下去，热毒逐渐入血，随着血液循环（少阴）进入心包，造成病毒性心肌炎，症见心悸、昏迷、四肢冰冷、下利清谷。这是危重症患者的传变规律即太阴（肺）——少阳（三焦）——阳明（肠胃）——少阴（血液循环）——厥阴（心包）。

另一种更为广泛的情况是，病毒进入上呼吸道以后随着组织液扩散至胸腔和肺部，激烈的免疫反应在两三天内结束，病毒被免疫细胞战胜，发烧和头身疼痛消失，但卫分证仍在，因为太阴气化功能失调，体液无法从阳明升至太阴胸腔再散布于太阳表部，湿浊潴留，所以患者会腹泻呕吐纳差。同时少阳乃三焦膜原之地，最易裹藏湿浊，造成津液不通，引起患者口苦咽干、默默不欲饮食。我在前文阐释过，水液在体内的气化升腾的路径为阳明（肠胃）——少阴（血脉）——太阴（胸腔）——少阳（组织液）——太阳（体表），由于浊邪留滞三焦膜原（少阳）和胸肺内（太阴），气血升散不足，故而患者仍然会感到恶寒怕风。前文还谈到，水谷精微在体内气化收藏的路径为阳明（肠胃）——少阴（血脉）——厥阴（肝脏）。由于湿性黏滞，滞碍脾土运化，导致阳明不阖，故而患者会出现受纳不佳，腹泻便溏。

基于以上观察和认识，我认为，对治新冠阳性患者，不仅要解决毒邪袭肺初期引起的太阴卫分证（发烧、头痛、咽喉肿痛），也要侧重于辟秽解毒，泄湿化浊，温阳化饮，才能防微杜渐，不留隐患，避免痰饮盘踞（引起白肺和心肺重症）于太阴上焦，由卫分证而传于中焦（引起胃肠道不适）。所以我用荆防

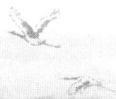

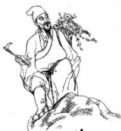

败毒散、柴胡桂枝汤、大腹皮散三方合用的用意如下：

柴胡桂枝汤增强人体气化机能，促进气血由太阴（脾）——少阳（腹网膜）——太阳（体表）布散。荆防败毒散则进一步祛痰解毒，宣肺理气，疏风散寒，从太阴托邪出表。大腹皮散起着醒脾化湿、泄浊辟秽的作用。

详解组方药义：桂枝、生姜、党参、大腹皮、厚朴、苍术、茯苓入太阴中焦，健脾化湿，既能泄新冠湿毒，又能升散中焦津液；柴胡、半夏、黄芩入少阳三焦，疏通水道，给祛邪外出开路；前胡、桔梗、枳壳化痰理气，不留邪于太阴胸肺；荆芥、川芎、防风、羌活、独活疏风散寒，辛温燥湿，开门逐寇。

拟好此方，经部分家亲及患友确证疗效以后，我就以大锅药的方式开始熬制分发。按照五剂一疗程，把草药煎成 250 毫升的中药液 15 袋，成年阳性患者前三天日服三袋，一般在服药后第一天即可退烧以及消除所有症状，后三天每日服两袋巩固疗效，扫除后遗症。据回访，凡是用本方治疗过的新冠患者，后期均没有出现长期咳嗽、纳差腹泻等后遗症和复阳的现象。

针对婴幼儿患者，守真堂一直备有常见病药浴包、穴位贴和脐疗精油，其成分跟我自拟的抗新冠成人处方类同，合理搭配，就能按照成人处方的思路予以全面治疗不留后患。许多小宝宝突发高热，难以在妇幼保健医院和县级人民医院挂上号，通过我们的绿色外治疗法，结合学徒每日在微信群里普及一些安全实用的小儿推拿手法，足不出户，在家就能战胜新冠，渡过难关。

第一轮疫情高峰期从 12 月 15 日开始，持续至月底，守真堂共计治疗患者 1020 人次（不含婴幼儿），医馆每天要熬制上千袋中药液，由于煎药机的自动封口袋用罄，工厂缺货又无法补给，我们每天只能用大锅熬好以后，用漏斗一袋一袋给患者灌装。

连续数日的高强度工作把大家都拖得十分疲惫，由于无法避免每天要跟大量阳性患者接触，最终我和我的家属，还有医馆的两名学徒都感染了病毒。

那些天我们就像打仗一样，手脚并用却总抢不赢时间的飞逝，手机里五分钟就有一个电话打进来，有的患者一家人就需要订购四五份中药。

守真堂老地址是在一个独人巷背后，大型的煎药设备抬不进去，所以这些年我都是手工给人熬药灌装，可想而知，每天灌装上千袋的中药液，其工作量之大。

最困难的那一个星期，两个学徒都倒下了，只有我和家属在坚守岗位，守着大铁锅熬药，困了就倚着墙壁打盹，久站导致家属的下肢严重水肿。每天早晨六点开车到诊所，要晚上八点才拖着沉重的身躯回家，路面上仅有少许车辆匆匆行驶，路旁所有的商店都关着门，看不见一个行人。回家不到一个小时，微信就加满了要订药的患者，看见他们在朋友圈诉说着病情的痛苦现状，我只能答应第二天尽早将中药交付到他们手中，凌晨四五点就不得不起床奔赴新一天的战场。

贵州的冬天特别阴冷湿寒，厚厚的阴云笼罩在我们头上，或许是身心过度疲惫，或许是觉得有愧于家人，有几日药房的库存已经所剩无几，而我也心灰意冷，我跟家属商量想借此停业休息，因为不知道这波疫情什么时候是个头，还有多少患者需要去面对。家属都鼓励我坚决不能放弃，如果一名医生在患者最需要我们的时候不勇于担责，那等疫情过后打再多广告也是虚伪！

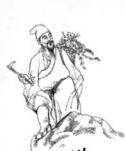

但随着全国疫情持续，我们艰苦抗疫又遇到了新的难题。

一方面，凡是和解表散寒、清热解毒、宣肺理气相关的中药材，均大面积涨价，涨幅高达六七倍到十多倍不等，十天前我们医馆按照自拟协定方的配比剂量，五剂一疗程代煎成15袋收费240元还略有薄利，但这个收费标准现在连药材成本都收不回。目前已有数百人服用过我们的中药，疗效受到初步认可，若要在短短几天内突然涨价，不仅于消费者心理上无法接受，于自己更觉得有悖于济世为本的初心。

另一方面，早期感染新冠的患者，通过服用我们的中药现已基本痊愈且无不适感遗留。当前阶段接诊的患者，已非感染初期的患者了，他们有着相似的经历，就是在感染新冠的最初几天，出于有啥药用啥药的心理，服用一些解热镇痛的西药度过了最艰难的发热阶段，紧接着却长时间咽痛、鼻塞、咳嗽、出虚汗、口苦、没有食欲，原本以为可以很快自愈，直到拖得没辙了，才不得已找到守真堂寻求中药调理。

出于以上两方面的时局变化，我认为必须调整处方，以确保守真堂抗疫中药的价格持续稳定，同时还要能兼顾当前患者病理上的新需求。

我把原定处方中，党参、前胡、独活、苍术等涨价过高的饮片去掉，它们是此次抗疫之战的王牌正规军，可惜资源有限，我只能忍痛割爱，深思熟虑以后换上另一些我非常喜爱的地方"野生游击队"，即咱们贵州崇山之中常见而效奇的野生药材——

以地苦胆（学名金果榄）、八爪金龙（学名朱砂根）为伍，用于利咽止痛、消肿解毒。

以岩豇豆（学名石吊兰）、穿山龙、金荞麦为伍，用于养阴

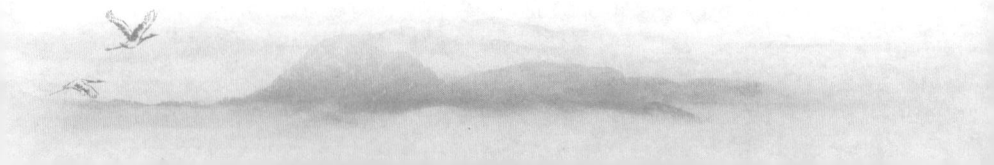

清肺、化痰宁嗽、理气通络。

以马鞭草、鱼腥草为对药，用于清热解毒、通络散结，防止肺部感染。

以仙鹤草、牛大力、五指毛桃为伍，用于补虚扶正，益气健脾，针对老年人阳后气虚盗汗没有食欲，酌情加入。

这些野生药材全是冷门药，价格非常稳定，在贵州大山里又很容易采到，我打了几个电话给长期向我供货的采药夫，很快就帮我拖来几百公斤屯在仓库，保证了守真堂抗疫中药持续稳定地面向社会供应。

与此同时，为了帮助患友们能在新冠感染期间，迅速缓解症状，提高免疫力，有良好的睡眠质量和饮食状况，我又开仓把年初制作的太子参药浴包、川贝枇杷药浴包、清肺止咳穴位贴等免费发放给守真堂的患者和邻里街坊，直至送完为止，第一轮疫情高峰结束累计赠送物资三万余元。

到2023年元月，第一波疫情总算接近尾声，不得不说多亏了两名学徒和爱妻小彭的帮助，才得以初战告捷。足足鏖战了半个月的我，酣睡三天才恢复元气。

学徒小张在繁忙的工作中，细心观察我为患者治病的经过，认真查阅古籍，利用煎药的空余时间坚持撰写跟诊心得日记，在微信群中为婴幼儿患者家属科普讲解食疗和外治疗法，也帮助了不少社会大众，征得其同意后，把部分日记内容公开于下。

2022年12月17日

自从解封以来，阳了，成了聊天记录里最多的用词，朋友圈里每天都有咨询的人大约几十例，（因为忙着给人配药煎药扎针艾灸）忙得来不及回复，还请您谅解。老少男妇都有，咽喉

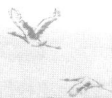

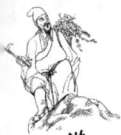

痛、肌肉痛、骨痛、头痛……这些症状，游走不定，中医看来属风，也与今年的五运六气有关，壬寅岁，少阳相火司天，厥阴风木在泉，中见太角木运，岁木太过，气化运行先天，太角下加厥阴，太过而加同天符，为执法，平木之化也，命曰敷和之纪，整个壬寅年为木运太过之年，主管上半年的是司天之气，为少阳相火，主管下半年为在泉之气，为厥阴风木。

结合我当前对《伤寒论》的学习程度，如果发烧的人，恶寒身痛出不了汗，可用麻黄汤，苔腻的还可用麻黄加术汤，但汗后仍身痛的，可续用桂枝加芍药生姜人参新加汤……

如果食疗，可以用大葱白、生姜、肉桂加点紫苏叶煮水喝，也可以加上西红柿，下点面条，帮助体内排出湿寒。

外治疗法方面：刮痧大椎、风池、膻中，能退热和缓解头痛，高热不退刺耳尖，放几滴血，积食刺四缝穴。

这些都是我能想到的治疗方法，诊所今天的病人量开始暴增，目前我和另一个师兄熬药已经到了忙不过来的现状，先写到这，忙煎药了。

2022 年 12 月 18 日

今天在门诊中观察到一类外寒里热的患者。看来我昨天所理解的单纯的表寒证还是少数，这些患者流清鼻涕，但嗓子会痛，痰会是黄色的，身体发热，舌质红，外感症状明显，身体困倦，无力，肌肉酸痛，咳嗽的声音像是从肺部深处传出来。

师父用散外寒与清热解毒的药物一起使用，寒热并调。

方子：柴胡六克，防风六克，紫苏叶五克，黄芩二克，金银花三克，蒲公英三克，芦根三克，甘草六克。三副即可，每天一副。熬水饮用。

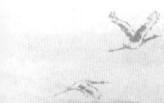

如果咽喉肿痛比较明显，其他症状不那么突出，我想可用这样的方子：

丹皮六克，炒栀子六克，郁金七克，射干五克，茯苓九克，枇杷叶三克，甘草六克，熬水喝，一般两副即可。

这是著名喉科大师耿鉴庭老先生的方子，对喉症非常有用，可以散结解毒。

我有亲戚在外面出差，阳了以后服用中药不方便，症状和上面类似，我就建议他们买抗病毒口服液清热解表，效果也还不错。

今天有两个师父的朋友，把小孩子带来治疗，师父太忙了，就安排我给他们做小儿推拿。我通过纯手法，运用揉腹、捏脊、内八卦、补脾经，小朋友退烧很快。小儿推拿是个绿色又健康的调理方式，师父说年后要大力推广，成立专门的守真堂婴幼儿养生部，我很期待。

2022 年 12 月 19 日

通过数日的临证观察和总结，今天师父确定了守真堂抗新冠方的模板。这是师父在治愈了上百例病患后，已对新冠病毒的六经致病机理有了确定的把握，然后做的总结。

荆芥 20 克，党参 20 克，防风 20 克，北柴胡 15 克，前胡 15 克，枳壳 15 克，甘草 10 克，桔梗 20 克，紫苏叶 20 克，生姜 15 克，黄芩 10 克，姜半夏 15 克，大枣 10 克，桂枝 10 克，白芍 10 克，川芎 15 克，羌活 15 克，独活 15 克，薄荷 5 克，大腹皮 15 克，厚朴 15 克，苍术 15 克，茯苓 10 克。

师父告诉我，这个方子由柴胡桂枝汤，荆防败毒散，大腹皮散，合用化裁而来，具体思路和渊源让我自己去查阅《伤寒

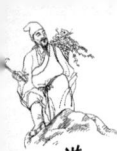

论》和《温疫论》。

晚上我把诊所的所有卫生打扫完后，就迫不及待地检阅文献。在《伤寒论》第146条是这样描述柴胡桂枝汤的适应证的："伤寒六七日，发热，微恶寒，支节烦疼，微呕，心下支结，外证未去者，柴胡桂枝汤主之。"这段话翻译成现代文的意思是：伤寒病发展至六七日，病人仍然发烧，并且微微怕冷，四肢关节酸痛，烦躁不安，有轻度恶心反应，胸闷，胃脘胀满，有外证的，用柴胡桂枝汤治疗。

《温疫论》说："疫者感天地之疠气，……邪从口鼻而入，则其所客，内不在脏腑，外不在经络，舍于伏膂之内，去表不远，附近于胃，乃表里之分界，是为半表半里，即《针经》所谓'横连膜原'者也。"瘟疫邪入膜原半表半里，邪正相争，故见憎寒壮热；瘟疫热毒内侵入里，导致呕恶、头痛、烦躁、苔白厚如积粉等一派秽浊之候。此时邪不在表，忌用发汗；热中有湿，不能单纯清热；湿中有热，又忌片面燥湿。当以开达膜原，辟秽化浊为法。

现在回想起来，师父这些天接诊的病患大多症状与柴胡桂枝汤吻合，师父以六经气化立足，合用败毒散与大腹皮散就是要截断疫毒在三焦膜原的潜伏，用方看似平易，实则暗藏功底，令我辈心声赞叹。

深夜，师父又来医馆和我交代了很多事情才放心地离开，走时语重心长地告诉我，万一哪一天他也病倒了，就要我照着咱们医馆的抗疫协定方继续为患者熬药。我一听鼻子酸了，这就好像在一场血战后，全连只剩下了连长和一个士兵，在把连旗交给士兵后，连长又去浴血疆场，誓死不屈，这就是精诚大医的情怀和灵魂！

2022 年 12 月 22 日

前两日我和医馆的另一个谭师兄也阳了，我俩症状类似，高烧昏沉，持续睡了一天。医馆这两天每日要熬上千袋中药，师娘身怀六甲也亲自上阵帮忙，最让我内疚的是，其实师父和师娘也是阳的，只不过他们没说，还每天给我和谭师兄送饭。

由于体力尚未恢复，师父安排我暂时不用工作，每天在患友群里负责为大家答疑解惑。

一个外地的孕妇一直反复发烧，当地买不到中药，我就让孕妇家人为她刺血耳尖、服用三豆饮（黄豆、绿豆、赤小豆）、艾叶加陈皮泡脚，若有咳嗽就用花椒蒸梨，两天下来病情终于稳定。

一位患友的父亲年过耄耋，发病后迁延不愈十余日。虽然不再发烧，但是畏寒，虚弱，浑身疼痛，眩晕至无法站立，只能卧床，正好其村一年轻患者因新冠猝死，这让他很恐慌。按照师父拟定的荆防败毒散合方服用 1 剂就显著缓解，但仍未能痊愈。于是接着服用 2 剂，症状基本消失，仅剩心前区发紧，我认为是新冠病毒损伤心肌细胞导致的症状。于是我让他服用生脉饮口服液，日三次，同时每日用生山楂三五个煮汤喝。如此治疗后，心前区发紧的症状也显著缓解。得到师父的大加赞赏，我很受鼓舞！

群里有一位爱美的女士阳后服用了我推广的姜葱陈皮水后退烧，头也不再痛了，但还不等痊愈就用冰冷的面膜敷在脸上美容，结果当晚高烧反弹，而且头痛欲裂，用各种方法退烧无效。由于已经是深夜，我没有向师父汇报，直接让其家属来咱们医馆拿了 10 袋中药液回去，嘱其三小时喝一袋，当晚先服三袋试试。凌晨三点，这位女士微信感谢，说我们的药真神，不

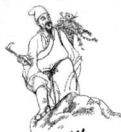

到六小时，现已热退神安。

看到群友们按照我推荐的方法纷纷好转，我由衷感到欣慰。另外，看来每天多和谭师兄熬一些中药储备应急非常重要，有的患者凌晨发烧第一时间找到我们，有熬好的中药，犹如雪中送炭，救人于水火。

2022 年 12 月 28 日

这两天阳性患者开始慢慢减少，中午不忙，师父就带我们到他的老家万金庄村吃丧酒。早上村里刚过世了一位老人，据说年仅 60 岁，有多年的冠心病和糖尿病史，阳后喝过咱们的中药，原本已经明显好转，但因嘴馋在尚未痊愈时吃了一点糯米糍粑，结果当晚就腹胀恶心，呕吐心累，吃不下东西，去医院输液治疗不到两天就因心衰而去世。

师父说，人各有命，但遗憾的是他没能做到仔细叮嘱患者饮食禁忌，才酿成悲剧。他告诫我们今后熬药一定要把忌口和注意事项用贴纸写好塞到包装袋里，尽最大努力尽心尽责尽本分完成一个医者的义务。

下午五点，师父的家属来诊所，说她有位 80 岁的爷爷因新冠诱发心衰，已于铜仁治疗十几天，病情越发严重，老人借着最后一口气，执意要赶回石阡，不想死在异乡。情况危急，想请师父赶紧陪同她驱车赶往乡镇，见爷爷最后一面。

六点钟，我接到师父的电话，他发了一个方子和定位给我，让我赶紧照方抓药两剂，给他把药送到乡镇，十万火急！

山茱萸 50 克，制附子 15 克，干姜 10 克，桂枝 15 克，炙甘草 15 克，党参 20 克，瓜蒌 20 克，薤白 15 克，半夏 15 克，厚朴 15 克，枳实 5 克，熟地 15 克，山药 20 克。

下午六点四十分，我赶到师父所发定位的乡镇，师父见我进屋，立马让我为老人把脉。我感觉老人家脉浮无根、细若游丝，一息不到三次，手冰冷入骨，呼吸急促，喘息抬肩，心率估摸着不到40次/分钟。

师父说，老人现已经大小便失禁，从医院出来就一直处于意识昏迷状态，唇甲青紫，口鼻气冷，气息微弱，唯有以李可老先生之破格救心汤放手一搏，看能否回阳救逆，收敛元神。

我瞥了一眼老人床头的出院诊断报告，除了新冠肺炎、冠心病和心衰以外，老人还有慢阻肺、肺气肿、陈旧性肺结核等多种疾病缠于一身，这是我第一次近距离接触和治疗如此危重的患者。

我听命去厨房煎药时，路过家属院坝，听闻家春正在忙碌着电告北京、贵阳等地的近亲，让他们务必明天赶回家中见老人最后一面。我在心里疑惑，市级人民医院花了十天都医治无效的重症，师父能不能扭转乾坤，起死回生呢？

40分钟以后，第一煎药终于熬好端到老人床前。师父嘱咐家属，每次喂药60毫升左右，一小时喂一次。老人因为胸胀气短无法平躺，勉强喝下中药后倚着枕头大口喘气，那种艰难痛苦的样子，仿佛只要一口气上不来就会随时断气。

晚上十点半左右，老人在昏迷中共进了三次药，奇怪的是，我煎药的40分钟之内，老人还遗尿两次，但现在两个小时过去了，竟无小便。师父带我再次给老人把脉，手温明显上升，脉率也上升，脉力也似乎更有张力了。更奇迹的是，师父建议爷爷能否放低枕头以便平躺入睡，老人虽意识模糊，但却配合着躺下睡着了。

近半夜十二点，我陪同师父回城。一路上我的心中充满了

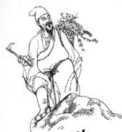

各种疑虑，但深感师父劳累，也就没多问。

2022 年 12 月 29 日

上午我和谭师兄照例早早起床熬制了十几袋治疗新冠的中药，以备患者随时自取。

师父九点多才来到医馆，我已迫不及待地想知道那位爷爷的情况。师父说老人昨晚睡着了，而且只起来上了三次小便，这是继在市医院治疗以来，十多天第一次能躺着睡着，而且现在意识清晰，能控制大小便。

我心里也为老人长舒一口气，趁诊所病人不多，向师父提出三问。

第一，老人是因为新冠而住院，为何不用我们的荆防败毒散？

师父答，新冠病毒入肺，引起肺气虚弱，心肌供氧不足，心力衰竭才是当下最主要的矛盾，医馆抗疫协定方在对抗病毒方面虽能面面俱到，但无法力挡如此重症。当务之急唯有参附萸肉等回阳固脱、大补元气，以期收敛元神，守住命脉。正所谓心为君主之官，神明出焉，主不明则十二宫危。

第二，李可老先生在用破格救心汤时附子动辄上百克，为何在抢救师娘爷爷的时候，只用区区 15 克？

师父答，老人现在血氧饱和度很低，如果一味强心，心肌细胞势必供氧不足，反而会引起胸闷掣痛。所以只用中等剂量的附子强心，稍微提高循环系统的血液输出量，保肾脾肝等重要生理器官的血液灌注，能收敛浮阳，固护元神即可。

第三，老人后期是否只需要一直用此方调理即可？

师父答：爷爷心脏加强搏动后，肺部的扩张与收缩也会随着跟进以确保心肌对氧的需求。由于病毒的侵袭，肺部实际上潴留了大量的痰液，如果不抓紧清肺排毒、化痰养肺，心脏一旦长期缺氧，最终还是会心力衰竭。所以爷爷的神志清醒以后，紧接着就要心肺同调，标本兼治，方为用兵之道。

下午我又跟师父到乡下看望了那位爷爷。老人家奇迹般地从鬼门关走出来，竟能坐在床前大口吃饭，但果然不出师父所言，爷爷开始不断咳嗽，喘气厉害。师父为爷爷诊完脉以后，又调整了一下处方：

山茱萸50克，制附子15克，干姜10克，桂枝15克，炙甘草15克，党参20克，瓜蒌20克，薤白15克，半夏15克，厚朴15克，杏仁20克，桔梗20克，枳壳15克，紫菀20克，葶苈子30克，麦冬10克，枳实5克，熟地15克，山药20克。

我大概能揣摩到师父的用意，原方加桔梗、杏仁一升一降，化痰祛痰；紫菀、枳壳一润一燥，理气通肺；葶苈子、麦冬一通一补，强心润肺。

看见老人家仅仅一天之内就有如此明显的好转，我打心底佩服咱们师父，谁说中医是慢郎中？中医不能治重症？但是如果没有菩萨心肠、神仙手眼、霹雳手段，又有几个学医人可以做到临危受命，力排众议地去抢救一位将死之人呢？

2022年12月31日

这两日来诊所拿抗新冠中药的病人已经降到日均十几例，我和小谭师兄的工作量每日减轻，所以才有时间来仔细整理日记。听师父说，那位患有心衰的爷爷现已稳定，心率每分钟78～88次，能大量而轻松地咳出许多白痰，饮食和大小便都很规律，每天睡眠时间超过10小时，精神和体力恢复很快，但

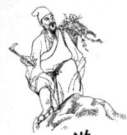

血氧饱和度还是偏低，偶尔咳痰不畅就会气喘心累，所以师父每天都会根据爷爷的病情在原方的基础上做一些调整。比如在爷爷感到累的时候就加一些仙鹤草、西洋参、太子参；痰浓的时候就加一些贝母、白及、莱菔子；咳嗽太频繁就加点五味子、当归、穿山龙。

咱们医馆在县城中心的河堤上已经开了五年，原计划2023年的1月1号就要搬回师父的老家万金庄村，这是师父长大的地方，他说他一直渴望把医馆搬回那里，背山望水，平时看诊，不忙的时候就带上我们去上山种中药，如果有外地的病人千里迢迢来治病，好了以后咱们不收锦旗，不要感谢，让他们种一棵小杏树到山上就好。

前不久，师父带我和小谭去新医馆看过，已经基本装修好了，师父最近太忙，所以搬东西的事情就交给我和小谭。我与小谭上午熬药，中午就找三轮车把老诊所的大小杂物往万金庄村搬，等师父忙完，我们也可以去新医馆上班了。

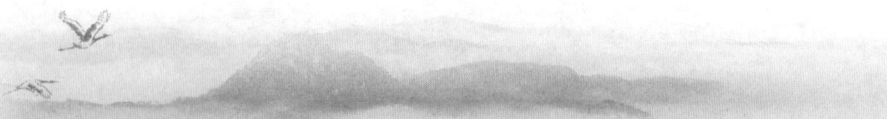

第 二 十 三 节

专长考试 百折不挠

守真堂的学徒和外地来的访客，咨询得最多的一个话题就是"民间医师师承或确有专长证"怎么考。我从 2016 年大学即将毕业的时候开始关注民间中医合法行医的政策，2017 年考过此证，但那时的专长证不具备合法行医的资格，2019 年报名考过一次但因为申报内容审核不过没能参考，直到 2021 年底才终于通过这个考试。

很多同行或者还在拜师求学路上的青年，都非常关注这一政策。一些教培机构，抓住大部分考生长期无证行医，盼望早日得证能合法经营的心理，谎称可以一对一辅导、押题、甚至是漏题，以此骗取钱财。一半以上的考生连专长申请的材料审核都通不过，极少数审核通过的，却发现考核内容与教培完全不相关，察知被骗以后却不敢要求辅导机构退钱，对方以考生无证行医的软肋相要挟，最后考生只能善罢甘休。

其实针对民间中医的师承或专长考试，主体是具有一技之长的医生本人，评审专家根据考生自己申报的专长内容，临场提问面试，这种考试不需要教培的老师为大家押题，他们也辅导不出什么名堂。

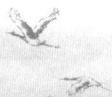

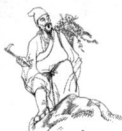

本节就我考取专长医师证的经过，从报考填写申请表，到面试的每一个环节做一个详细介绍，希望对广大的民间中医有所借鉴和帮助。

以《2021 年贵州省中医医术确有专长人员医师资格考核通告》为例（每年的考核规则基本一致，其他各省的管理办法可能会有细微出入），有以下七类人员可以报考确有专长医师：

一、以师承方式学习中医的申请人。

二、在贵州省已经取得《传统医学师承出师证书》的申请人。

三、经多年中医医术实践的申请人。

四、在贵州省已经取得《传统医学医术确有专长证书》的申请人。

五、取得本省《乡村医生执业证书》，且具有中医药一技之长的申请人。

六、在贵州省已经取得《民族医资格证书》或民族医从医资格的申请人。

七、在 1999 年 5 月 1 日前取得中医师（士）专业技术职称，经多年中医医术实践，但未取得中医类别执业医师资格的申请人。

比如我刚从华东师大毕业那会儿只有 22 岁，报考专长考核如果以"经多年中医医术实践"的名义申请，显然不符合实情，所以当时就是以"师承方式学习中医的"的名义申请考试。那么我所需提供的材料就包括以下几条：

1. 国家中医药管理局统一式样的《中医医术确有专长人员

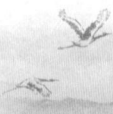

（师承学习人员）医师资格考核申请表》（附件 1）；

2.《贵州省中医医术确有专长人员医师资格考核申报资料表》（附件 12）；

3. 本人有效身份证明原件及复印件（验原件交复印件）；

4. 中医医术专长综述（不少于1500字），包括医术的基本内容及特点描述、适应症或者适用范围、安全性及有效性的说明等（须在附件 1 内填写）；

5. 能够证明医术专长确有疗效的相关资料（提交5例印证所从事专长疾病诊疗过程的医案，须提供患者的真实姓名、住址、电话，附件5）；

6. 两名推荐医师的推荐材料：须附医师资格证书、医师执业证书、专业技术职称资格证书的原件及复印件（验原件交复印件）；

7. 指导老师的医师资格证书、医师执业证书、专业技术职称资格证书原件及复印件（验原件交复印件）；

8. 经县级以上公证机构公证的《传统医学师承关系合同书》原件及复印件（验原件交复印件），跟师学习时间自公证之日起计算；

9. 连续跟师学习中医满五年的证明材料（每年跟师实践不少于120个工作日，学习笔记每年5篇，临床实践记录每年5篇，体现师承指导老师学术特长和经验的跟师学习经验总结3000字以上等）；

10. 指导老师出具的跟师学习情况书面评价意见、出师结论（在附件 1 内填写）；

11. 指导老师所在医疗机构对师承人员学习情况、职业道德、临床能力的书面评价意见（在附件 1 内填写）；

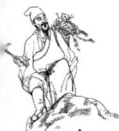

12. 近期二寸白底免冠照片四张，须与申请表中照片一致。

以师承方式学习中医的申请人所需要提供的佐证材料是比较烦琐的，所以我不建议各位走这条，如果有同行想在 30 岁左右报考专长证书，确实有五年以上的行医经历，而且身怀一技之长，完全可以按"经多年中医医术实践"的名义申请考核，所需资料如下：

1. 国家中医药管理局统一式样的《中医医术确有专长人员（多年实践人员）医师资格考核申请表》（附件 2）；

2.《贵州省中医医术确有专长人员医师资格考核申报资料一览表》（附件 12）；

3. 本人有效身份证明原件及复印件（验原件交复印件）；

4. 中医医术专长综述（不少于 1500 字），包括医术的基本内容及特点描述、适应症或者适用范围、安全性及有效性的说明等（在附件 2 内填写）；

5. 能够证明医术专长确有疗效的相关资料（提交 5 例印证所从事专长疾病诊疗过程的医案，须提供患者的真实姓名、住址、电话，附件 5）；

6. 至少 2 名中医类别执业医师的推荐材料（在附件 2 内填写）及其医师资格证书、医师执业证书、专业技术职称资格证书的原件及复印件（验原件交复印件）；

7. 医术渊源的相关证明材料（在附件 2 内填写，相关证明材料可另附）；

8. 从事中医医术实践活动满五年证明原件（附件 6），由申请人长期从事中医医术实践活动所在地县级以上卫生健康局（中医药主管部门）或所在地村（居）委会出具，或至少 10 名患者的推荐证明（须提供患者的真实姓名、身份证号、住址、电话，附件7）；

9. 从事中医医术实践活动在《中华人民共和国中医药法》实施（即2017年7月1日）之后的部分，须提交中医医师指导医术实践活动情况证明（附件8）。

10. 近期二寸白底免冠照片四张，须与申请表中照片一致。

我个人觉得，只要申请人员确实从业多年，10个患者的证明和村委的行医证明是很好开具的。而我在2019年中医药法出台以后，贵州省第一次举办专长考试时，因为在2017年已经获得过专长证书，所以属于"在贵州省已经取得《传统医学医术确有专长证书》的申请人"，需要准备的材料最为简洁：

1. 国家中医药管理局统一式样的《中医医术确有专长人员（多年实践人员）医师资格考核申请表》（附件2，本类型申请人不提交"推荐材料一"和"推荐材料二"）；

2.《贵州省中医医术确有专长人员医师资格考核申报资料一览表》（附件12）；

3. 本人有效身份证明原件及复印件（验原件交复印件）；

4. 中医医术专长综述（不少于1500字），包括医术的基本内容及特点描述、适应症或者适用范围、安全性及有效性的说明等（在附件2内填写）；

5. 能够证明医术专长确有疗效的相关资料（提交5例印证所从事专长疾病诊疗过程的医案，须提供患者的真实姓名、住址、电话，附件5）；

6. 本人《传统医学医术确有专长证书》原件及复印件（验原件交复印件）；

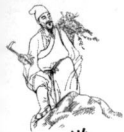

7. 近期二寸白底免冠照片四张，须与申请表中照片一致。

另外曾经获得过村医证、民族医的几类报考人员，所需提供的材料类似也比较简单。总之，没有任何证书的同行，完全可以"经多年中医医术实践"作为申请人。若走师承路线报考，需要提前五年拜师公证，需要花费的精力恐怕不小。

不同的人群报考，所需要提交的证明材料不同，但有两个核心资料是一样的，即：

1. 中医医术专长综述（不少于1500字），包括医术的基本内容及特点描述、适应症或者适用范围、安全性及有效性的说明等（须在附件1内填写）；

2. 能够证明医术专长确有疗效的相关资料（提交5例印证所从事专长疾病诊疗过程的医案，须提供患者的真实姓名、住址、电话，附件5）

以上两条是重点。原则上申请人选择本人擅长治疗病证或科目，限报1个病证科目或同1个病证科目下不超过3个病证。同时，根据实际治疗情况，选择治疗方式，具体可选择内服方药或某种外治技术（根据《中医医疗技术目录》擅长项目不得超过3类外治技术）。

我在2019年申请的专长是内服方药治疗心系疾病中的怔忡、心悸、胸痛三个病证。当时我对自己专长的描述是善用经方，然后写了很多对经方的见解和治疗此病的心得。

第一年申请专长考核，大家都没有申报经验，我的这份综述因为文辞工整，思路清晰，被县卫生局的领导作为模板提供给很多同行借鉴，但却误导了很多考生，以致当年我们县同行

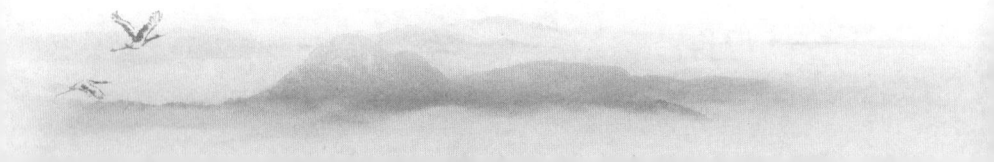

的申请材料在省级审核时全军覆没，没有一个人能参加最后的面试。

很多考生和我有同样心理，想通过综述尽量展示自己啥病都会治，把擅长诊治的病症写上三种，然后再用教科书式的辨证论治方法，简略地谈下治疗方案，却根本没有突出"确有一技之长"的独到经验。

我当年年轻气盛，在网上看到广州一些省份的专长医师考核通过率不到千分之一，总觉得体制内的专家有意为难我们民间医师，想为全县这么多基层同行呐喊鸣不平，所以一个人驱车到省政府求见卫生厅相关负责人讨要说法。

中医股的办事人员也非常耐心和负责，认为这是贵州省第一年举办专长考核，理应重视，马上就找来卷宗安排专家接见我。一位老师指着我的医案说，你报的专长是治疗心系疾病，但你的医案中有一个更年期患者虽伴有心悸症状，但这属于脏躁病而非心系病，所以你的问题在于申请专长与佐证材料不符。

专家果然很"钻"，他们审核鉴定材料确实是本着非常客观的专业标准，我既被他们指正得心服口服，也为自己的粗心大意深感遗憾，因为自己平时积累的心系病患者很多，如果仔细推敲考试要求，完全可以找一个标准的案例让专家无可挑剔。

第一次报考失败以后，我灰心许久，等冷静下来后我再次拿出自己写的综述材料时，每天反思，如果要申请成为一名有专长的医生，那就要总结出对某种特定疾病所具有的独到见解和治疗特色，而且要有突出的疗效，能明显优于其他同行的医疗方案才行。

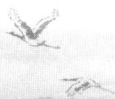

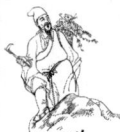

2021 年 10 月，贵州再次启动民间医师专长考试，这一等就是两年半，我认真汲取前次失败的教训，在申报专长时只锁定一个病种——女性生殖病类目录下的胎孕病。在综述中我详细论述了对该证的认识，包括各种胎孕病的诊断技巧和用药经验，并用突出的疗效和翔实的案例加以佐证。故而得以顺利通过省级材料审核，我把自己写的申请材料公开如下，提供给同仁们借鉴：

附件 2

中医医术确有专长人员（多年实践人员）
医师资格考核申请表

姓 名	杨博文	性 别		男	
出生年月	1993.04.12	民 族		仡佬	
文化程度	本科	政治面貌		群众	
健康状况	正常	现从事主要职业		中医	
工作单位	守真堂中医馆				
家庭地址	贵州省铜仁市石阡县夜郎风情街北 32 号				
通讯地址	贵州省铜仁市石阡县夜郎风情街北 32 号				
邮编	555100	联系电话		隐去	
户籍所在地	贵州省铜仁市石阡县	身份证号码		隐去	
医术实践地点	石阡县（区）汤山街道夜郎风情街北，门牌号 32	医术实践时间		2011 年 8 月至 2021 年 9 月	
医术专长	内服方药兼毫针技术诊治胎孕病	近五年服务人数		300 以上	
学习途径	自学 ☑	家传 ☑		跟师 ☑	自创 ☐

医术渊源	我生于一个中医家庭，我的爷爷是一位游医，八岁开始，我便随他一起经常深入农村替人治病，耳濡目染，学会了不少治病经验。 爷爷的医学渊源非常正统，熟用经方，深谙医道，在药性、脉理方面都具有独到见解；师承于我县马鞍山村谭纯熙师。谭纯熙师祖一生的医学经验，亲自手书成四本医学笔记，分别是《草药性赋》《药方精选》《脉诀大旨》《集救单方》，传给我爷爷。我爷爷又加以点校、删补，最后留传于我。是以该书是谭师祖和我爷爷两代人的智慧结晶。 我继承祖业独立行医以后，将家传医书视若珍宝，反复研习，并结合自身临床实践不断加深体会，最终在胎孕病上取得一定的领悟。
个人学习经历	我八岁开始随祖父行医，时年尚幼，只是感性上认识了不少草药和单方的应用技巧。17岁那年，我祖父去世，把家传的四本医书交到我手中，我才开始正式学习医理。根据家传医书的引导，我用了五年时间认真研习中医四大经典以及广泛阅读古今医学名著，包括《黄帝内经》《伤寒杂病论》《神农本草经》《温病条辨》《医宗金鉴》《陈修园医学全书》《黄元御医学全书》《赵绍琴医学全书》《医学衷中参西录》《医宗金鉴》《曹颖甫医学全书》《傅青主女科》《医学心悟》《诊家正眼》等。 2011年我跟随石阡县人民医院中医科熊主任临床实践，逐渐对往日所学中医理论融会贯通。后经指导老师介绍，我又辗转拜访了江西、浙江、上海等地多位中医师旁观学习，开阔了眼界，丰富了自己治病的思路。我的学习经历已写成纪实散文《跋山涉水寻中医》由中国中医药出版社出版，可供证明。 自2016年独立行医以来，日均看诊约有六七例病患。因为自己家传医术在妇科上有着独到的经验，所以常接诊妇科，尤其是胎孕类患者。我通过大量研读中医妇科名家的著述，加之每年外出学习，广交杏林同道，不断在临床中摸索总结，最终在治疗胎孕类病症的专科上，形成较为成熟的经验。目前治好的不孕证或妊娠期各类疾病有300多例以上。
医术实践经历	2011年—2015年，在石阡县中医院跟随王强主任医师临床实践。其间到过江西、宁波、上海等地的一些中医馆或医院交流学习。 2015年—2016年，在石阡县人民医院跟随主任医师熊兴和临床实践。 2016年—2021年一直在守真堂中医馆行医。

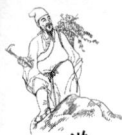

| 医术专长综述 | 在我的行医生涯中，通过家传、拜师、自学以及不断的临床实践，逐步掌握了较为成熟的胎孕病治疗经验。感谢国家政策的厚爱，给予我机会申报这个医术专长，现将我对此类病症的治疗经验概述如下：

一、医术专长的基本内容

（一）我治疗胎孕病的思路

我在治疗胎孕病时，是把治疗不孕症和妊娠病贯穿一线，力争从根本上改善患者体质，让患者既能顺利怀孕，且能在妊娠期间母子健康，最终生育出体质健壮的孩子。

面对不孕症时，我总结出三条治疗原则，即益肾填精、宣郁化浊、养血通经。

益肾填精，指的是从先天之根本保障受孕的物质基础。令肾精充盈，天癸生化有源，胞络冲任氤氲气盛，易于受孕。受孕后也可以避免妊娠期胎停、滑胎、早产等问题。

宣郁化浊，即宣畅气机，化浊消瘀，令患者的三焦和畅，无痰浊湿瘀滞碍血脉，保证排卵质量。受孕后还能避免妊娠期发生畸形胎、胎动不安等问题。

养血通经，既指补血，令营血充盈、冲任畅通，月事时下。也指清疏血脉，令无寒热之厄，无瘀浊之涩。这样方能精血相搏，顺利受孕。

凡治不孕症，只要遵循以上三个原则，就能执简驭繁，迅速找准治疗方向，见效甚快。

在治疗妊娠期间胎儿不能正常发育等问题，仍以益肾填精和宣郁化浊为核心思路，随证固元摄胎即可。若患者不幸发生宫外孕、畸形胎或胎死腹中等情形，虽遵古法亦可安全下胎，但鉴于现代科技手段更为安全卫生，故不作治疗。

（二）我治疗胎孕病的诊断技巧和辨证经验

我在治疗胎孕病时，注重四诊详参。随着接诊人数的累积，形成了一些诊法上的经验。

1. 一般性经验

（1）如见患者头发焦枯无泽、面色黧黑少光，舌色淡白，脉见两尺沉涩细微，问诊反馈月经稀少、经期腰酸乏力，则可断定为精血亏虚，当以益肾填精为主。可用自拟广嗣种子丹为主方随证加减。 |
|---|---|

	（2）如遇见患者体质肥胖、头面油垢、目光秽浊、舌质胖大苔厚腻，脉象滑数沉取有力，问诊反馈如厕难、带下浓稠、月经数月不行，则可断为邪实郁阻，当以宣郁化浊为要。可用自拟宣郁降浊汤为主方加减调理。 （3）如遇患者唇口干燥、肌肤甲错、舌质暗红、舌下静脉怒张、脉见弦涩，问诊反馈经期胸胀腹疼、月经色黑有血块、曾经半产漏下，则断为瘀血郁滞，当以养血通经为主。可用自拟养血通经方为主加减调理。 2.妊娠期经验 （1）在治疗妊娠期间先兆流产、胎停不长等问题，结合四诊，见患者羸弱消瘦、面色无华，舌质淡白，脉见尺弱无力，问诊反馈腰膝腿无力，时常小腹有下坠感，则可断定为肾虚固摄无力，仍以益肾填精为主，用自制加味寿胎膏。 （2）妊娠期间遇患者胎动不安、子淋、子肿、子痫、胞阻等证，结合四诊，目睛浑浊、舌质胖大厚腻、大小便困难，如见患者脉象滑数，可断为气血壅滞，痰湿内停，当以宣郁化浊为主，用自拟安胎资生汤。 （三）我治胎孕病时在中药配伍和剂型改良上的经验 通过长期临床实践，我既总结了治疗胎孕病的治疗思路，也自拟了效验方。 1.促孕用药经验。 （1）我自拟广嗣种子丹，此方含有海马、鹿茸、红花、肉苁蓉、菟丝子、老鹳草、决明子、枸杞子、楮实子、覆盆子、山茱萸、熟地、山药、茯苓、仙灵脾、仙茅等补养肾精之品，按照一定的比例，磨粉后制作成丸药。既方便服用，也为患者节约经济成本，可达到益肾填精之功。 （2）我自拟宣郁降浊汤方，以柴胡、青皮、枳壳、半夏、浙贝母、皂角、苍术、香附、薏苡仁、土茯苓、泽兰、茜草等药为基础，共奏宣郁化浊之效。 （3）我自拟养血通经汤，用桂枝、白芍、生姜、当归、黄芪、牛膝、土鳖虫、水蛭、桃仁、莪术、白术、丹参、熟地、砂仁、茯苓、菟丝子为基础。温经散寒、活血养血、通脉定经。 以上三方并非固守不变，在临床实践中，面对不同的患者，在不同的时期，可以交替使用或合用。我近5年来，诊治过的不孕患者超过300例，快的1月左右就怀上小孩，最长治疗周期不超过3个月。

（左栏）医术专长综述

第二十三节 专长考试 百折不挠

满山芳草杏林路
守真堂行医笔记

医术专长综述	2. 妊娠期保胎安胎用药经验。

2. 妊娠期保胎安胎用药经验。

（1）我自制加味寿胎膏，用桑寄生、续断、杜仲、菟丝子、白术、黄芩、鹿角胶、黄芪、山茱萸、砂仁等磨粉后通过熬煮三小时，再加阿胶、黄酒、红糖收膏，常备于诊所。因为我时常接诊先兆流产的患者，为了令患者尽快止漏，将本方做成膏剂，服用方便、吸收率高，能迅速起到益肾填精的功效。我曾治疗数十例先兆流产的患者，服用本膏后，当天即把出血止住，孕酮和人绒毛膜促性腺激素在第二天即上升至原有水平10倍以上，远超西药激素的效果，挽救了许多处于流产边缘的母亲。

（2）我自拟安胎资生方，方中选药党参、白术、灵芝、莲子、太子参、茯苓、薏苡仁、桔梗、苏梗、白扁豆、佩兰、大腹皮、陈皮、山药等。通过芳香醒脾、利湿泄浊，达到宁心安胎的效果。

（四）我利用毫针辅助治疗胎孕病的经验。

在治疗不孕患者时，为了提高宣郁化浊和养血通经的疗效，我会利用毫针针刺腧穴，辅助治疗。

如遇痰浊湿瘀者，我往往选择三阴交、阴陵泉、丰隆、中渚、曲池等穴施以泻法。

如遇肝气不疏，气郁较重的患者，我会选取太冲、足临泣、血海、合谷等腧穴施以泻法。

针刺辅助治疗的意义还在于，让患者迅速感到生理上有好转的变化，如针刺以后心情愉悦、睡眠改善、经血按时而至，增强患者治疗信心。

二、我用中药治疗胎孕病的适应证

（一）凡是非生理器官缺陷引起的不孕，如卵巢早衰、卵泡发育不良、输卵管阻塞、自身免疫、高催乳素血症、习惯性流产等引起的不孕都可以治疗。

（二）妊娠期间有关胎儿不能正常生长的问题，如胎漏、胎萎不长、胎动不安等都可以及时救治。

三、我治疗胎孕病的特点可归纳为以下几点

（一）廉价高效，通过中医技术治疗胎孕病，周期短，药用成本也很低。

（二）操作简单，患者在治疗过程中只需要内服汤药，或偶尔配合针刺，无须更为复杂的治疗手法。

医术专长综述	（三）无痛和无毒副作用。 （四）通过中药如愿怀上的小孩，出生以后，体质往往比西医做试管或人工促排怀上的婴儿更健壮。 四、安全及有效性说明 （一）采用纯中医方法治疗胎孕病，可以做到极低风险和极高安全。 因为我们在调理的过程中，以内服中药为主，针刺手法为辅。内服的汤药主要以滋养精血、调畅气机、疏通血脉、清利湿邪痰浊之类的药物进行配伍，患者服用这些中药时完全可以在源头上规避具有毒性的药物，从而避免药物毒性在人体内的蓄积。而我们采用针刺手法辅助治疗时，选取的腧穴全是肘膝以下的五输穴，可以有效避免触及脏腑和人体大动脉，毫针的规格均在 28～30 号（0.32～0.38mm）和长短为 1～2 寸（25～50mm），细短而柔韧，只要施术得当，对生命毫无威胁。因而可以说，不管内服还是外治，在治疗胎孕病时是极其安全的。 （二）我用纯中医方法治疗胎孕病的有效性，优于患者采用西医手术介入的效果。 我们在调理胎孕病时，是直接从患者体质入手，从根上找到引起不孕症或妊娠疾病的原因，采用标本兼治的方法，彻底改善患者体质，让受孕和妊娠得以按照正常的生理过程发展。患者体质健壮以后，所孕育的胎儿，体质平和，元气饱满，不仅妊娠期生命力顽强，且出生以后体格强壮，免疫力好，成长优势显著。 相比之下，患者因为体质原因，形成的受精卵无法正常着床生长，采取西医技术形成的受精卵质量并非最优，再加之母体夙疾仍在，胎儿在妊娠期夭折的风险很高，产下以后的体质也远不如用中药治疗后生下的婴幼儿。

回顾性中医医术实践资料 5 例（需提供患者真实姓名、住址、电话，以附件 5 形式附后）

本人承诺所填报信息全部真实准确，如有虚假，个人自行承担后果。

　　　　　　　　　　　　　　　本人签字：　杨博文　

　　　　　　　　　　　　　　　日　　期：2021 年 9 月 17 日

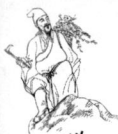

附件 5

回顾性中医医术实践资料（医案）表

<table>
<tr><td rowspan="4">患者基本信息</td><td>姓　名</td><td>杨某</td><td>性　别</td><td>女</td></tr>
<tr><td>年　龄</td><td>33 岁</td><td>就诊时间</td><td>2020 年 9 月 10 日</td></tr>
<tr><td>联系方式（手机）</td><td>隐去</td><td colspan="2"></td></tr>
<tr><td>住址</td><td colspan="3">贵州省铜仁市石阡县领秀城</td></tr>
<tr><td>患者来你处治疗时的主要情况</td><td colspan="4">2018 年 9 月 10 日，患者找我看病，自诉结婚一年多未孕，月经停了半年多，经西医诊断为多囊卵巢综合征，子宫内有 20 多枚发育不完整的卵泡。空腹血糖 8.5 mmol/L 左右，轻度脂肪肝。平素经常腰酸、白带多、失眠多梦、便秘。体型肥胖、头面油垢、汗毛浓密、口干不喜饮、舌质红，舌苔黄腻、舌下瘀、脉象浮滑、重按有力。</td></tr>
<tr><td>诊断</td><td colspan="4">痰湿与瘀血互结、闭阻胞脉</td></tr>
<tr><td>诊疗过程</td><td colspan="4">初诊时，患者痰湿与瘀血胶着互结的情况很严重，我按照治疗不孕症的思路，从宣郁化浊和养血通经入手，采用自拟宣郁降浊方和养血通经方的合方：
柴胡 20 克、桂枝 15 克、赤芍 15 克、莪术 15 克、三棱 15 克、当归 10 克、川芎 15 克、茺蔚子 15 克、土鳖虫 10 克、水蛭 10 克、土茯苓 20 克、牛膝 20 克、泽兰 20 克、姜半夏 15 克、生姜 10 克、鹿角霜 10 克、白芥子 15 克、莱菔子 20 克、甘草 10 克。10 剂。
外治每天配合针刺丰隆、三阴交、血海、关元、太冲、后溪等穴位。
2019 年 9 月 20 日患者二诊，自诉服药后每天大便规律，略带黑褐色。从第七天开始小腹坠胀，月经似来非来，比较难受。观舌质苔垢有所好转，脉象寸滑尺涩，知其冲任尚瘀，痰邪难下，故在原方基础上增加牛膝至 30 克，鸡内金 15 克。5 剂。
2019 年 9 月 30 日复诊，自诉月经已来过。效不更方，继续服药 15 剂。
2019 年 10 月 15 日复诊，自诉经医院 B 超检查，子宫内卵泡减少到可见只有五六个。嘱其守方继续服用半月。
2019 年 11 月电话告知我，已经怀上小孩，衷心表示感谢。</td></tr>
</table>

患者基本信息	姓　名	杜某	性　别	女
	年　龄	28 岁	就诊时间	2020 年 3 月 3 日
	联系方式（手机）	隐去		
	住址	贵州省铜仁市石阡县中坝街道		

患者来你处治疗时的主要情况	患者自诉结婚两年未孕。月经 40 多天一次，量少色黑有血块，经前一周开始腰痛，经期小腹刺痛。经常感觉腿肚拘急。经西医诊断为双侧输卵管不通，盆腔有大量积液、卵泡发育不良。面色黧黑、眼圈黑肿、舌体瘦小、舌尖瘀点多，脉象弦细涩。
诊断	肾阳虚兼宫寒血瘀
诊疗过程	初诊时患者有严重的宫寒血瘀和肾阳虚的情况，我按照益肾填精和养血通经的思路入手，给患者开了自制广嗣种子丹 1 瓶（一月的剂量）和养血通经汤加减，处方如下： 桂枝 20 克、白芍 20 克、生姜 20 克、当归 15 克、黄芪 20 克、牛膝 20 克、土鳖虫 10 克、水蛭 5 克、桃仁 10 克、莪术 10 克、白术 30 克、丹参 15 克、熟地 15 克、砂仁 10 克、茯苓 30 克、制附子 10 克、菟丝子 20 克。10 剂。 2020 年 3 月 18 日二诊，患者自诉 3 月 13 日月经来潮，此次经期比以往都准时。血量较多，前三天有大量暗褐色血块，后两天色泽鲜红。腰痛腹痛比以往好很多，月经后分泌物清稀较多。舌尖瘀点变少，脉象弦细而不涩。仍用原方加败酱草 30 克，薏苡仁 30 克，红藤 30 克。15 剂。 2020 年 4 月 5 日三诊，患者自诉吃完第二个疗程的药以后经西医复查，盆腔积液消失，左侧输卵管已通，右侧通而不畅。舌淡红、苔薄白、脉弦比前略粗。守方不变，再开 12 剂。 2020 年 5 月中旬，接到患者喜讯，已怀上小孩，没再去医院复查。

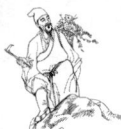

患者基本信息	姓　名	彭某	性　别	女
	年　龄	26 岁	就诊时间	2019 年 6 月 10 日
	联系方式（手机）	隐去		
	住址	贵州省铜仁市石阡县龙塘镇		

患者来你处治疗时的主要情况	2019 年 6 月 10 日，患者找我看病，自诉结婚一年多未孕，月经量少色淡。有荨麻疹史十多年，经常感冒、鼻塞、项强头晕、腰酸、白带多、失眠多梦、便秘。经西医诊断，除排卵质量差外，还有多项抗体呈阳性，其中包括抗精子抗体、抗内膜抗体、抗卵巢抗体。患者体型肥胖、易疲惫乏力、情绪低落、面色虚白无血色、舌体胖大齿痕重、舌苔白滑、舌下瘀、脉象濡软。

诊断	脾肾阳虚、肝气不舒、湿郁三焦

诊疗过程	初诊时，患者阳气极为虚弱，免疫力低下，经常处于感冒状态。加之三焦气机不畅，情绪低落，免疫功能紊乱，所以其多项抗体呈阳性，我按照益肾填精和宣郁化浊的思路，给患者开了自制广嗣种子丹 1 瓶（一月的剂量），再配合宣郁降浊方： 柴胡 20 克、川芎 15 克、神曲 15 克、苍术 20 克、香附 10 克、青皮 10 克、枳壳 15 克、姜半夏 15 克、薏苡仁 20 克、茯苓 20 克、泽兰 15 克、黄芪 20 克、防风 15 克、白术 20 克、党参 20 克、砂仁 10 克。15 剂。 2019 年 6 月 25 日患者二诊，自诉服药后每天大便规律，逐渐精神好转、平素鼻塞、头晕沉等感冒症状消失。心情愉悦，做事有精力。守方再开 15 剂。 2019 年 7 月 10 日复诊，自诉月经已来过。月经量比从前多，颜色也鲜红正常。最近一个月内没有什么不适。效不更方，再开一瓶自制广嗣种子丹和 15 剂宣郁降浊汤加减，嘱其服完后去医院复诊对比。 2019 年 8 月 10 日，患者微信告知，吃完最后一次中药后去医院检查，卵泡正常，抗体转阴，多年的荨麻疹也好了。半个月后报喜已怀孕。

患者基本信息	姓　名	张某	性　别	女
	年　龄	35 岁	就诊时间	2020 年 4 月 20 日
	联系方式（手机）	隐去		
	住址	贵州省铜仁市石阡县国际名豪小区		
患者来你处治疗时的主要情况	2020 年 4 月 5 日患者找到我，自诉从二胎政策开放以后一直在备孕，但因为体质虚弱，5 年间多次怀上后都在四个月以内自然流产。西医诊断为母子 ABO 血型不和所致之滑胎，认为没有办法医治，只能转用中医方法试一试。患者身体消瘦、面色白皙、语气低沉、头发稀疏、舌质胖大、苔黄腻、口气重、脉迟而滑。			
诊断	肾气不固，封藏失职，肝脾两虚，湿热郁结			
诊疗过程	初诊时，患者的情况让我感到很棘手，如果确为母子血型该怎么调理？后经我反复推敲，患者既然头胎生育正常，则说明母子血型不合不应为滑胎的根本原因。根据患者脉证判断，其湿热蕴郁，内扰血分，下注胞胎，动扰胎元是因，其肾气不固，封藏失职是本。因为遵循益肾填精和宣郁化浊之法，让患者先服用自拟广嗣种子丹和宣郁降浊汤一月。 2020 年 5 月 20 日二诊，患者苔薄白，脉沉细，湿热渐化，嘱其续服广嗣种子丹，自然受孕以后就停药。 2020 年 6 月 4 日电话告知，已怀孕。嘱其停用广嗣种子丹，换加味寿胎膏服用一个月。 2020 年 8 月 1 日复诊，自诉早孕近两月，身体反应良好，但极为担心自然流产。其舌质红、苔略厚，尺脉有滑数下沉之迹象。令其每月服安胎资生汤 10 剂，如下： 党参 10 克、白术 20 克、黄芩 6 克、灵芝 10 克、莲子 15 克、太子参 15 克、茯苓 20 克、薏苡仁 20 克、桔梗 10 克、苏梗 10 克、白扁豆 10 克、佩兰 10 克、大腹皮 10 克、陈皮 10 克、山药 20 克、竹茹 10 克。10 剂。 2020 年 10 月 20 日复诊，自诉经医院 B 超检查，胎儿已 4 个半月大，发育正常，血检正常。精神状况良好，脉舌基本正常，嘱其每月服安胎资生汤 7 剂即可。 2021 年 4 月来电报喜，喜生一子，衷心表示感谢。			

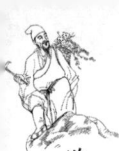

患者基本信息	姓　名	汪某	性　别	女
	年　龄	40 岁	就诊时间	2020 年 8 月 5 日
	联系方式（手机）	隐去		
	住址	贵州省铜仁市石阡县青阳乡		

患者来你处治疗时的主要情况	2020 年 8 月 5 日，患者找我就诊，自诉已早孕 8 周，感觉异常疲惫乏力，腰酸疼严重，小腹阵痛下坠，阴道有少量出血。经西医诊断为先兆流产，孕酮低于正常水平，且 B 超检测无胎芽胎心，建议引产清宫。患者已属高龄孕妇，二胎政策开放前不得已流产多次，此番求子心切，极其不愿放弃，恳请我竭力救治。当时患者面容憔悴，神情恍惚，脉象细数、尺脉沉滑。
诊断	肾元不固，胎漏下血
诊疗过程	初诊时，鉴于患者脉象细数，宫缩明显，下坠感强，情形危急，我建议先服自制加味寿胎膏 5 天，只要血能止住，孕酮能升高，再议下一步治疗方案。 2020 年 8 月 10 日复诊，患者自诉服药当天漏血止住，宫缩减少，坚持服药 4 天后去医院复诊，孕酮较原来升高数倍，但胎儿依旧没有胎芽和胎心。我建议其继续服用寿胎膏 10 天再去医院复诊。 2020 年 8 月 30 日复诊，经 B 超检查，活胎，比正常胎略小一周。患者大喜，主动要求继续服药。再加安胎资生方 7 剂如下： 党参 10 克、白术 20 克、黄芩 6 克、灵芝 10 克、莲子 15 克、太子参 15 克、茯苓 20 克、薏苡仁 20 克、桔梗 10 克、苏梗 10 克、白扁豆 10 克、佩兰 10 克、大腹皮 10 克、陈皮 10 克、山药 20 克。 2019 年 9 月 10 日复诊，自诉经医院 B 超检查，胎儿正常，嘱再服加味寿胎膏和安胎资生汤 10 天。 后去医院复查一切正常，足月顺产一男婴。

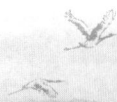

面试环节，为了向考官证明自己在处理胎孕病时所积累的丰富经验，我先简明扼要地总结了一遍自己的专长综述，根据综述中提到的治疗特色，穿插案例加以佐证，尤其注重治疗细节的回顾。这些考官长期在临床一线工作，他们很清楚一份材料的真伪，听考生描述处理病案的细节，就能判断考生到底有没有真才实学。相反一些在教培的错误引导下，背了模板的考生，反而容易被考官误以为是临阵磨枪，纸上谈兵毫无经验，失败的概率很大。

考试结束后，现场的六位考官对我行医的往事非常感兴趣，还主动留了联系方式，虽然我当场并不知道考试结果，但我暗自庆幸，终于这一次可以做到胸有成竹。三个月后，省中医药管理局的官网公示了这次专长考试通过人员的名单，我也在列。回想起自己十年前刚刚步入大学就一直期待有朝一日能堂堂正正行医，从 2016 年关注中医药法的出台又等了这么多年，现在拿到专长证书，内心如释重负。本书在提笔时，就计划以拿到专长证书作为节点，没想到这一晃就是五年过去了，也是感触颇深，即兴赋诗以存念：

医衷心鉴

察色按脉别阴阳，省疾问病是白衣。

十年寒窗求经旨，几人了知个中凄。

遥想当年求索时，涉尽山水问东西。

多少荣华与胭脂，抛头洒血何顾惜。

医家奥义贯古今，最难寒温条缕晰。

一入岐黄半生情，四诊抉微长沙基。

几经折肱始所悟，尝尽本草酸苦辛。

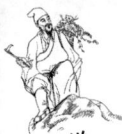

待到凭栏远眺时，银丝缕缕上头鬓。

三指之下命攸关，辨证处方履薄冰。

济世安民仁为本，不以门庭冷热矜。

————2022 年 5 月于守真堂

自从新冠疫情以后，各省陆续恢复民间医师专长申报，多年来隐匿在民间的高人大量涌现。贵州官方对民间医生的态度也大为转变，以我县为例，卫生部门的工作人员主动下乡走访有一技之长的无证医生，鼓励他们参与考试，还自发在县里组织义务宣讲，得到民众的一致好评。

我拿到专长证以后，卫健委的领导也鼓励我要多帮助还未考取证书的民间同行。

有一位年过七旬的老中医，他通过络刺放血和舌下取栓对治愈中风半身不遂一病独具特色和疗效，可是一辈子行医连药方都很少开，哪里懂得写书面报告，我就亲眼观摩他治病，再按照他治疗的过程为其整理成医案，见证了许多奇迹的出现。

我们县还有一位骨伤科医生，只有小学文化，专攻接骨，熟悉几味非常关键的接骨草药，通过家传的熬制手法提炼成猪油膏以后用于包敷骨折的地方，几小时即可达到镇痛的效果，20 天左右骨折愈合率能达到百分之九十以上，几乎包揽了全县所有的骨伤患者，每年在家中接待的患者数量在 3000 例以上，但他连接骨的这几种草药的书名也不知道。原本他有两个女儿一个儿子，就因为几十年来不敢光明正大行医，所以没有一个子女愿意继承家业，学习接骨。我亲自跟他上山采药，看他如何熬制猪油膏，然后把他的专长技术整理成综述，助其顺利拿到专长医师资格证，几个子女都纷纷从外地回来想跟他学习

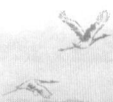

手艺。

当然，也有一些长期在基层工作的村医，由于乡村生活条件艰辛，工作强度极大，多年来一直没有精力考取医师资格证，即便他们没有一技之长，但却有丰富的诊疗经验，我也积极为这些热衷医疗事业的人出谋划策。我县坪山村有一位村医，他行医 25 年，对于基层常见病很有处理经验，我就为他专门梳理了一份治疗感冒病的专长综述，详细论述他在基层治疗感冒所用到的各种效廉简便的方法，把药浴、络刺、小儿推拿、草药贴敷应用于感冒各阶段，突出体现了基层医生的医疗水平和长处，也为他们争取到了专长证书。

守真堂经常汇聚本县的民间中医在一起交流，我在帮助他们申报专长的同时，也见识了很多治疗绝技，既收获了各种治病技术，又团结了一帮同行。

为了便于各地同行在申报确有专长写综述时能有所借鉴，我再提供两个模板给大家参考：

何某医术专长综述（月经类代码 A16.03.07）

我叫何某，1978 年 9 月出生，毕业于贵阳医学院临床医学专业。我从 15 岁时跟随父亲从事民间中草药医疗工作，我的父亲何昌明长期生活在我县青阳乡，他师从于龙金村民间中医吴明胜。我的师爷爷吴明胜出生于 1919 年，是一名退役军人，15 岁时曾追随红军在某某部下行军打仗，由于他出生在农村，懂得很多草药知识，所以在部队上经常受到老军医的关爱，帮助军医采草药和治疗伤员，因此学到不少的临床经验和理论知识。

二十世纪六十年代后期，我的师爷爷退役回乡后就收了我

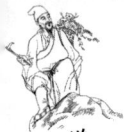

父亲这么一个徒弟，并长期带领我的父亲在石阡县青阳乡茶园村从事民间中草药医疗工作，通过临床实践取得良好的效果，40年间治愈过十多万农村患者。我的父亲何昌明在2021年石阡县卫生健康局组织编撰的《石阡夜郎医药拾遗》中曾献方献药，提供了治疗月经不调等妇科病的两个民间偏方，通过县专家的大量实践和反复印证，疗效十分显著，受到县内各基层医生的喜爱。

我自幼跟随父亲学习民间方法治疗内科杂病，尤其在妇科治疗上获得大量临床实践经验，加之后来考取贵阳医学院临床专业，又进一步加强了理论学习，因此现在对中医治疗妇科病，尤其是中医结合民间中草药治疗月经类疾病，取得较为成熟的经验，现综述如下：

第一，我的医术专长的基本内容。

几十年来我一直在基层和农村行医，农村妇科病多，又以月经类病常见，通过大量临床实践和反复摸索，我对月经病做了细致的病因总结和用药分类。

首先要明确认识到，月经类病包括月经的周期紊乱、经期疼痛、经期或经间期出血异常等相关问题。月经病主要是脏腑、气血功能失常影响到冲任失调的病症，一般无明显器质性病变，是运用中医药辨证论治具有优势的一类妇科疾病。

月经病的主要病因是外感六淫、内伤七情，饮食劳倦或房劳多产所伤，或因先天禀赋不足，病机是脏腑功能失常，气血失调，主要病机是冲任损伤，最终病位是胞宫失于定期藏泻，临床表现为月经期、量异常，或伴随经期反复出现某些症状。

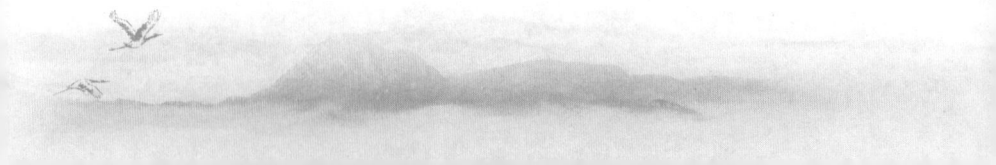

月经病的治疗原则重在治本调经。治本，即抓住各病证的

基本病机消除病因；调经，即运用各种治疗方法平衡脏腑阴阳，调和气血，使月经恢复正常。

治本调经的主要思路，一是辨病之先后：如先因崩漏而致血痨，当先调经，经调则血自复；若因瘀积导致月经过少甚或闭经，则应先治疗原发病，病愈则月经渐复。

二是辨病之缓急：根据急则治其标，缓则治其本的原则，病急势危，则速当治标以救急。如暴崩下血之际，亟须塞流止血以治标，待病情缓解后则辨证求因以治本。

三是辨年龄与月经周期之不同阶段：女子在不同年龄阶段具有不同的生理与病理特点，青春期少女正当生长发育期，调经重在顾护肾气；育龄期生殖功能旺盛，经孕产乳皆以血为用，往往不足于血，有余于气，调经重在补肾养血、疏肝理气；绝经前肾气虚衰、天癸将竭，调经重在补养肝肾精血；绝经后天癸已竭，肾中阴阳偏颇，并使心肝脾多脏受累，治疗重在平衡阴阳、调和气血以颐养后天。

四是分期辨证用药，经期血室正开，胞宫泻而不藏，经血下行，应根据经量多少因势利导，量多者适当收涩，量少者养血活血；经后血室已闭，血海相对空虚，胞宫藏而不泻，治宜养精血、补肝肾；经间期乃重阴转阳之期，治宜助阳活血；经前期应根据证候虚实，虚者补之，实者泻之。

调经之法，重在补肾调肝健脾和胃、调理冲任气血。因肾主生殖而藏精，肾为天癸之源，冲任之本，月经的产生和调节以肾为主导，故调经以补肾为首要治法。补肾重在补益肾精和温养肾气，使阴生阳长，阴平阳秘，阳得阴助而泉源不竭，阴得阳升而生化无穷。肝藏血主疏泄，体阴而用阳，妇女以血为本，易为情志所伤，经孕产乳以血为用，血常不足，造成肝

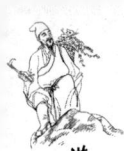

气郁结和肝血亏虚。调肝重在理气解郁，通调气机，养血柔肝。脾胃为后天之本，气血生化之源，气机升降之枢纽，脾主中气而统血。健脾重在运脾除湿，益气摄血。《景岳全书·妇人规·经脉类》指出："调经之要，贵在补脾胃以资血之源，养肾气以安血之室，知斯二者，则尽善矣。"调理气血，首先要辨气病、血病。病在气者治气为主，佐以理血；病在血者治血为主，佐以理气。调理冲任是治疗妇科病的最终目的，冲任气血充盛和调，血海按期满盈，胞宫定时藏泻，月经信而有期。

遣方用药时，须根据证候的属性与月经期量的异常灵活化裁。临床上常有寒热错杂、虚实兼夹者，治疗应分清轻重主次和标本缓急，或寒热并用，或攻补兼施，经期用药，须慎用大寒大热、辛温动血或过于收涩之药，经后慎用猛攻峻伐、辛散香燥之品。

第二，我的医术专长的特点。

结合上述调经的原则和方法，我在具体临床实践中，治病的特点在于，善于用经典名方结合我们地方特色草药标本兼治。经典名方善于从病根去改善体质，攻破病因，地方草药则见症治症，效果突出，两者结合，相得益彰。

比如在治疗月经愆期推后多日不来的症状时，如果辨证为宫寒血瘀证，我用经典名方温经汤或者艾附暖宫丸，加地方草药四棱草、鸡屎藤、月季花，月经恢复很快。

如果是崩漏或月经淋漓不尽，确定为血热型，选方用保阴煎加地方草药如鸡冠花、苎麻根、独一味、断血流、山栀子，止血效果非常快。

如果是痛经，属于气滞血瘀型，选方血府逐瘀汤合逍遥散

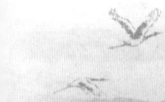

再加草药红藤、鸡屎藤、缬草、朱砂莲、地苦胆等。

第三，适应证。

我所擅长治疗月经类病适应证包括整个月经的周期问题、经期或经间期出血是否正常的问题，以及月经前后身体有无疼痛等相关问题。

第四，安全性及有效性说明。

我所使用治疗月经病的处方均属于历代沿用的妇科经典名方，而我附加的民间草药，经药典查询也无肝肾毒性。

谭某医术专长综述（痹症类病 A11.02.06）

我叫谭某，于 1999 年从铜仁卫校毕业以后，分配到石阡县龙井乡某某村卫生室工作。因为贵州地处山区，村里人长期在大山里生活劳作，山间雾露瘴气很重，所以我在村卫生室接诊的病例以痹症最多。起初我对此类病证的治疗感到无从下手，因为西药疗效甚微，而中医教科书里的方剂似乎总不够用。为了更好地帮助人民群众减轻痛苦，我多方打听，跟村里懂草药的老人们经常上山辨识草药，向他们学习地方本草治疗风湿痹症的特色经验，再应用于临床，通过与中医辨证论治的思想相结合，治愈了大量因为痹症疼痛难忍的患者。并在这一过程中渐渐形成自己特有的专长经验。

第一，我的医术专长的基本内容。

十几年来一直在基层和农村行医，跟许多民间老药工学到了不少我们当地治疗痹症的经验，大体归分为对风寒湿痹的用药经验和对热痹的治疗经验。

1. 风寒湿痹的治疗经验

《内经》曰：风寒湿三气杂至，合而为痹。风气胜者为行

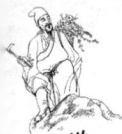

痹，寒气胜者为痛痹，湿气胜者为著痹。根均《内经》的原则，我认为在治疗风寒湿痹时，温经散寒，祛风除湿，通络止痛是核心。

我用甘草附子汤加味作为基础方：制附子6g，麻黄9g，芍药15g，黄芪18g，甘草6g。

本方旨在温经散寒除湿。制附子大热有大毒，其性走而不守，散寒止痛之力甚宏，配伍麻黄温经散寒以止痛，芍药、甘草甘酸缓急以止痛，更可制附子毒性。黄芪益气固表，合麻黄以通腠理阳气，若遇剧痛，还可借乌头之力迅发药力，以行痹着，速解其痛。

若寒邪重着，痹痛日久，痛处冰冷，疼痛着骨，麻木不仁，活动艰难，舌暗津润，脉沉迟，乃寒邪凝结，以原方酌情加温热之品，如当归、肉桂、巴戟天。若湿邪重着，痛随天气而变，天阴转凉，提前疼痛，舌苔白腻，脘腹胀满，原方酌情加苍术、牛膝、薏苡仁、木瓜、秦艽。若风邪重者，疼痛游走不定，时常伴有皮肤瘙痒，上肢酸痛，原方酌情加羌活、独活、防风、威灵仙，痛甚者加乌梢蛇。

以上是我治疗风寒湿痹的基础方加减，但真正在临床上，止痛效果并不是很突出，这时候就需要加上我在民间学习的一些地方野生草药如千斤拔、牛大力、七叶莲、穿山龙、大血藤等野生药材助力。

煎服时，上述药材用水、酒各半煎，温服，这样会达到事半功倍的效果。

药渣加陈醋、白酒少量拌匀，加热布包，热敷患处，冷则加热再敷，1日可敷1～2小时。敷时切勿烫伤皮肤，敷后注意保暖，适当休息，这样内外结合，起效更快。

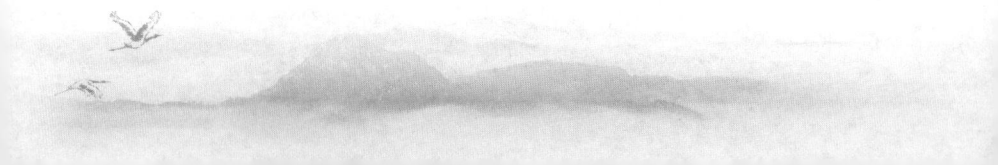

2. 热痹的治疗经验

热痹乃人在劳作时，因为腠理开泄，不慎受风湿热邪侵袭留于四肢关节或肌腠骨缝之间。比如我在乡村基层行医的时候，时常看见许多百姓暑湿天在田间劳作、人处于天暑地蒸之中，很容易被风湿热邪乘虚而入。或者患者本来素体热盛，复因湿邪入里化热，皆可形成热痹。一般此类病患以病发部位灼热、红肿而痛为主要表现。热邪闭阻，气血郁滞，脉络失和，故见红肿疼痛。

热为阳邪，极易化火。热郁关节，气血随之郁滞，故患处灼热，红肿而痛，得冷则舒；热郁关节脉络，气血运行受阻，故关节疼痛，不能屈伸。热痹的患者，同时还会伴有发热口渴，烦闷不安，溺赤而短，舌苔黄腻或黄燥、脉滑数等症状。

所以热痹比风寒湿痹更复杂，因为有的热痹其实是风寒湿痹长期难以治愈，最终风湿之邪在体内郁而化热所造成。在治疗的时候采用单纯清热的方法只能缓解患者疼痛，但根本上对风邪和湿邪没有丝毫作用，所以我采用寒热并用方白虎加桂枝汤合四妙散作为治疗本证的基础方：

石膏 60g，知母 18g，粳米 15g，甘草 10g，桂枝 10 克，赤芍 20g，青风藤 30g，忍冬藤 30g，牛膝 20g，威灵仙 20g，薏苡仁 30g，黄柏 6g。

热淫于内，以苦发之。本方以知母苦寒清热为君。热则伤气，必以甘寒为助，故以石膏、甘草为臣。津液内敛，以粳米甘平为使，加桂枝和营通络止痛。赤芍凉血活血。青风藤、忍冬藤泻热通络，四妙散加减除湿蠲痹，诸药相合，以成清热养阴、通络止痛之功。

若热郁血滞，患处红肿，痛如针刺者，加生地黄、牡丹皮、

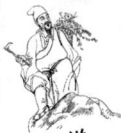

红花，以凉血活血、通络止痛。热兼风胜，关节肿痛，活动艰难者，加桑枝、络石藤、鸡血藤等藤类增强祛风通络的效果。

若热痹伤津，患处红肿，痛如刀割，筋脉抽掣，入夜尤甚，壮热烦渴，舌红少津，脉象弦数者，是热邪化火，津液耗伤，筋脉失于润养。治宜清热泻火，凉血通络。可加玄参、生地黄、麦冬、栀子、丹参、石斛、牡丹皮。玄参咸寒，滋水以制火，启肾水上潮于肺，生津通结，清热凉血，并逐血痹。

若热甚痛处红肿，触之痛甚者，酌加地骨皮、忍冬藤、土牛膝、红藤等味适量，以清热解毒、活血止痛。

以上都是我治疗各种热痹的临证总结，由于身处山区，有着特有的野生草药资源，灵活加以运用，治疗效果往往意想不到的好。

第二，我的医术专长的特点。

我治疗风寒湿痹和热痹的特点可以归纳为取材容易、廉价高效和无肝肾损伤。

在我们贵州的山村要想找到以上我所运用的这些治疗痹症的野生草药还是很好找的，价格也比较低廉，选用得当，可以完全规避毒性。

第三，适应证。

我所擅长治疗的风寒湿痹和热痹对应的适应证包括关节炎、普通风湿、热风湿、肩周炎、膝关节病变等。

第四，安全性及有效性说明。

我治疗痹症的处方中所运用的中药除附子外均无毒，在煎服附子时，只要能做到将其煎煮 2 小时以上即可完全破坏有毒成分乌头碱，因而内服方药还是很安全的。即便患者不慎吃了煎煮不当的附子，发生中毒反应如唇口麻木、音声不出、心慌心悸、恶心头晕等症状，只要及时喝大剂量绿豆汤或甘草水等即可迅速解毒。所以服用我所总结的经验方治疗痹症能较好保障患者的生命安全。

有效性方面，许多治疗痹症的草药都是我们贵州当地百姓祖祖辈辈沿用多年的经验，经得起更多后人的沿用。而我在治病时，把这些民间用药的经验和中医的辨证论治方法结合，在发挥其疗效时更容易达到事半功倍的效果。

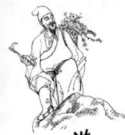

第 二 十 四 节

杏林江湖　道亦有盗

　　前一节谈到我为很多民间中医撰写专长综述的材料，帮助很多同行得以合法行医。这一节主要谈一谈我所接触到的杏林骗术，并揭示他们作假的原理，警示患家少上当受骗。中医其实就是因为有这些斯文败类在破坏整个行业的声誉和清洁，才导致一些网络喷子可以借机炒作，全盘否定中医，甚至说中医是伪科学和迷信。

　　我曾经在九华山下一个古镇茶楼结识了一位自称来自京城的贾医生，他算得上是一位极其聪明的骗子，也是我亲眼目睹过最卑鄙的杏林老江湖，和他认识的那一刻起，我就已经被他锁定为猎物，斗智斗勇三个多月，他终于原形毕露，主动把自己行骗的很多手法向我和盘托出。

　　我们第一次认识时他正在一家茶楼向周围的游客大加吹捧其来头。职业骗子都练就了很好的口才，我听他说在京城和许多名医关系好得不得了，所以一般不直呼某某名医的全名，什么文兵兄、金昶老弟、新童世交，至于全名到底是谁，让在场的各位自己去猜。然后再话锋一转告诉大伙儿，别看那些大师在网上名气多大，解决不了的病最后都通过他来善后，一下在众人面前树立了一个世外高人从不露脸于媒体的崇高形象，引来不少人请他把脉。

能跑到名胜景点去游览的人，一般身体不会太差，但他却说自己能通过脉象预测别人未来几十年大概会得什么怪病。一位河北来旅游的家庭，孩子17岁左右，父母觉得孩子体型太瘦，估计是脾胃吸收不太好，早就想去厚朴中医学堂挂号看诊，听贾医生这么一讲，当场觉得是九华山的地藏菩萨显灵，也让他们遇到这么好的一位医生，少走很多弯路，于是就请贾医生为其把脉开方。

贾医生摸着小孩的脉，没多久就眉头紧锁，半天不说话，然后叹了口长长的气，告诉父母此孩子心脏不太好，在未来没多久即会暴毙。农历七月的酷暑天，我们这些游客在外游玩，早就有些轻微中暑，那对河北的夫妇当场就有些心情恐慌，小孩子不知被他用了什么手段，一下子就晕倒在地。

我就坐在茶馆的另一角，看着贾医生帮忙抢救，一会儿掐人中，一会儿拍打肘窝，三分钟之内又让这个孩子醒了过来。河北一家人见小儿从晕厥到复苏，心情就像过山车一下经历了非常大的起伏波动，赶紧跪在神医面前，请求其为孩子治疗。

贾医生连忙拉起两位大人，语重心长地说："你们放心，既然遇到了我，我就不会让他有什么闪失。但以我的经验，他这么年轻就得了这种隐疾，一定不是偶然，我估计这是娘胎里带出来的。娃的病三两年还不至于爆发，但你们大人可得注意喽。"

夫妻两人忙迫不及待请神医帮忙诊断，果不其然，贾医生就说孩子的病就是夫妻两先天有什么气血败坏导致的，所以全家人都得治。治疗的方法当然是从贾医生的研究所拿药，于是

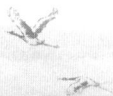

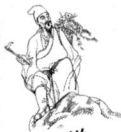

双方留了微信，贾医生又泰然自若地开始和周围的人聊起他走遍大江南北治病救人，起死回生的英雄事迹来。

这时这对河北夫妇立马要求宴请大家，因为今天自己的小儿多亏遇到了活菩萨才能大难不死，在坐的各位都是他的见证人和恩人，他们要请一桌斋宴答谢各位。加上店主的吆喝，贾医生半小时之内，就被茶馆内的游客捧到了神一样的级别。

我不清楚茶馆内有多少人是托，反正我家属是信了。我母亲让"贾神医"把脉，贾医生说我母亲腿上有过伤，这些年有些抑郁，平时有些心悸失眠，无一不言中，全是些中老年人的通病。我想，这位神医应该属于早就被打假打出了"真才实学"的老江湖，察言观色，很善言辞。我亮明身份，说自己也是中医，想问问他脉诊的根据，他笑而不答，他不断夸我基本功扎实，说有机会可以带我去终南山学习，因为这属于道门医学，不在传统医理范畴之内……

九华山一别，我和贾医生留了联系方式，之后他多次邀请我北上，要带我见高官和名人，只因我是他见过的极少数有学医天赋的好苗子，不应该埋没在大山村野，但每次都被我婉言谢绝。见我对成名医不感兴趣，又假托某重大抗瘤药物研发为名，想邀请我组成核心团队。

有目的性的人，总是会更加主动，打过数十次电话后，贾医生说要来石阡亲自拜会我，按照他的说辞，他是在京城受某副国级领导的公子哥之委托，看中了中医的前景，专程来石阡邀我组建一支医疗团队。我也不推辞，欣然答应了他，想看看这家伙葫芦里到底卖些什么药。

贾医生那次来石阡足足待了十天，我装作接待贵客一样听他各种吹嘘，陪他去各地"考察野生药材生态资源"，走访民间医学非物质文化传承人，可谓斗智斗勇。我看见他乐，我也乐，心想就当花钱买戏看也无妨。

最终，精诚所至，金石为开，终于在一次喝酒之后，贾医生把他的骗术全部教会了我。

贾医生说，他每年有三分之二的时间游走于川滇黔藏等山区，三分之一的时间出现在江浙沪和京津冀等一线城市。他到三四线城市，专盯有一技之长的个体医疗户，与他们交朋友，事先把自己塑造成京城来的名医，长期为一些红二代做家庭保健医生，而且认识很多道门高人。如果这些民间医生想提升自己，他很愿意收其为徒。

他的真正目的，其实是想长期订购民间医生的秘方，回到经济发达的地区以后，仍然以自己是替国家高官游访川藏，寻得神药为噱头，给普通百姓治病，高价卖神药。

所以在大城市的患者看来，贾医生是无病不能治的神医，其实他治肝癌的药就是从四川某医生那里用600元一疗程的价格买过来，再用13000元一疗程卖给杭州的患者；治肺癌的药又是从云南某医生那里以500元买来，再用20000元卖给安徽的某患者。然后美其名曰，这些地方小诊所都是他的徒弟开设。所以如果这次来石阡，我顺利上钩的话，在他今后的行骗剧本里，还将多一位贵州徒弟守真子。

我问贾医生，他既然也有行医资格证，为何不在某个城市踏踏实实地开一家医馆，靠手艺吃饭。他告诉我，在一个二线城市开一家医馆，一年的运营费用至少在50万元以上，除去开销，根本没啥利润，所以他有证也不愿意开馆。另外，为何不去私人医馆坐堂，因为理论会说和实际会治完全是两回事。他现在对各种危重症和疑难病都会瞎编出一套完整的治疗理论，

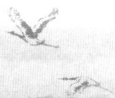

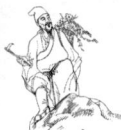

但具体用药嘛，还是用从各地收集来的秘方效果比较好。

后来他告诉我，那天在九华山下的茶馆的老板和河北游客都是他的托儿。他利用心理话术恐吓那些患者在未来有不治之症，就是为了死死吃住病患，让其常年开药调理。一个家庭如果有两个人在他那里拿药，连续吃半年，最保守可以为他带来 3 万元的纯利润，他一年只需要锁定 20 个这样的家庭，就能轻轻松松达到 60 万元的纯收入，既不需要去苦苦研究书本，又能让我们这些三四线城市的乡巴佬中医把药卖到更远的地方，而且也确实让这些一线城市的患者身体变得更好，这是一件多方受益的好事。

不得不说贾医生是杏林江湖中的一个做局高手，在他身上我看到了以下几类常见杏林骗术的缩影。

第一类是假托仙道之名，并以一定的障眼法突显自己具有某种特异功能，再兜售劣质假药。一次我和家人去丽江游览，我们留宿在一家古城客栈中，看见一谎称是从西藏云游至此的神医，主动要求发功为顾客治疗风湿疼痛。他用手掌劳宫穴在患者的腰背肾俞穴等部位捂住发劲，通过所谓的"丹田运气"，能在半分钟之内令患者感觉温暖舒适，浑身有劲儿，疼痛明显减轻。继而再杜撰一大堆自己修行的经历，令患者逐渐信认自己道行颇高，并隆重推出自己在某某仙山的道观中云集多少大仙苦苦研制而成的灵丹妙药，价格一般不菲，而且竟然还敢留下患者的微信，后续不断撒网骗钱。

其实这种手法原理相当简单，那些"大仙"给患者运功也好，导引按跷也好，手上功夫都是障眼法，当他在用手接触患者身体某部位之前，手心里会滴一些药油，其中氮酮剂是关键。现在很多镇痛的膏药贴或者精油都添加了这种化学制剂，利用它能够迅速扩张毛细血管产生热感，并促进药物快速往身体深层渗透，短时间就能减轻疼痛。大师们利用这种小伎俩达到神话自己身份的效果，再兜售任何药品就容易得多。必须说明的是，这个东西镇痛快，但和激素类似，长期使用也会对身体造成透支，破坏肝肾功能。

第二类骗术是对极其普通的中药，冠以某地特产之仙药之名谋取暴利。比如有一些民间医师在请我写专长时，处处标榜自己对某种疾病掌握有特效药，今天又去苗家求得什么经验，明天又去土家族求得什么经验，搞得自己是少数民族医的集大成者，给患者治病时把用最普通的草药做成的药酒或药丸故弄玄虚，谋取暴利。这种民间医师发心不纯，做事也不磊落，我从不帮忙代笔。

第三类骗术是在治疗中故意对患者造成二次伤害，拖长治疗周期，赚取更高的治疗费用。比如我曾见过一家打着中医肩颈专科的诊所，他们治疗肩痛的方案很独特。先用麻药给手臂麻醉，然后用康复手法搬扯肩部，美其名曰是把粘连的肌筋膜撕裂，彻底避免筋膜发炎，然后告诉患者筋膜修复需要15天，所以这些天可以再配合消炎药、营养补充剂或者中药一起治疗，疗效更好。三副中药150元能解决的问题，能被他们整出1500元的治疗费用。

第四类骗术是借助名人、名医及虚假名誉的称呼，骗取患者的崇拜心理和盲从效应。我曾在某地旅游时看见某民间医生的医馆内挂了上百面锦旗和各式各样的专业协会的理事委员证书，但没有一份是属于国家正规社团的。对来看诊的每个患者，都先介绍一下自己曾经给香港的哪位明星看过病，自己和某部级干部的子女交往甚密……无非就是医术不够，靠包装身价来

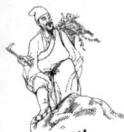

弥补。

第五类骗术接近于传销手法，医家往往团队作案，他们雇专业的院校学生引经据典杜撰理论，来为自己的产品或者治疗理念背书，再堂而皇之地面向社会大众做营销推广。这几年最流行的辟谷套餐、中草药美白护肤品、护眼产品、养老滋补品就是典型的这类骗局。尽管辟谷自古以来在很多丹道养生书中都有所记载，合理辟谷给身体带来的好处也的确很多，但有些商家采用概念偷换的手法，把自己的产品和几千年的养生文化活生生捆绑在一起，没有辨识度的消费者群体很容易上钩。

我曾经接触过一个民间医生，把名方止嗽散加点猫爪草、山慈菇之类的散结药之后改名清肺散，用于治疗肺结节效果显著。但他不愿意只赚一点小钱，于是在一些中医教培平台上主讲肺病专科，先是瞎编了很多用此方治愈的肺癌病案，最后再整出一套肺结节不治如何恶化成肺癌的理论，等到把听众忽悠得差不多了，就隆重推出自己的专利清肺散有多么神奇。其操作之卑劣与巧妙实在令同行汗颜。

虽然目前国家卫生部门对于以上污浊的医疗市场现象难以完全监管，但是从道德层面我对其还是相当鄙夷的。民间中医一般走个体经营的路线，不像大医院和国家机关有党组织和纪检委的监督，所以更需要我们严于律己，堂堂正正做事，正大光明地服务人民百姓。

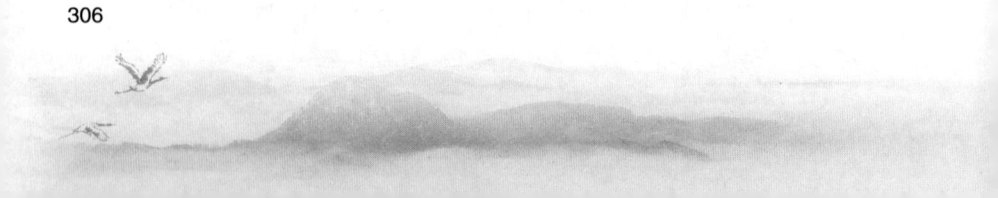

第 二 十 五 节
师承有道　授业有纲

　　凡欲为大医，必须谙《素问》、《甲乙》、《黄帝针经》、明堂流注、十二经脉、三部九候、五脏六腑、表里孔穴、本草药对，张仲景、王叔和、阮河南、范东阳、张苗、靳邵等诸部经方，又须妙解阴阳禄命，诸家相法，及灼龟五兆、《周易》六壬，并须精熟，如此乃得为大医。若不尔者，如无目夜游，动致颠殒。次须熟读此方，寻思妙理，留意钻研，始可与言于医道者矣。又须涉猎群书，何者？若不读五经，不知有仁义之道。不读三史，不知有古今之事。不读诸子，睹事则不能默而识之。不读《内经》，则不知有慈悲喜舍之德。不读《庄》《老》，不能任真体运，则吉凶拘忌，触涂而生。至于五行休王，七曜天文，并须探赜。若能具而学之，则于医道无所滞碍，尽善尽美矣。

　　我在中医的求索生涯中，非常喜欢去阅读老祖宗留下来的古籍，这个习惯的养成最早可以追溯到大学时代。如果用王国维的人生三境界来讲，那时候正是处于"昨夜西风凋碧树，独上高楼，望尽天涯路"的阶段。十七八岁，我一个人在华师大自学中医，一会儿看看针灸经络，一会儿背背药性歌赋，总觉得很迷茫，不知道什么时候才能全面掌握医理的核心精神和内

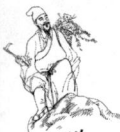

在逻辑。所以我就去看《名老中医之路》，看那些大家们是怎么学会中医的。然后有的医家推荐《医学衷中参西录》，有的推荐《医宗金鉴》，有的推荐《伤寒来苏集》……反正大师们说好，我就去看。虽然对有的书也只能是看个一知半解，但我在阅读的时候很开心，因为这些古籍就像通往四大经典核心殿堂的阶梯，又像是黑夜中的灯塔，指引我怎么自学。所以整个大学四年我阅读了上百本的中医古籍，有了方向就很充实，我坚信，路虽远行则将至，事虽难做则必成。

2018年我创办守真堂之后，做临床、读经典更是成为医务生涯中不可分割的一部分。一方面，因为那个时候初出茅庐独立坐诊，见识尚浅，遇到很多疑难杂症都觉得束手无策，另一方面，一个人刚刚回乡创业，没有社会交际圈，哪怕是同行也不屑于和我们这样的小年轻交流，于是读经典成为陪伴我成长，寻求临证思路唯一的路径。所以初创守真堂的前五年，我又把这上百本的中医古籍看了第二遍，而且特别喜欢看每一本书中的序言，体会古人在几百年前著书立说时的人生际遇和心境。那是一个没有电灯、网络和市场经济的年代，试想一下，古人写书，往往是在漆黑的夜里，光影闪烁的煤油灯下，摒弃杂念有感而发。因为没有网络，所以他们写一本书可能要等到半个世纪以后，才逐渐广为人知，而那时可能原作者都已经没了，哪还会在意什么名和利？

《医学心悟》的作者彭国程，他的部分著作是在闭关的寺庙里写完的。傅青主因为反清复明不被时局认可，他的很多书甚至是假托别人的名字去传播的。黄元御一生都在颠沛流离，连温饱都难以解决，而张锡纯写《医学衷中参西录》的时候，已经是声名赫赫的军医院长，所以名利对于他们来讲，根本不是写书的初衷。他们心系苍生的那种胸怀，能够超越世俗和时代的局限，甚至还能向这个宇宙数百年后的我们，去传递一种能量，这给创业之初的我非常多的鼓励。

随着我行医的事迹在互联网传开，来守真堂拜师的杏林好友日益增多。我又带大家重读了一遍这些经典。作为一名中医工作者，我深感自己是幸福的——古圣先贤留下来太多优秀的医书，是我一辈子都汲取不完的精神食粮；患家的信任和认可让我每时每刻都充满使命感和前行的动力；而如今越来越多的国人开始学习中医，热爱中医，更是让我庆幸这十多年来的坚守是多么的正确！

本书写到这里就暂告一个段落，最后我总结了一份守真堂的师承教学大纲，分享给各位同仁。希望以我多年来的学习经历，以及跌跌撞撞开启守真堂医馆事业的卑微故事，能对所有有志于中医事业的同道一些鼓励和借鉴。

附：

守真堂师承大纲

守真堂的中医师承教学，理论学习分为五个版块：医经基础类、伤寒温病类、本草药性类、临证综合类，以及专长提升类。

整个师承大纲就是一张清晰的中医入门学习地图，照着指南学人可以循序渐进，步步为营，登堂入室。按照张锡纯的说法，三年期满，人人皆可行医救人。三年并不长，关键就在于持之以恒和学之如法。那么守真堂的师承教育，以四大经典为宗，传统师带徒模式，将跟诊和理论学习结合，每天理论学习 3

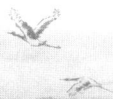

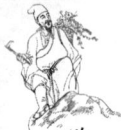

小时以上，力争三年，通过3000多个小时的带教，帮助大家步入这个中医的大门。

然后我们的师承教育呢，专门设立了《黔地草药发挥》和《专科专长培养》两门课程。《黔地草药发挥》这门课，放到本草药性类这个版块的学习中加以介绍。主要针对我的祖父留给我的一些草药笔记，结合贵州本地特有的道地中草药，开设了这样一门草药课。我们传统常用中药饮片不过区区四百多味，但野生中草药中疗效突出的品种就有1800多味，尤其是对很多专病能起到显著的治疗效果。我们的医馆开在贵州的农村，有这种得天独厚的亲近大自然的条件，所以这门课的开设很有必要。

《专科专长培养》这门课呢，主要是针对有些同学是需要考取确有专长医师资格证的，那么他必须具有一技之长，所以我们会把守真堂多年来积累的一些专科经验，如不孕不育、肿瘤、血液病、皮肤病，老胃病，这些专科病种，从诊断经验、用药经验、外治疗法，再到如何处理危重症的方法，通通教授给大家。最后再教大家怎么去写专长综述和医案，顺利通过民间医师确有专长考试。

下边我将逐一介绍各个版块的学习指南。

医经基础类阅读指南

医经就是以《黄帝内经》为宗，来学习人体的生理、病理、经络、脉法、治疗总则，以及五运六气等中医最核心也是最基础的知识结构。

我们常说学中医，法不过仲景，理不过《内经》。中医所有的临证原理，全部来自《黄帝内经》。以我为例，我就每年都会至少读一遍，《素问》和《灵枢》总共162篇，实在是常读常新。即便是经常会去阅读一些现代医学的论文和研究成果，但也是可以在内经中找到可以汇通的知识点。

但是对于中医初学者，如果一开始学习，就直接阅读《内经》，往往会因为它的恢宏博大，艰涩深奥而感到非常吃力，很是打击常人学习的热情。在这里呢，我向大家推荐几本守真堂师承过程中的教材参考书，都是很好的《内经》入门级导引读物。

第一本就是唐容川的《中西汇通医经精义》。唐容川是清光绪年间四川彭县人，他是中西医汇通学派的先驱。

谈到这个中医的学派问题啊，这里顺便推荐一下任应秋老前辈讲的《中医各家学说讲稿》这本书，感兴趣的同学可以自己去买来阅读。通过这本书大家可以快速了解中医的发展史。还有就是谢利恒的《医学源流》，这些都能帮助我们尽快掌握中医发展的脉络。

那么唐容川呢，在清末戊戌变法时期，举国提倡师夷长技以制夷，中学为体，西学为用。他观察到，西医长于形质，中医长于气化。也就是说，西医对于人的生理构造，阐释得很明了，而中医对人体的生理规律，掌握得比较透彻。所以在他这本《中西汇通医经精义》里，我们中国自古传下来的脏腑图呢，是宋元以后传下来的，和人体的真实结构有所偏差，而他用西方的生理解剖来印证咱们《内经》里面讲的许多规律，按图来索求《内经》的经义，则气化就显得直观了。把西医的解剖图和中医的原理相互印证阐释，是这本书的第一大优点。

另外呢，唐容川也注意到，咱们人体的经络腧穴，还有三焦，这些解剖结构西医当时都没有发现，而唐容川就按照咱们

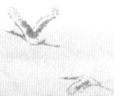

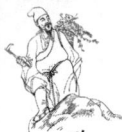

《内经》的原理，把这些器官也画了出来，非常形象，这是本书的又一大特色。

还有呢，唐容川在书中说，他的这本书，完全是以经解经，毫无杜撰。虽然引用《内经》《难经》的原文不足一半，但是却把《内经》的核心医理全部囊括。所以这是一本学习中医入门打基础的非常好的参考书。

然后读完这本书，我们推荐接着看陈修园的《灵素节要浅注》。

陈修园为清代中叶的医学教育家，可以说是儒医，一辈子为官和著书立说，然后治病也不收钱。晚年的时候，知道自己可能生命快不行了，就主动辞病还乡，教书育人传播医学，培养后生。他虽然寿命不算太长，只活了70岁，但是他留下的每一本医学著作都脍炙人口，堪称经典，如果你想成为像唐容川、张锡纯那样的大家，就一定要读陈修园的所有著作，你们可以自己去看，不管是唐容川还是《医学衷中参西录》，引用陈修园的理论很多。包括《名老中医之路》这本书里的许多近代名医，都是用他的书作为入门基础。

那么《灵素节要浅注》这本书呢，是陈修园通过对《内经》中有关人的经络腧穴、病机、诊脉方法这些与临床治疗最密切相关的知识，通过一定的逻辑顺序，条理清晰地摘抄过来，排列在一起，每句后面用小字做了注释。很精辟，直接就通过《内经》教你去怎么看病。也非常重视人体经络和腧穴这些基础，我是建议我们的学员呢，在阅读本书的时候，就顺便把十四经络的走向啊，还有病理反应呀，就背下来。这对于后边学习《伤寒论》，看懂条文背后的病机很关键。

然后第三本书，我推荐的是黄元御的《灵素微蕴》。黄元御是清乾隆时期的人物，很多人都是因为《四圣心源》才知道黄氏，其实他的每一本书学术造诣都很高。《灵素微蕴》更是以极其简洁的语言，从藏象、经脉、营卫气血、诊法、医方几个层面，高度概括了内经的核心知识体系。后边还附了十几个医案，我们守真堂是将其作为选读，推荐给学有余力的同学，参考《四圣心源》一起看。

学完《灵素微蕴》，就可以开始细致入微地深入学习《黄帝内经》了，守真堂的师承呢，是以黄元御的《素问悬解》和《灵枢悬解》作为教材逐字逐句地加以讲解。

黄氏是非常精通医理的一代宗师，他把《内经》做了一个重排，按照养生、藏象、经络、脉法、病能、疾病、治法、望色、刺法，五运六气，分门别类，注解也清晰明朗，让人读起来丝毫不费力。

对于医经基础类，我们的教材就是这几本，虽然说《黄帝内经》的注本、善本很多，但是我们师承教育重在培养临床医生，而非学者型人才。上述几本书既通俗易懂，又紧扣临证基础，只要能熟读深思，对今后走向临床生涯已经受益无穷。

伤寒温病类阅读指南

学完《黄帝内经》，就可以直接学《伤寒》《金匮》以及"温病学"了。当然，并不是说我们通过几本《黄帝内经》的参考书就把《内经》给研究透了，那不可能。对于《内经》你可以一辈子研读，它能给予我们临床上丰富的思路和启发。但如果我们说，非要把《内经》研究透了再给人看病，这不现实，也不科学，因为《内经》的很多道理，还得通过临床来领悟。

所以我们的师承教学，对于《内经》这一块，只需要大家

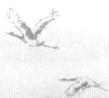

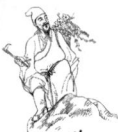

对人体的经络、藏象、病理，以及养生有一些基本认识以后，即可开始学习与中医临床最密切相关的两部经典，即《伤寒杂病论》和《温病条辨》。

对于《伤寒论》的学习，我们也只是推荐三套书，第一本是唐容川写的《伤寒浅注补正》和《金匮浅注补正》。所谓补正，其实是基于陈修园写的《伤寒论浅注》和《金匮要略浅注》。

陈修园呢，他做的《伤寒》和《金匮》的浅注，原本就已经是可以堪称经典的传世级注本，他注解的《伤寒》《金匮》特色有以下几点：

语句通晓易懂。陈修园巧妙地在《伤寒》《金匮》语句原文恰当的位置，穿插注释，这样就使得古代的读者，可以几乎以大白话的形式，通顺地把仲景原书一口气读完。逻辑清晰、语句连贯，大大提高了《伤寒论》的普及程度。

陈修园属于尊经派和气化派的代表，他主张以经来注经，不轻易提倡错简重排，同时按照气化学说来理解六经病症的发展规律，他的这套《伤寒》《金匮》浅注，不只是语言文字浅显易懂，而且意旨趣味可以说是高深得很，颇有见地。

但为什么唐容川要再对陈修园的注本做补正呢？首先唐氏以陈修园的注本做参考教材，本身就是对陈修园的高度认可。就像我曾经花了1年，合计300多个小时的时间，对《医宗金鉴·订正仲景全书》做评注一样，因为觉得此书很经典，给我的启发很多，所以才会在原著的基础上做很多笔记。

然后唐氏主要又做了哪些补正呢？

唐容川指出，陈修园应用气化学说来贯通六经疾病的发展规律，是很高明的，但是呢，由于他生活的年代缺乏西医解剖生理学知识，所以阐释条文光有气化理论，没有实物可见，这是不足的地方，针对这种不足，唐氏做补充注解。

陈修园的浅注呢，是直接在《伤寒》《金匮》的原文上添加文字，形成古白话的格式，通俗简明。但原书各篇章缺乏提纲挈领的说明书，唐容川想给陈氏浅注的各章节加一些概论和总体说明，以期读者在阅读伤寒条文时，心中有纲要和一个大法，这样就不会感到云里雾里。

唐氏也认为，陈修园书中有极少数的地方，所注解的内容是不符合客观实情的，所以唐容川加以正之。

综上所述，唐容川的这套《伤寒》《金匮》补正，既有陈修园古注的精华，又有他研读多年的心得，是一部不可多得的入门读物。那我们师承班推荐大家读这套书的时候也有讲究，就是首先读下划线的条文，这是《伤寒》《金匮》的原文。读完原文以后，给自己半分钟的思考时间，再把陈修园注释版整段读完；读完以后再看陈氏收揽的注解，以及唐容川的补正。这样算下来，读完这本书，就相当于读了三遍《伤寒论》原文。

学完唐容川的《伤寒》《金匮》浅注补正，我们接着学习《医宗金鉴·订正仲景全书》。这是一部由清太医院编撰的官方级医学教科书，含金量颇高。为什么叫订正仲景全书呢？因为《医宗金鉴》非常注重实用性，它不谈空洞的学理，尤其是后边的各专科心法要诀，你们可以感受到，都是简明扼要说明病机然后就直接出方药，全是干货和经得起临证考验的经验之谈。那么吴谦等医学家，也是考虑到历代的《伤寒论》版本已经够多了，把学人看得云里雾里，他们直接按照一个清晰的逻辑顺序，对条文做了一个打乱重排，把历代医家的注解，挑选最好的，最实用的，放到条文后边，而有疑问的残简错简全部放到

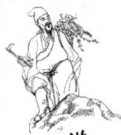

最后边，这样学起《伤寒论》就很清爽了。

我学中医也是一开始就以《医宗金鉴》作为教材，来反复研习，尤其是对里面的《订正仲景全书》，曾经花了一年的时间，学习唐容川，对这个订正全书又做了一遍笺注，多少有些心得，然后在带师承班学员的时候，对这本书讲起来，也比较得心应手。

读完上述两本《伤寒论》的注本以后，我会再带大家一起学习《桂林古本伤寒论》。关于这本书呢，学界一直有争议，觉得可能不是出自张仲景之手，更像是后世的中医高人对《伤寒杂病论》做了重排，后假托是张仲景的传本。我们先来了解一下这本书的来历。

话说清光绪年间呢，桂林有个名叫左盛德的人，原本是跟他的师父邓宪章学习针灸，然后经常在岭南一带云游。这个邓公呢有个朋友，叫张绍祖，自称是张仲景的第四十六世孙，他见左盛德经常拿着王叔和版的《伤寒论》苦读而不得要领，就把自己家传的《伤寒论》传给他。并通过左盛德之口，告诉世人，张仲景一生对《伤寒论》做过十三次修订，即有十三种版本流传于世，其中每修订完一次呢，就广为传抄，深受百姓喜爱。可惜历经战火，有的被烧毁，有的被族人们秘藏起来，舍不得公开。那么王叔和得到的其实是第七稿，而张绍祖手中的这本呢，是第十二稿。由于王叔和所在的晋朝当时还没有刊印技术，书籍都是靠手传抄，所以张绍祖认为王氏所得到的也不是张仲景的手稿。

然后这个张绍祖家传的《伤寒杂病论》第十二稿，和王叔和的第六稿相比，有哪些不同呢？第一，行文逻辑性很清晰，比如王叔和版的《伤寒论》书后，有单独的几篇，叫辨见其于可汗不可汗，可吐不可吐，可下不可下法，这些在张绍祖的第十二稿中就没有，但可以在各篇章的具体方证中，因时因地恰到好处地出现，所以更有可能是医圣在临床工作中按实际情况记录的。第二，张绍祖传的《伤寒论》，能容更丰富，除了囊括了平脉法、六经脉证并治、杂病的脉证并治，还有六气病症、温病脉证以及运气学说。

那么左盛德呢，后来又拜张绍祖为师，跟着他深入学习这第十二稿的《伤寒论》，出师以后，左盛德也收了一个桂林的徒弟叫罗哲初，后来呢，罗把这本书贡献给桂林卫生部门的领导，终于这本书才得以问世，所以大家就习惯称这本《伤寒论》叫《桂林古本伤寒论》。

以一个临床工作者和师承带教者的身份来说，我觉得这本书的价值非常高，因为只要能带学生把这本书啃透，那就相当于把中医最核心的知识要领全部传授给了学徒。加上《桂林古本伤寒论》原文本来就文辞通顺，浅白易懂，所以我们守真堂把它作为一个很好的《伤寒论》教材来指导学习。

学完伤寒的教材，就可以看温病的教材。温病学呢，是中医的一个非常重要的流派，对于解决我们现代人的很多疑难杂症非常管用，像白血病、肝炎、艾滋病、肾炎、尿毒症、瘟疫，以及不孕不育，这些疑难问题，在我看来病灶点都在血分上，所以其治疗方案就可以从温病学的卫气营血辨证上寻找思路。

那么温病学呢，它的理论成型期较晚，吴鞠通的《温病条辨》是温病理论的集大成者，我们带领学生学习时，主要以赵绍琴老师的《温病论》和《温病纵横》作为参考来学习。

整个守真堂的师承教学，医经基础类大概需要花3个月，

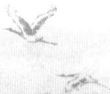

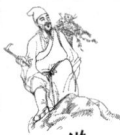

伤寒温病的学习至少要花 6～9 个月，所以第一年的任务就是这些。

本草药性类阅读指南

我们的师承教学，是在学《伤寒》《金匮》的时候，就可以同时学习药性。那么我们要求学员学的第一本关于中药的书，是唐容川的《本草问答》。

这是一本站在纯中医思维角度下来解读中药药理的书，它是方法论，不是中草药的使用说明。全书共 75 个问答，不具体讲每一味草药能治啥病，剂量用多大，而是通过药物的生长形态、地理环境、采收时间，探讨其阴阳属性，揭示其药效发挥的机制。所以我们把这本书作为本草学习的第一书，就是要大家建立一个中医的天人观，整体观，培养大家善于观察大自然的节气、物候，花草树木生长规律的习惯。

读完《本草问答》，接着学习徐灵胎的《神农本草经百种录》和陈修园的《神农本草经读》。本经有中药 360 多味，但这两位医家都只简录了一百多种，他们都非常谦逊地说，只从自己最熟悉的一些药去注解，因为还有一些药迫于自己生活的地理所限，他们没能亲眼见到植株本身，所以不敢妄加评论。可想而知古人做学问是多么的严谨，力求实证与客观，绝不纸上谈兵。

这两本书所录的药物大体相同，都是谨遵本经原文，从药性发挥功效的所以然出发，来解释其原文的含义。通过这两本书，大家完全可以学会怎么读《神农本草经》原文，按照两位大师教的方法，自行解读剩下两百多种药。

两书读起来行文各有特色，徐灵胎说话言简意赅，他在原文的每个断句后面先做简单阐释，最后再做一个总结，以该药性味的特征，归纳出其各种功效背后的关联。陈修园则重视人体的生理气化规律，会更多地引经据典，旁征博引，始终以人为本，来说清楚每一味本草各种功效的作用机理。

学完这两本书，我们接着就学习邹澍的《本经疏证》。学习这本书呢，需要有比较好的《伤寒论》基础，因为邹澍的这本《本经疏证》是以本经的药性作为基础，然后用《伤寒杂病论》里的经方横竖加以印证，这就要求读者对经方的方证非常熟悉，读起来才不费力，而且有一种药理、医理、方药一脉贯通的酣畅。

学完这三本书，我们对《神农本草经》药性的掌握算是有了一个基于纯中医思维的扎实功底。但如果要用于临床实战，显然还不够，因为以上这几本书，都没有具体讲治病时要用多大的剂量，我们常说，中药的不传之秘在于量，临床上一味中药剂量不同，发挥的作用也不完全相同。更深一步的学习，就需要把药和病结合起来看。我们接着会学习张锡纯的《医学衷中参西录》第四期药性讲义。这本书只介绍了70多味中药，基本上他医案里所有的处方，都没有超出这几十味中药，很多重症、危症，往往就是七八味药的一张处方，就能立起沉疴，其中的道理，主要就是第一，辨证精准，第二，用药精纯。对于丸散膏丹，也要能选择最合适的剂型施治，这样才能发挥最佳的疗效。张氏的药性讲义呢，每味药都会附以数则医案，能生动直接地教会我们如何临证用药。

学完这些本草药性的书，我们守真堂的师承教育还设置了一门特色的地方草药性课。这是在我爷爷留给我的手抄本医书中，专门有一个《草药性赋》，是介绍贵州民间地方上的草

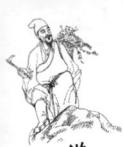

药，很多藤本和草本，以前用来消炎、治疮、通经、止痛，效果很好，站在今天，用于很多血液类病、免疫类病，有深远的挖掘意义，对于这些，我们都会在课上讲到如何应用，然后带学员亲自到山间去辨认和采收，亲自体会野生鲜品草药的神奇疗效。

对于本草的学习，我们只教这几本书，但是草药的发展和认识是与时俱进的，所以我们课上也还会推荐许多当代人的著作，比如朱良春老前辈的用药经验及施今墨的药对，还有贵州名医石恩骏写的《神农本草经发微》，这些都是学习本草的好书，就推荐学员自己读就行了。

临证综合类阅读指南

临证综合这门课，就是要提高大家的临床综合能力，那么我们分为三个内容来学习，一是诊法，二是医案，三是医论。

诊法，就是提高大家辨证论治的诊断能力，我们会带大家学习《医宗金鉴·四诊心法要诀》、李中梓的《诊家正眼》、滑寿的《诊家枢要》、李士懋国医大师的《脉学心悟》，也包括日本人写的《腹证奇览》。这些都是最基础的临证诊断经验。我们守真堂还开有另一门课——《专长专科培养》，要指导学员报考民间医师确有专长证，就会指导大家对专科病症必须具备独具特色的诊断技巧，那么，上面这些书都是基础。

看完诊法的相关书籍，我们临证前还要多读医案。医案是一位医家临证实力的综合反映，我们从中能看出作者的辨证能力，用药经验，还有对病症的认识深度。看医案可以直接教我们怎么治病，那为什么学中医不从一开始就学医案呢？因为如果我们自身没有一定的基础知识，也是缺乏辨识能力的，对于

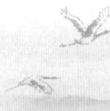

320

有些伪案，夸夸其谈的假医案，看了也分辨不出来。

我这里为学员选的一些书，都是公允的经典，脉证症记录清晰，辨证处方记录清晰，药后病情转归记录翔实，案后点评引经据典，有理有据。

包括张锡纯的《医学衷中参西录》，此书前三期和第六期前三卷都是各类病种的医案，可以结合前三期的方论一起看，这样对张氏自拟方的应用就会理解得更深刻。

然后是曹颖甫的《经方实验录》，全书的医案全是围绕经方展开的，每一个医案都生动翔实，不厌其烦地告诉我们经方的原理和使用指征，是一本指导初学者如何使用经方的佳作。

然后是李士懋国医大师的《相濡医案集》，里面全是常见病的医案，基本选用经方与经典时方结合，按语旁征博引，用《内经》和《伤寒论》的条文加以佐证，作为第二届的国医大师，又是四代御医之后赵绍琴老先生的弟子，李士懋是国医大师中尤其注重脉法、温病和经典的研究的。

然后是张文选老师的《温病方证与杂病辨治》。张文选曾师从过李士懋、朱进忠、刘渡舟等大师，他编辑的这本书，里面以温病方为纲，从温病发展的源头到临床使用指征都讲得清清楚楚，而且摘录了很多名老中医的医案加以示范，的确是学做临床的一本优秀参考书，我们守真堂会重点筛选一些方证带学徒一起学习。

最后再带大家学李可老先生的《危急重症疑难病经验辑》，因为我们的学员最终都是要走向临床工作岗位的，上临床就意味着时刻要有跟危重症殊死一搏的心理准备，以及和疑难症斡旋斗智的准备，那么对于李可老前辈的这本《危重症疑难病》，我本人是读了不下四五遍的，用倪海厦老师的话说就是，如

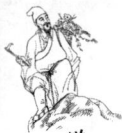

果我们有些生命的智慧和经验，是不可通过重复试验去获得的，那我们为什么不好好去珍惜和学习前人留给我们的这些记录呢？对于危重症，我们在临床上一旦遇到，就不允许大家游移不定，稍有差错，治疗的机会就稍纵即逝，所以我希望我的学徒们，在走向临床以前，多反复看几遍这些宝贵的重症治疗经验。

看完医案，还要再看一些医论。医论就是治病经验的总结、方法论。守真堂的师承教学用书首先是几本医论，通俗易懂，又紧扣临床，为大家治病起到指引、纠偏的作用。

第一本是徐灵胎的《医学源流论》，徐氏针对当时医疗行业的现状，针砭时弊地指出很多医家处方遣药的陋习，对今天仍旧有指导意义。

第二本是李东垣的《内外伤辨惑论》，针对内伤和外感病的鉴别是很好的一本书。

第三本是秦伯未的《谦斋医学讲稿》，对发热病和肝病提炼的治疗经验非常清晰。

第四本是赵绍琴的《临证四百法》，针对各种内科病，都有总结治疗思路。

第五本是尤在泾的《医学读书记》，第六本是周学海的《读医随笔》，这两本书对《内经》和《伤寒》的病理和用方都有阐述，还要注意，周氏的这本书在脉法上造诣很高。

当然了，我们历朝历代优秀的医案和医论书籍还很多，比如说《临证指南医案》《辨证奇闻》等，但是我觉得可能不是很适合初学者登堂入室，学起来难度有点高，所以在师承三年中就没有安排学习，但学员毕业以后，踏入临床生涯可以自己慢慢阅读。

专科专长类学习指南

专科专长培养这门课，没有具体的学习书目。基本上学员在守真堂学习两年以后，就要能独立开方治病，那么从第三年开始，就要开始准备报考确有专长证书。

我们会根据省级中医药管理局发布的规范性文件中，提供的病种和外治疗法范围，来引导学员选择病种和外治技术，形成自己的专科专长医术。

比如有的学员对妇科带下病治疗得心应手，学习这两年通过守真堂的平台，治好了很多带下病，得到患者的认可，自己对这个专科病也比较有兴趣和自信。而且通过长期钻研，总结了很多治疗带下病的外治疗法，如坐熏、食疗、放血、下阴塞药等。那好，我们就可以引导这个学员去申报一个《内服方药结合外治技术治疗带下病》的专长。

写这份专长，需要对带下病有充分的了解和认知，比如病因病机的分析、诊断上的技巧，危急症的处理、常规用药、外治的手段、那我们就会朝以上方面去给学员做指导。在这个过程中也会指导他们去看一些参考书目，像《傅青主女科》、陈修园《女科要旨》、《沈氏女科辑要》等这些经典书目，让他先去熟悉。也会口耳相授地去传授一些书本上没有记载的治疗经验。

又比如有的学员对风湿痹症的治疗颇有心得，他想报考的专长就是《内服方药结合放血疗法治疗风湿痹症》，那么我们就会根据写一份这样的专长需要准备哪些材料，具备哪些技术、基本功和知识储备，来给学员提供参考书目，引导他学习。

如要想写好痹症的病因病机，就需要熟悉《内经·痹论》；而想用药确保有效，则可以参考朱良春老师的《痹症治疗经

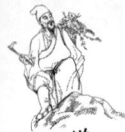

验》；对于放血疗法，既可以参考传统的放血方法，也可以参考董氏奇穴的放血经验。最后，既然是申报专长治这个病，那多少要表现出一些书本上没有的治疗经验，以及如何保证用药和用针的安全性，对于这些，我们都会通过口耳相授的形式来辅导学员。

可以这么讲，专科专长培养这门课程，既是学员出师以前的一门进修课，也是守真堂核心技术的一个秘传心法课。

附　录

家传古籍摘选少数附于文后，以资借鉴。

《药方精选》节选

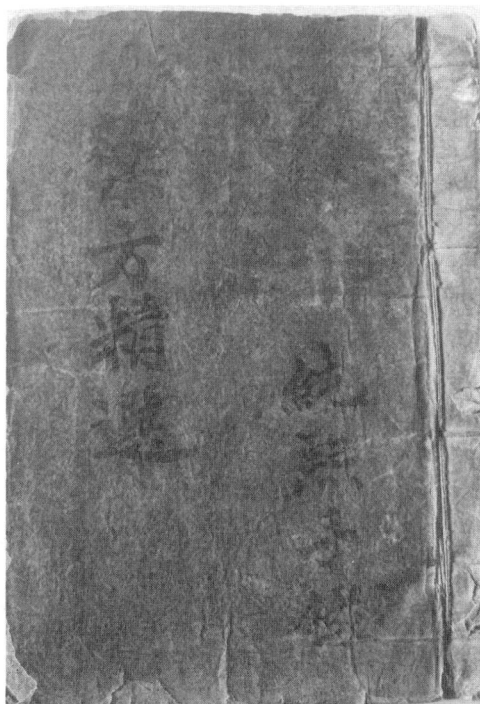

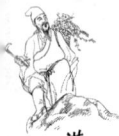

渴顏備要諸方

○十全大補湯 沿氣血俱虛老弱人癰疽等之症。呈覺炙耆
沖脹當歸川芎各二錢 熟地各四錢白芍焦苠茯苓上桂各三錢研末
炙草一錢水煎三服。 補中益氣湯 沿癆虛自汗或癰痢
切清陽下陷中氣不足之症。炙黃錢半高麗參二錢侷侷朮朮半
炙草陳皮各一錢當歸八分升麻柴胡各五分姜三片棗三枚煎服
逍遙散 等症。柴胡當歸白芍酒炒焦朮雲苓各一錢炙草
盪盧肝燥骨蒸癆瘵、咳、嗽寒熱口渴便澀月經不調
吾煨姜三片薄荷
三分水煎空心服。 左歸丸 沿煩熱內傷身熱心煩頭痛
或氣虛不能攝血或癰痢脹屋一切清陽下陷中氣不足等症。炙
耆朮半甘黨參炙蓮各一不曰朮陳皮當歸各五分升麻柴胡各三分姜
三片棗三枚引小兒 右歸丸 沿元陽不足陰衰陰益火之劑
熙眼大人分兩加倍了 熟地八錢山藥炒四分山茱萸三不

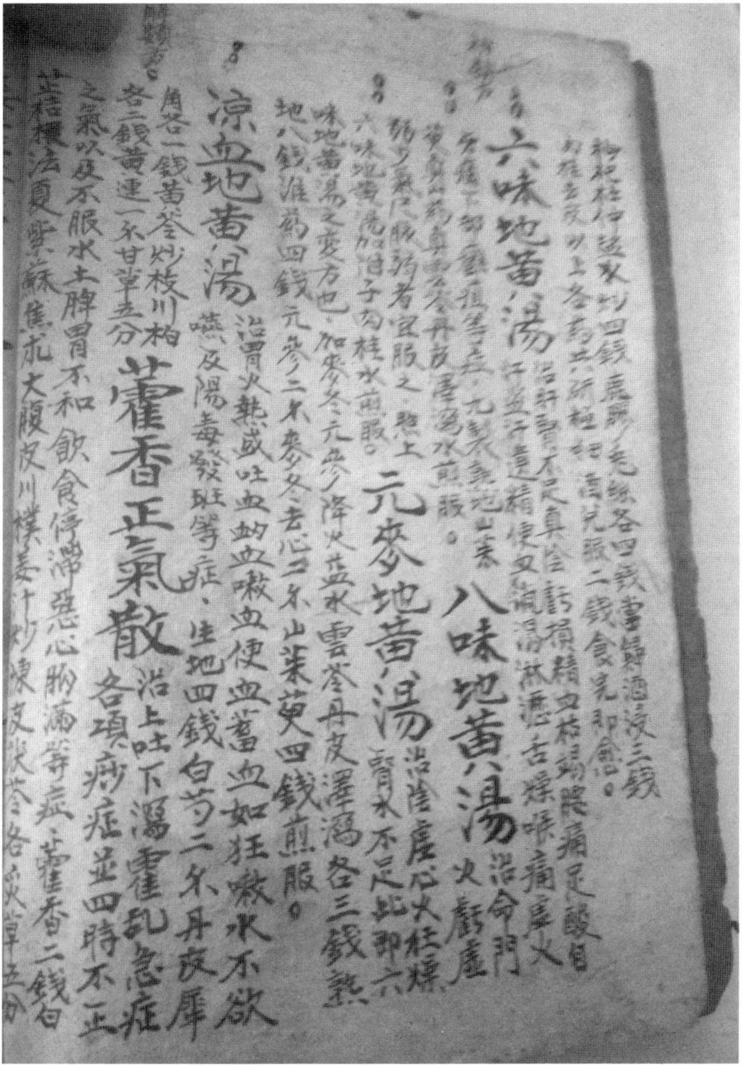

和杞桂仲兹及川四钱鹿茸毛绒各四钱当归酒浸三钱
知柏五皮以上各药三研极细每服二钱食先和匀。

六味地黄汤

名壮水制阳增益者也九味水熬忌山茱
熟地山药真萸肉各四钱丹皮泽泻茯苓各三钱
治肾阴不足真阴亏损血枯骨瘦惊悸遗精五梦精泄
骨蒸潮热咽喉痛阴虚发热耳聋目
眩水泛为痰消渴淋沥古燥喉痛耳火
治上
虚加附子肉桂水煎服。

元麦地黄汤

治消渴虚火大柱燥
元参麦冬去心不入山茱萸四钱煎服。
又元参麦冬降火益水云参丹皮泽泻各三钱熟

八味地黄汤

治命门火衰虚
育水不足此即六
味地黄汤之变方也加附子肉桂水煎服。

凉血地黄汤

治胃火热盛吐血衄血嗽血便血如狂嗽水不欲
嗽及阳毒发斑等症。生地四钱白芍二不丹皮犀
角各一钱黄芩炒枝川柏各二钱黄连不甘草五分

藿香正气散

治上吐下泻霍乱急症
各项痧症并四时不正
之气以及不服水土脾胃不和饮食停滞恶心胸满等症藿香二钱白
芷桔梗法夏紫苏焦术大腹皮川朴姜汁炒陈皮茯苓各一甘草五分

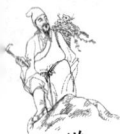

师父好，请你给我留下这本吧！哦哦吧！

姜三片枣二枚煎服。

六一散 治中暑烦躁口渴小便不通，泻痢热瘧霍乱。滑石水飞净六两甘草一目为末每服三钱凉水调下。

益元散 治法与上同。照六一散加辰砂少许。

甘桔汤 治咽喉痛咳吐脓乾。

荆防败毒散 治肿腮。荆芥防风羌活独活柴胡前胡川芎枳壳桔梗茯苓各一钱甘草五分薄荷三分水煎服。（去荆防加人参名人参败毒散。）咳嗽无痰火盛郁在肝等症，金银花二钱甘草一钱桔梗八分牛子钱半水煎服。

黄连解毒汤 治一切火热表里俱盛，狂燥心烦喉乾大热乾，呕吐血衄血热甚发斑等症如非实火不可服。黄连黄柏黄芩栀子各等分水煎服。

龙胆泻肝汤 治肝胆经实火湿热角自痛耳聋等症。龙胆草黄连黄芩各钱半归尾泽泻木通车前子生地调酒炒甘草各一钱水煎服。

五苓散 治膨满泻水饮水小便不通等症。猪苓茯苓白术各一钱泽泻钱半肉桂三分研末兑入不见火水煎服。

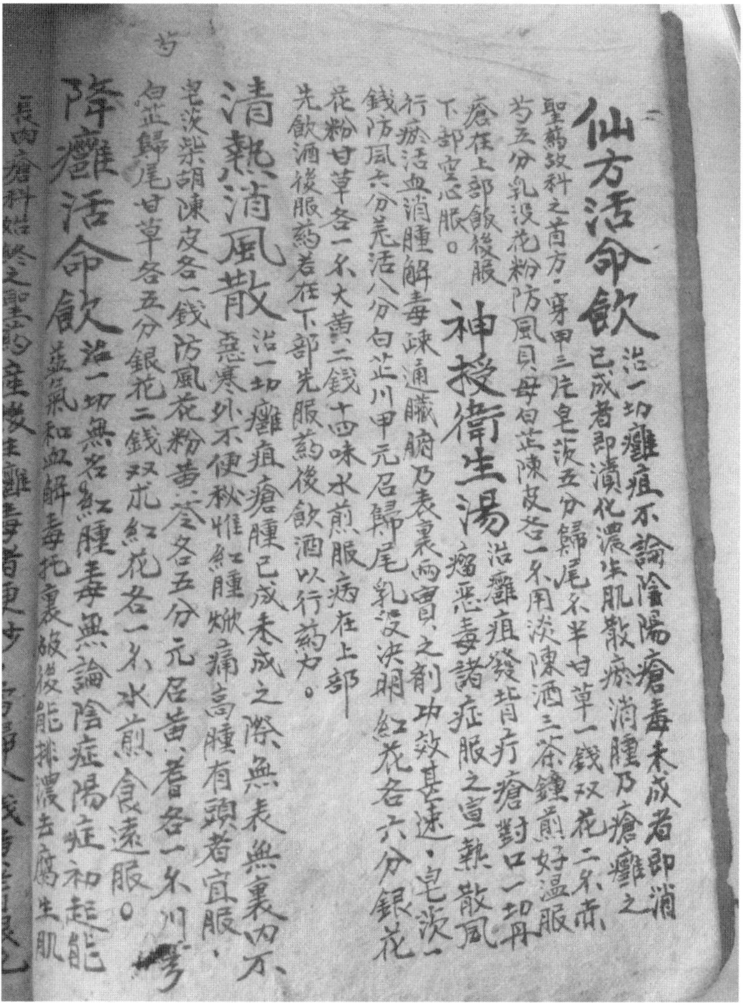

仙方活命飲

治一切癰疽瘡毒不論陰陽瘡毒未成者即消
已成者即潰化濃出肌散瘀消腫乃瘡癰之
聖藥效科之首方·穿甲三片皂茨五分歸尾不半甘草一錢雙花二朵赤
芍五分乳没花粉防風貝母白芷陳皮各一不用淡陳酒三茶鍾煎好溫服
瘡在上部飯後服
下部空心服。

神授衛生湯 治癰疽瘡發背疔瘡對口一切
瘤惡毒諸症服之熱散風
行瘀活血消腫解毒峻通臟腑乃表裏兩顧之劑功效甚速·皂茨一
錢防風六分羌活八分白芷川甲元另歸尾乳没決明紅花各六分銀花
花粉甘草各一不大黃二錢十西味水煎服病在上部
先飲酒後服藥若在下部先服藥後飲酒以行藥力

清熱消風散 治一切癰疽瘡腫已成未成之際無表無裏以方
惡寒外不便秋惟紅腫嫩痛高腫有頭者宜服·
皂茨柴胡陳皮各一錢防風花粉黃參各五分元另黃耆各一不川芎
白芷歸尾甘草各五分銀花二錢雙花紅花各一不水煎食遠服。

降癰活命飲 治一切無名紅腫毒無論陰症陽症初起能
益氣和血解毒托裏破潰能排濃去腐生肌

瘍内科始終之聖藥也產後生癰毒首更妙·方附入後參芪之

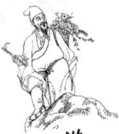

《草药性赋》节选

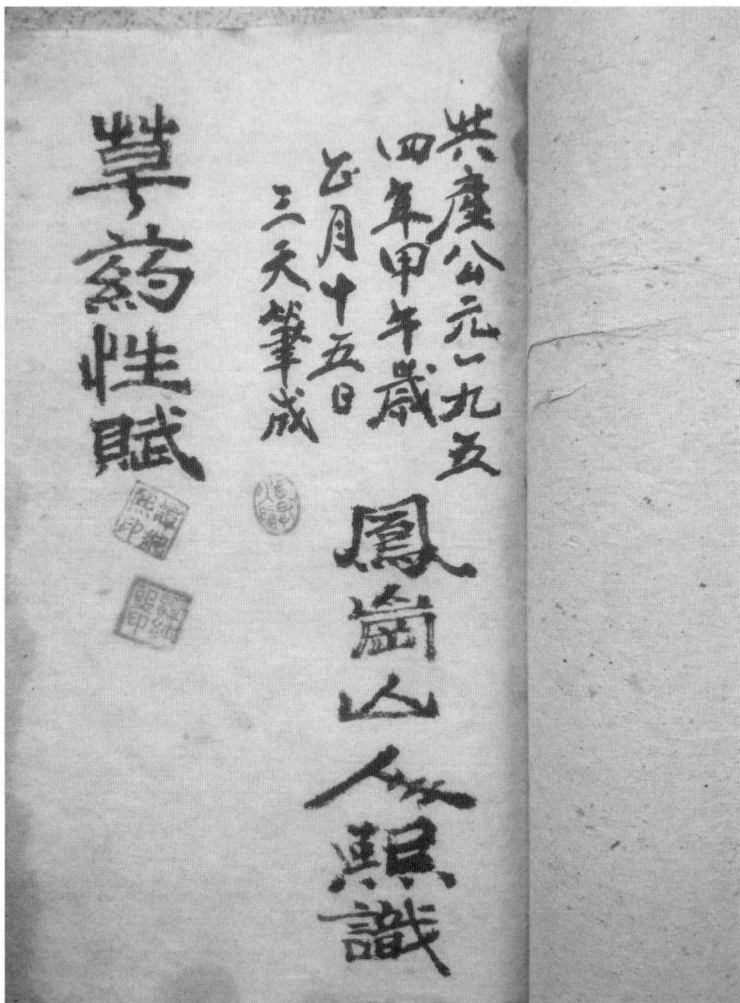

草药性赋

共产公元一九五四年甲午岁七月十五日三天笔成

凤岭山人熙识

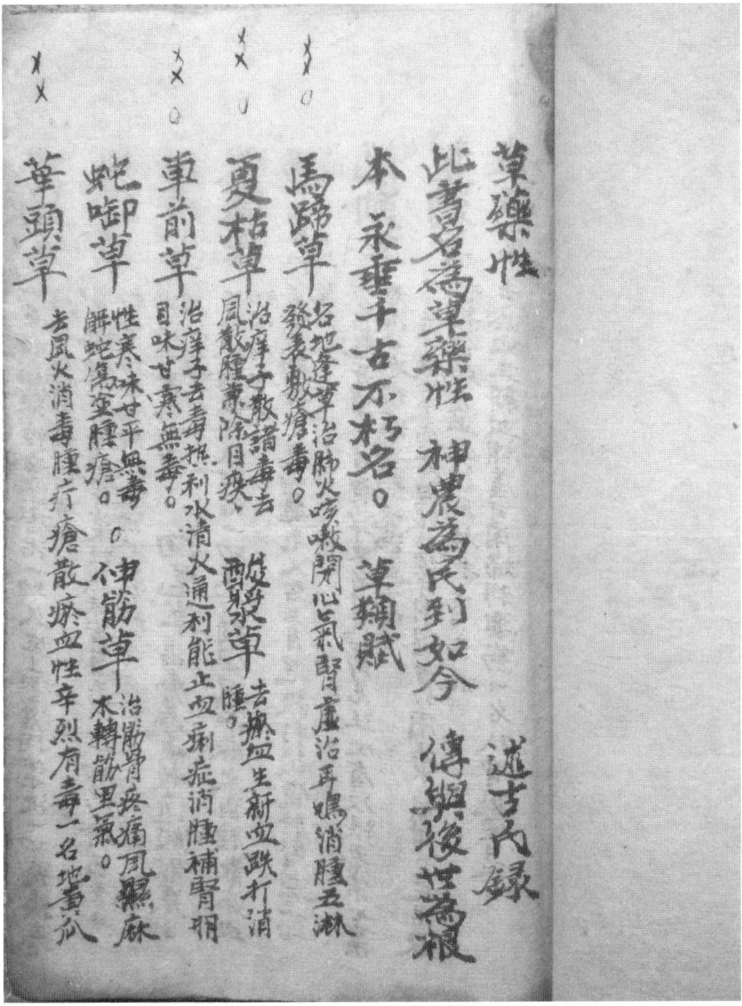

草藥性　　遊方內錄

此書名為草藥性　神農為民到如今　傳與後世為根

本　永垂千古不朽名。　草藥賦

馬蹄草 名地蓬草治肺火咳嗽開心氣腎虛治耳鳴消腫五淋發表散瘡毒。

夏枯草 治痒子散諸毒去風散腫兼除目疾。　酸漿草 去瘀血生新血跌打消腫。

車前草 治痒子去毒熱利水清火通利能止血痢症消腫補腎明目味甘寒無毒。

蛇脚草 性寒味甘平無毒解蛇傷蛮腫瘡。　伸筋草 治筋骨疼痛風濕麻木轉筋里氣。

華頭草 去風火消毒腫疔瘡散瘀血性辛烈有毒一名地黃瓜

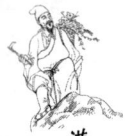

荔枝草　一名癩蝦蟆　性辛溫香治一切火年癰瘡用葉洗一切痔瘡瘍　瘡研末調香油搽暈虫。

辣子草　一名鵝脚板一名野行菜　性熱味苦有毒治一切惡瘡包與。□的良藥外治蛇咬爛酒潭散瘡毒。

狗尾草　治瘡毒咳嗽通經散寒。

珤環草　治洋子散瘡毒　解煩燥。

籐蘿草　一名過羅　性溫味甜治一切跌打摔傷風濕麻木消腫散瘀血　切心有小毒。

過江草　一名兩頭草又名為龍毛又名三月泡跌打損傷佩肝腎要藥　第一。

龍頭草　一名龍牙草又名西。淳又名可八節尾生必有双根五葉。萎葉　黃治吐血痢瘡要煞無毒。

塹頭草　一名鉄根草傷者可用圓者可用生水氣甜可是治跌　打損偏璅皮止血清朋後打了盲即桩。

益母草　去瘀血生新血補虛可用端科要煞一名扒骨風便是忘。

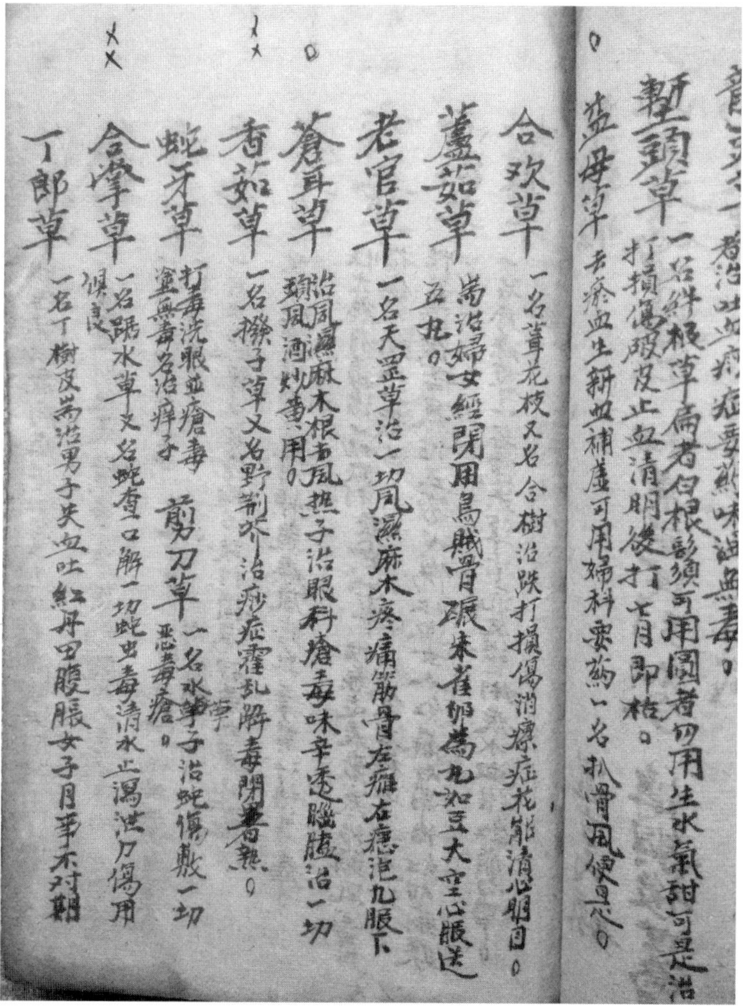

龍⋯治此血症要煎味油無毒。

○盆母草 云瘀血生新如補盧可用婦科要煎一名扒骨風便是心○

×暫頭草 一名絆根草扁者自根影須可用圓圖生水氣甜可是潜
打損傷破皮止血清朋後打七日即粘。

○合欢草 一名草花枝又名合樹治跌打損傷消療症花能清心朋目。

×蘆如草 尝治婦女經開用烏賊骨礦⋯
五丸。○

×老官草 一名天罡草治一聞濕麻木疼痛散骨左癰右癰泡九服下

蒼耳草 一名攥子草又名野荆水治痧症霍乱解毒明書熱。
躑風酒炒重用。

香茹草 治同濕麻木根無風挻子治眼科瘡毒味辛透臘臘治一切

蛇牙草 一名水麥子治蛇傷一切蛇虫毒清水止瀉洩刀傷用
打毒洗眼並瘡毒。 剪刀草 一名水麥子治蛇傷敷一切
惡惡毒瘡。

合掌草 一名隔水草又名蛇查口解一切
頗良

丁郎草 一名丁樹皮尚治男子夹血吐紅丹田腹脹女子月事不对關

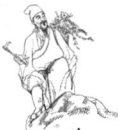

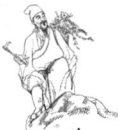

了子草　性苦味温散疮症出斑草毛疔又能散血消腫。

算孔草　一名土木則咻寒性流男子平胃火補婦人血氣。

香草　一名冒猫魚嵩治女子　一功崩代。　虎牙草　一京山雁小性甜滋女兩補氣　血男補水。

還魂草　一名土龍草又名椿柳治跌打損傷行藜炒黑止血。

虎耳草　味辛性寒能治咳嗽清肺熱瘡風疹丹毒其汁治耳痛。

六月生草　性大熱有毒治一功跌打損傷攻瘀血不散。　遠志草　性熱是表散寒治頭風閉圓又食名神功草。

西游草　性辛温微苦凍治五勞七傷此血女人紅崩白帶治紅白痢疾。

奶漿草　一名珍珠草一名連米草下乳又治痢疾水血治紅白帶。

六月止草，性大熱有毒治一切跌打損傷攻瘀紅不散。

西游草，性平温微苦寒治五勞七傷吐血女人紅崩白帶治紅白痢疾。

遠志心草，性辛苦味微寒淡滲食名神功草。

波稜珠草，一名珍珠草，山名連米草，下乳又治痢疾水治紅崩白帶。

金佛草，一名勾止胡味苦性平淡發嗽並小兒沖米汁。

三輪草，一名見骨草又名四方草味淡無毒根黑治一切周身拍骨疼痛左癱右瘓。

透骨草，一名指甲花根治一切崩帶風濕雅瘧肋腎疼痛周身菜子敷一切疼腫毒子名性急子性温甘平無毒治石雅右瘓筋骨疼痛周身菜。

金鈫草，一名鐵帖牛又名大肺金治疝子氣瘰腰疼腿痛腎虛傷用酒炒。

小味草，一名鐵帖牛性涼血毒治一切熱毒消腫清火治痔瘡治乳雍淋症腳婦毒。

鳳凰草，一名治風濕火燒脚婦毒。蓮頭草，一名蓮房草消疾瘟沉痳瘡症。

稀薟草，一名豬苗苗治風濕火燒。

枇月草，一名野棚根味苦性涼治心熱濕寒東治瘧疾枸姬勾服。

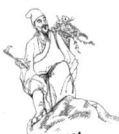

猪挑草　味甘平無毒治五勞背眼婦女勾帶症。

湖广草　常治咳嗽吐血喘急白癍有效。

漢蓮草　一名雞草又名重斗草止血補腎治淋崩退火消腫男女应效如神。

魚香草　者風明目散瘀消氣。

細辛草　一名生細辛治諸傷達表散寒熱一切逆痔。

附心草　性燥能調經養血郎六羕又半天名上灵生。

四眼草　治婦女紅崩赤婦月經不調退火消腫。

退血草　一名散血草退火散血消腫。

對月草　金治痺丁去瘀血洪血治月經不對。

鉄浅草　一名馬兰鉄打揚傷泥湖服。

料木草　味苦性涼治跌打搞傷傷風淋症洪麻木筋骨疼痛。　龍胆草　治目疾涼涼淡薫治火淋治黄。

明鏡草　一名滿天星泡紅白痢痰平旱芹氣微苦平無毒。

筋骨草　治筋骨疼痛兼治氣溫麻木。　龍胆草　胆要的。

金沸草 一氣微苦平無毒。

明鏡草 一名滿天星治紅白痢疾淋症游虫羞鼻孔。

筋骨草 治筋骨疼痛兼治風濕麻木。

和尚草 味苦性涼治跌打損傷筋骨痛。

龍膽草 治目疾流淚兼治火淋治

昼斗草 能殺虫去毒止血。

清明草 一名天清地白治咽喉火痛男人白淋芝羔帶蒸肝食能明目。

蜈蚣草 性涼與毒治一切熱毒瘡止瘡注肌。

瓜子草 一名佛子甲又名狗牙草 性涼消腫退火治大便。

懷胆草 治四逄疾消積氣腿肉煎水服。

癩子草 洗一切瘋瘡退火治大便鼻生大小虫。

光明草 一名天清地白治速平明目不明研末涼羊肝。

魚胆草 一名金盆 性涼治火淋敷瘡。

竹葉草 性涼治咳嗽清火敷火毒瘡。

猪鞭草 一名猪漆治蛇傷解腳氣治肋骨。

言須草 性涼咳散寒用。

吊嚴草 性涼退火解瘡毒。

田中游草 退火治淋症白帶通經。

谷精草 治目生勾翳小兒痘後生翳。

小肺金草 又名土藿香性涼治一功亦殺淋症用花草煎。

猪了子草 治瘡腫解熱毒。

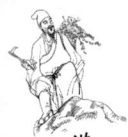

人人

地枇子草一名蛇子草治男子遺精女子白帶懶氣散掀治一切失竿
楠氣心内服。

六月生草治五淋肉濁好晭白帶和白刺疾退癀燒下乳楠盖稠泔刀
斧傷。

九顆獅子草一名馬比莧治痔瘡腫出血丹毒疹癧腫毒一切惡
瘡用。

九子連環草治疔癀解毒胃火亦名九節出。

籐類

大血籐味濇治一切跌打損傷散骨疼痛治止血通氣又能治足毒

小血籐一名走腎風性燥味辛治風濕麻木筋骨疼痛跌打損傷又名
仙草塗魚口腫毒能行十二經浴要藥。

佐袋泉籐一名金錢風又名海金沙又名破觚方巾又名黃金塔常

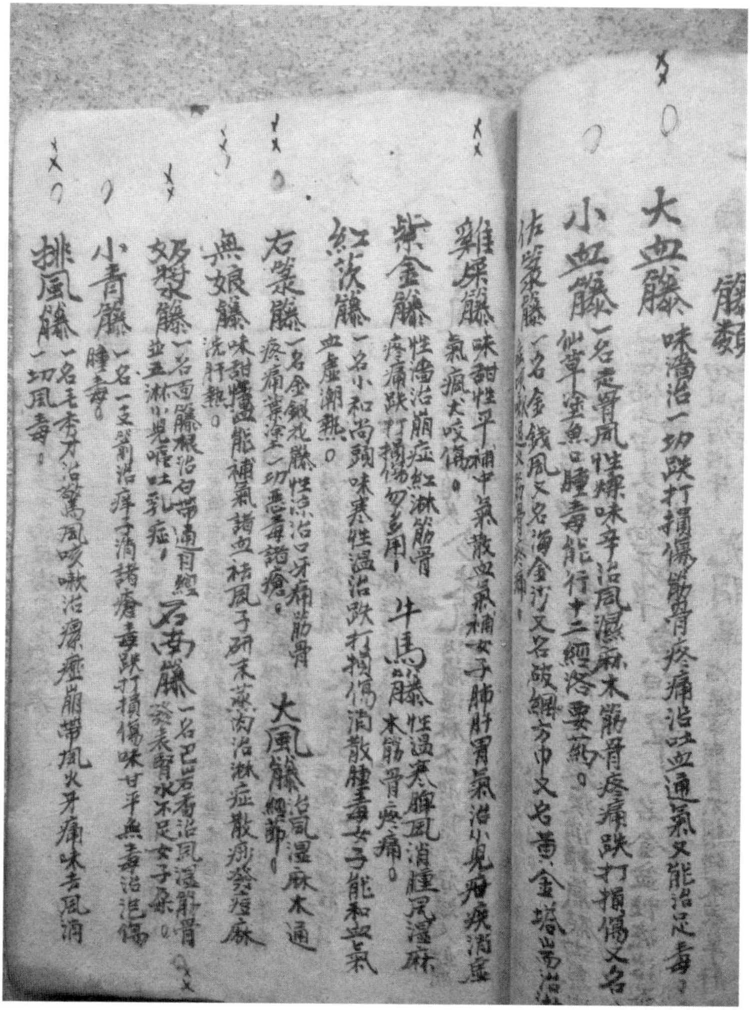

藤類

大血藤 味澁治一切跌打損傷筋骨疼痛治吐血通氣又能治足毒。

小血藤 一名走骨風 性燥味辛 治風濕麻木筋骨疼痛跌打損傷 又名仙草 塗魚口腫毒 能行十二經絡要藥。

佐紫藤 一名金錢風 又名海金沙 又名破綑方巾 又名黃金塔 山…治[illegible] 治咳嗽退火筋骨疼痛。

雞屎藤 味甜性平 補中氣散血氣 補女子肺肝胃氣 治小兒疳疾消痞氣瘋犬咬傷。

紫金藤 性澁 治崩症紅淋筋骨疼痛跌打損傷勿多用。 牛馬藤 性溫寒 解風消腫風濕麻木筋骨疼痛。

紅孩藤 一名小和尚頭 味寒性溫 治跌打損傷 消散腫毒 女子能和血氣血虛潮熱。

右紫藤 一名金銀花藤 性涼 治口牙痛筋骨疼痛 蒸塗一切惡毒諸瘡。 大風藤 治風濕麻木通關節。

無娘藤 味甜性溫 能補氣諸血 祛風子研末蒸肉治淋症散痢發痘麻洗肝熱。

奶漿藤 一名面藤 根治白帶通百經並五淋小兒嘔吐乳症。 石南藤 一名巴山石香 治風濕筋骨發表寒水不足女子虛。

小青藤 一名一支箭 治痒子消諸瘡毒跌打損傷 味甘平無毒 治跌傷腫毒。

排風藤 一名毛秀才 治驚風咳嗽 治瘰癧崩帶風火牙痛 味苦 風消一切風毒。